ドキュメント

がん治療選択

崖っぷちから
自分に合う医療を探し当てた
ジャーナリストの闘病記

shin-ichiro kaneda
金田信一郎

ダイヤモンド社

がん治療選択

目次

まえがき

「東大病院から転院することにしたよ」

そう言うと、友人は言葉を失った。しばしの沈黙を破って、ようやく言葉を絞り出す。

「せっかく、最高の病院に入ったのに、どうして……」

彼が私のことを心配してくれていることは、痛いほど分かっている。進行がんが見つかってから、何度となく電話やメールで気遣ってくれた。コロナ禍が厳しさを増す中、無事に東大病院に入院できると、「これで大丈夫」とばかりに、祝福のメールを送ってくれた。

それだけに、まさか転院するとは思ってもいなかっただろう。それはそうだ。私だって、想像だにしなかった事態だ。

「それで、どこの病院に移るの？」

その質問に、私は電話口で俯いて、ため息をついた。

「それが、まだ、はっきり決まっていなくて」

電話口の向こうで絶句する彼の姿が目に浮かんだ。

「それじゃあ、がんが進行するだけじゃないか……なんで治療を投げ出すわけ」

彼の苛立ちが伝わってくる。

「投げ出すわけじゃないよ。どうしても、東大病院に不安があるんだ。主治医はベテランの病院長だけど、すでに60代だし、本人が執刀するわけじゃないらしいんだよね。だから、いったい誰が手術するのか分からないんだ。そもそも、病気の説明も十分にはしてくれなかったし。ようやく抗がん剤が終わって、退院の直前になって詳しい病状を教えてくれたんだ」

疑問に思ってきたことを話していくと、さすがに相手も問題を理解してきたのか、いくらか冷静な口調に戻った。

「それで、東大病院をやめるってことは、それ以上の病院があるということだよね。がん研かがんセンターに行くってこと？」

さすがに、彼は病状を心配してくれているだけに、がん医療を調べているのだろう。私も東大病院に入院してから、疑問が起きるたびに、医療や病院について資料を読み、ネット検索をし、専門家に話を聞いてきた。そして、転院するなら、がん専門の医療機関に行くしかないと思っていた。

ところが、食道がんが発覚した2020年春、思わぬニュースが立て続けに報じられた。日本を代表するがん専門病院の2大拠点、東京・築地にある国立がん研究センター（以下、がんセンター）中央病院とがん研究会（以下、がん研）有明病院が、相次いでコロナの院内感染によって、診察や手術が止まってしまった。

「残念ながら、その選択肢はコロナ感染があって難しいんだよなあ」

その返答に、友人は再びため息をついた。

「じゃあ、行く場所がないじゃないか。そんなことをしている間にも、がんが悪化して、取り返しがつかなくなるんじゃないの」

おっしゃる通りだ。もちろん、私も無策ではない。奥の手を考えている。

「いや、セカンドオピニオンで、千葉にあるがんセンター東病院に行ってみようと思うんだ。ここは、コロナ感染が起きていない。しかも、調べてみたところ、食道がんの手術で日本一と思われる外科医がいる」

それを聞いて、友人は一息入れた。

「なんだ、それならいいじゃないか」

「いや、ところが、同じことを考えている患者が全国にいるんだよ。築地と有明が機能停止だから、千葉にあるがんセンターに食道がん患者が殺到していて、手術が9週間待ちの状態になっている。だから、セカンドオピニオンで話を聞いたとしても、転院させてもらえるかどうか分からない」

「……じゃあ、賭けってことか」

しばし、沈黙が流れた。

「でも、不安なまま手術を受けたら後悔すると思うんだよね。だから、思い切ってセカンドオピニオンで、自分が日本一だと思う医者に賭けてみようと思う。本当に優れた医者なら、困っている患者を目の前にして、放り出さないだろう」

そうは言ってみたものの、自分でも１００％の自信があるわけではない。だが、不安を抱いたまま東大病院で手術を受けても、術後に後悔する可能性が高い。友人も私の性格を知っているだけに、東大病院に戻ることはないと思っているだろう。それに、都内のがんセンターとがん研がコロナで停止している以上は、これが、残された最後の選択肢であることも理解したはずだ。

「それにしても、まあ、思い切ったことをするよな。普通、東大病院に入院していたら、治療の途中で転院しようとは考えないだろう」

それはそうだ。だが、この時、私は日本の大病院の体質、そして日本の医療界の課題に気づき始めていた。

この後の展開については本章にゆずる。結論だけ言えば、私は針の穴に糸を通すような確率で、がんセンター東病院への転院を果たすことになる。

だが、治療の大転換はこれで終わらなかった。

千葉のがんセンターの外科医は、私の見立て通り、いや、それ以上に優れた名医だった。まだ中堅と言える年齢だが、技術や経験は卓越しており、人間性にも優れていた。

ところが、私は、外科手術を土壇場でキャンセルして、放射線治療に切り替える。この理由や経緯についても本章にゆずるが、がん治療や医療体制などを調べ抜いた末に、自分なりに下した結論だった。

この決断は、医療側が示す「標準治療」（科学的根拠に根づき、日本の保険制度下で受けられる最良の医療。本書では疾患の状態や進行度により、医学的に最も推奨される治療を指すこととする）から外れることを意味する。それは、自ら調べて考え、多くの医療関係者と対話する中で、自分に最適な医療を求めた結果、辿り着いた答えだった。

手術を回避することに、最も批判的だったのは、私のことを知り抜いている妹だった。

「なんで手術をやめちゃうの？」「早く切っちゃえ、早く、早く」

そう言われた時には、少なからぬ衝撃を受けた。長年、近くにいた妹が、私の判断よりも標準医療という医療界が示す「模範解答」を信じている。「早く切っちゃえ」。その言葉が頭の中を何度もこだました。

何かがおかしい――。

なぜ、医療界が示す標準治療に、みなが従わなければならないのか。確かに、患者が医療方針を考えるには、能力的にも知識面でも無理があるという見方はあるだろう。特に、進行がんの治療は複雑であり、その上、患者は考えるだけの身体的、精神的な余裕も少ない。時間的な猶予がない状態では、医療界のベルトコンベアに乗ってメスを入れてもらった方が楽であり、事は簡単に済む。

特に、私が患った進行食道がんは、強い抗がん剤治療を繰り返した後に、6～8時間近くの大手術を行う。食道を全摘するため、術後の食事の摂取方法など、日常生活が激変することになる。

こうした重大な治療にもかかわらず、患者は十分に理解せずに治療を受けている。少なくとも私や、私の知っている同じ病気の患者たちが、十分な説明を受けたとは聞いたことはなかった。

医師にとって、労力と時間がかかるという理由もあるだろう。だが、理由はほかにもあるのかもしれない。

もし患者が理解したら、医師が提示する治療法を躊躇（ちゅうちょ）する人が少なからず出てくるのではないか。自分の生き方やライフスタイルに合った治療を求めて——。自分の命に関わるような大きな治療であれば、本来は患者がいくつかのオプションの中から考え抜いて選択するべきだろう。だが、医療界は現状の医療体制に変化を求められることを恐れているのではないか——そんな疑問を抱いている。

だから、私は徹底的に調べ抜いた。可能な限りの医療や病院のデータを集めて分析し、医療論文も読み込んでいった。知り合いの医療ジャーナリストにもメールや電話で相談した。そして、「これは」という医療界の人材に、コロナ禍の中、会いに行った。

こうした経緯を人に話すたびに驚かれる。強い抗がん剤治療を受けながら、かなり複雑で難解なデータや論文を読み込み、判断と選択を繰り返した。途中で何度も医療界の迷宮にはまったが、なんとか目指した地点まで辿り着いた。

「これは患者のあり方を変えるかもしれない。ちゃんと書き留めておいた方がいい」

ある時、親友である経営者の大串哲史さんがそう言い始めた。千葉でカットチェーンを経営する彼は、がんセンター東病院を勧めてくれた一人でもある。

実は、がんが発覚した直後、彼からあるアドバイスをもらった。そこから、この物語が始まっている。

「患者ができることは、医者と病院を選ぶことだけ」

私ががんになったことを報告すると、彼は電話口でそう繰り返した。

その時、私は、この言葉の深意を理解できていなかった。すでに、東大病院のトップが主治医として対応してくれることが決まっていたからだ。だから、大串さんのアドバイスは荒唐無稽に思えた。

——東大病院のトップが対応してくれるのに、これ以上の何を求めるというのだ。そもそも、どうやって最適の医者や病院を選ぶのか、その方法すら分からないじゃないか。

しかし、彼や、親しい知人たちに支えられながら、私は病気に向き合うことになり、医者と病院について考え、最後には治療方法を自ら決断することになる。

これから書いていくことは、一患者の7カ月の闘病記にすぎない。

だが、これまでの闘病記と大きく違う点は、個人的な治療を通して、医者や病院、そして医療界の強大な構図を垣間見ることになったことだろう。自身の治療を考えていくと、おのずと強大な岩盤構造に突き当たることになり、否応なくその壁に苦しむことになった。そうした苦闘の記録でもある。

この記録を書き残せた理由は、たまたま、私が記者という仕事を30年余り続けてきたことがベースにある。現在も、作家・ジャーナリストとして文章を綴り続けている。こうした経験が、この本を支えている。闘病にあたって、すべてを記録することを決意し、一冊のモレスキン・ノートを抱えて入院のベッドに入り、抗がん剤にもがき苦しむ時も、放射線を浴び続ける日々も、常にペンを走らせ続けた。

記者時代から、見たこと、聞いたことのすべてを書き残すことを心がけてきた。現場を歩きながら、言葉を綴り続けていく。

その経験とノウハウがあったので、7カ月の闘病中、常に病状を自ら分析して考え、話し合い、医療の変更を迫り、さらに記録することとなった。

そして、日本のがん医療、ひいては医療界全体の問題に気づくことになる。

問題をひとことで言えば、現代の患者は、病院側が用意した医療の上に何の疑問も持たずに乗っている。情報は最小限しか患者に伝えられていない。だから、その圧倒的な情報ギャップによって、患者は判断や選択をする余地があまり与えられない。そして、いったんベルトコンベアに乗ったら、途中で降りることは難しい。すべてが終わると、自分の体は予想だにしていなかった状態に変わっている——そんな事態が日本全国で日々、起きているのかもしれない。

だから、患者、その家族、そして未来の患者となりうる多くの人々に考えてもらいたい。医療を受けることは、自らの人生を大きく左右する重大事項なのだ。それを調べ、考え抜き、自分の人生観・ライフスタイルと照らし合わせて自己責任で選択しなければならない。そうしなければ、治療後に体調がすぐれなかったり、病気を再発した時に後悔することになる。「あの時、どうして違う治療を選択しなかったのか。ほかの病院にかかっていれば結果は異なっていたのではないか」と。

だが、その時にはすでに取り返しがつかないケースが少なくない。医療の進歩はめざましいものがあるが、がん治療は体に大きなダメージを与える。その中から、自らの人生に最適な治療法を選ぶことは簡単な作業ではない。治療を受ける前に自ら調べ、考え抜き、決断しなければならないのだ。

日本の医療者のレベルは極めて高いと実感している。特に、医師の技術レベルと、医療機関の管理体制は世界最高水準にある。少なくとも、かつて米国に在住し、その医療を受けた経験から、そう言い切っていいと思っている。

だが、何かが欠けている。ひとことで言えば、日本の医療者は患者の気持ちや内面を十分に理解しようとしていないように感じる。

どのような生活を送ってきて、病後をどう過ごしたいのか――そこに踏み込むことは、医師がすべきことではない、とあえて敬遠しているかのように。

こうした考え方は、効率的に医療を進める上では有用である。しかし、患者と医療との間に信頼関係が構築しにくく、時として大きな乖離を生み出してしまう。それは、後で埋めることができない、まさに「取り返しがつかない事態」を招くことになる。

こうした〝悲劇〟をあえて強調するのは、私自身が２０２０年3月からの7カ月間の闘病生活を送る中で、多くの患者と苦しみを共にし、自らも一歩間違えば後悔の念に苛まれる結末を迎えていた可能性があったからだ。

しかも、その間に友人をがんで失った。その非業の死を無駄にしたくない。

がんと闘うすべての人々が、納得のいく治療を受けて、充実感のある生活を取り戻せるよう、自らの闘病と重ね合わせて、ここに『ドキュメント がん治療選択』を綴ることにする。

第一章

罹患

3月1日（日）

東京・下北沢の居酒屋で嘔吐した。

その瞬間、何が起きたのかよく分からなかった。午後6時、知人と飲み始めて1時間しかたっていない。

普段から、ビール2リットルと焼酎ストレートを午前3時頃までかけて飲む日々を送っている私にとって、この日の飲酒はほんの序の口にすぎなかった。嘔吐するような量ではない。そもそも、酒を飲みすぎて吐く経験はほとんどない。

それが、まだビールをジョッキ数杯あけて、日本酒に移ったところで、喉がむせ込んだ。おしぼりを口元に持っていったが遅かった。日本酒と混じって、消化しかけのつまみが口から流れ落ちた。カウンターに隣り合わせに座っていた知人が目を見開く。

「えっ、大丈夫ですか」

そう言って、私の背中をさすった。私はうなだれるような姿勢のまま動けなかった。目を開けると、床に落ちた嘔吐物が見える。

「救急車を呼びますか？」

知人の声に首を振る。

――ちょっと、しゃべりながら飲んでいたから、むせただけだ。

そう思っていた。数十分がたち、落ち着いたところで知人が会計を済ませてくれた。その頃には、かなり気分が回復していた。午後7時、店の前で知人に迷惑をわびて別れると、帰路につくため井の頭線に乗った。だが、帰宅途中の三鷹駅で少し腹が減って、暖簾（のれん）をくぐってラーメンとビールを注文する。

——いきなり嘔吐したのは驚いたが、ちょっと具合が悪かっただけみたいだな。

ビールジョッキをあおりながら、そう思っていた。

まさか、この日の出来事が、病巣からのシグナルだとは思いもせずに。

3月13日（金）

三鷹駅南口から徒歩2分、雑居ビル2階の机1つのスペースが、私の小さな「オフィス」である。夜7時、そのレンタルオフィスから人気（ひとけ）がなくなる。夜型の私は、この時間帯に外食して、オフィスに戻って深夜までもう一仕事する。

コートを羽織ってオフィスを抜け出し、隣のトンカツ屋に入る。すでに半分以上の席が埋まっていたが、運良くカウンターの奥の席があいていた。そこに腰掛けて、ロースカツ定食と生ビールを注文し、仕上がりつつあった書籍の原稿ゲラをチェックし始めた。

生ビールを喉に流し込みながら、定食の千切りキャベツを口に入れる。そして、ビールをあおった瞬間のことだった。いきなりむせて、キャベツが喉に詰まり、息苦しくなる。そのままトイレに行こうとするが、場所が分からない。

「トイレは2階です」

驚いた店員にそう声をかけられた。狭い階段を駆け上がって、座席を通り抜け、店舗裏にあるトイレに駆け込んだ。すぐに便器に嘔吐する。千切りキャベツと唾液が混じったものが出てくる。トイレットペーパーで口を拭くが、それでもまだ吐き気が治まらない。

何度か吐き出すが、すっきりしない。そのまま数分がたった。

――このままトイレにこもっているわけにもいかない。少し落ち着いたので、席に戻るか。

嘔吐物を流すと、ドアを開けて外に出る。そこに、店員が不安そうな顔で、手に消毒液を持って待っていた。私が出るなり、入れ替わりで入って、除菌を始めた。ちょうど、コロナ騒動が始まった頃だったので、感染者だと疑われたのかもしれない。

再び狭い階段を下りていると、また喉元にこみ上げてくるものがある。1階に下りると、席に戻らず、そのまま入り口のドアを開けて外に出た。駅南口のバス通りは、帰路につく人たちであふれていた。店の角を曲がって裏手に入り、落ち着こうとするが、嘔吐感が襲ってくる。

――仕方ない。ここは一度、オフィスで休もう。

そう思って、雑居ビルの2階に上がるが、席に戻る前に耐え切れなくなり、トイレに駆け込む。再び嘔吐するが、それほど多くのものが出てくるわけではない。まだ、ビールを飲みながらキャベツをつまみ始めたところだったから、当然のことだった。

少し落ち着くと、オフィスの席に戻って机に突っ伏してみたが、また吐き気に襲われて、トイレに駆け込む。

——今日は、とてもトンカツを食べるような状態ではない。とにかく、一度、店に戻って会計を済ませて、オフィスで少し休もう。

吐き気が少し治まった瞬間に、雑居ビルを飛び出して、隣のトンカツ屋に駆け込み、テーブルに置いていた原稿ゲラを回収しながら、店員に「会計……を……」と伝える。そうする間にも、また吐き気がぶり返した。店員からティッシュをもらい、なんとかレジまで辿り着いて、支払いを済ませて外に飛び出す。口元を押さえながら、また雑居ビルの階段を駆け上がった。

オフィスに戻っても、何度となく吐き気が襲ってきて、トイレとの間を往復した。そうしながら30分ほどたって、ようやく気分が落ち着いてきた。

——これは何かおかしい。単なる嘔吐ではないな。

パソコンで症状を打ち込んで検索する。すると、「逆流性食道炎」という病名が出てきた。胃酸が食道を上がって炎症を起こし、胸焼けやゲップが起きる。喉がひりひりと痛くなる、と。確かに、そういう症状があるような気がする。

逆流性食道炎を調べていて、気になる情報も目にした。胃の中に生息するピロリ菌を、ちょうど1年ほど前に薬で除菌した。健康診断で引っかかり、近所のJクリニックで胃カメラ（内視鏡）検査を受けると、胃には問題がなかったが、ピロリ菌が検出された。錠剤を処方され、除菌した経緯がある。

ネット情報では、ピロリ菌を退治すると胃の調子が良くなって、胃酸が強まり、食道を逆流して食道炎を引き起こすリスクが指摘されていた。

――クリニックのJ先生は、何の疑いもなく「ピロリ菌を退治しましょう」と言っていたが、本当によかったのか？　まあ、週明けにクリニックに行けば、すべては分かるな。

3月16日（月）

11時半、隣駅から歩いて10分の場所にあるJクリニックに着いた。待合室には高齢者が数人いるだけで、普段よりもすいている。コロナの影響なのかもしれない。

「今日はどうしました」

「食事をすると喉に詰まってしまって、吐いてしまうんです」

「どのくらい？」

居酒屋とトンカツ屋での出来事を話す。

「その2回だけ？」

「いや、この週末も、薬を飲もうとして水を飲んだ瞬間、吹き出してしまいました」

「すごいね」

先生はそう言って笑うと、「じゃあ、10日分の薬を出しておきますから、それで様子を見ましょう」と言って、診察はわずか数分で終わった。胃カメラで見てくれると期待していたので、肩透かしをくらった感じだ。

――先生は「すごいね」と言っていたが、よくある症状なのかもしれない。しかし、病名などは何も言わなかったな。

受付で支払いを済ませて、薬を受け取った。

「これって、何の薬ですか？」

「一つは、胃酸を抑える薬です。もう一つは、食道の動きをよくするものです」

なるほど、と思った。要するに逆流性食道炎と見ての処方だろう。


しかし、それから10日間、激しい嘔吐こそなかったが、食べ物をよくかみ砕かないと喉を通りにくい状態が続いた。水を飲もうとしても、喉のあたりで引っかかって吐き出してしまう。

――やはり、この薬ぐらいでは改善しそうにない。逆流性食道炎を治療するほかの方法はないのか？ 薬が切れたタイミングで、またJ先生に診てもらうしかない。

ちょうど、仕上げようとしていた書籍の最終稿を徹夜で仕上げると、翌日、再びＪクリニックに足を運んだ。

3月25日（水）

「先生、薬を飲んでみたけど、効き目がないんですけど」

「えっ」

先生は少し驚いたような表情をする。

「水を飲み込む時も、吐いてしまうことがあるんですよ」

一瞬の沈黙の後、こう切り出した。

「胃カメラをやってみますか？」

「はい。お願いします」

ようやく、本気で診てくれることになったか……。そう思っていると、座ったままの姿勢で内視鏡を入れる。検査は5分ぐらいで終わり、診察室の外にあるリクライニングチェアで休むように言われた。

30分ぐらいたっただろうか。看護師がやってきて、「診察室に入ってください」と言う。ゆっくり立ち上がって診察室に入ると、J先生がパソコンの画面を見つめていた。

「大きい腫瘍がありますね」

画面上には、食道とみられる消化管に大きな火山のように突起した腫瘍が見える。上部は噴火口のように崩れている。

呆然と見ていると、すかさずJ先生が切り出す。

「がんの疑いがあります」

そう言われたが、あまりピンとこない。よく、テレビドラマなどでは、告知の瞬間に衝撃で泣き崩れるシーンが描かれる。だが、その時は、何か自然なことのように冷静に受け止めていた。そういうことだったのか、と。

もう一度、食い入るように画面を見る。食道を塞ぐようにがんが突起している。確かに、これでは食べたものが詰まるはずだ。

J先生が、ほかの映像も見せてくれた。

「ここにも、腫瘍のようなものがありますね」

——ここにも？　がんは一つではないということか。

「ところで、あさって、東大病院に行けますか？」

「あさって……。金曜日ですか」

「東大病院の瀬戸先生が10時半なら時間が取れるそうです」

「もちろん、お願いします」

J先生は東大医学部卒なので、附属病院とホットラインでつながっているのだろう。私がリクライニングチェアで休んでいる間に、すでに話がついていたようだ。

「患者番号はこの番号になります。当日は、10時までに外来の初診窓口に行って、この紹介状を出してください」

そう言われると、もう一度、J先生に確かめる。画面の突起物を指さして、こう聞いた。

「先生、これががんなんですか」

「そうです」

「……」

予想していなかった展開だ。ただ、冷静には受け止めていた。がんならば、そのまま切除すれば済むだろう、と。

診察室を出て会計を待つ。午前の診療が終わりに近づき、待合室にはもう人影がなかった。

会計時、受付の女性から紹介状を渡される。封筒には「東大病院　外科　瀬戸泰之先生御侍史」と書かれていた。それに胃カメラのデータと思われるＤＶＤ、そしてＡ４のメモ書きも一緒に渡された。メモには患者番号が記されていて、その下には「全科共通　永久番号」とある。

――永久か。つまり、これから長い期間、この番号で診察や入院、手術を受けていくということなのだろう。命が尽きるまで……。

グレーの封筒を握りしめて、小さなクリニックを出る。自転車に乗って帰宅する途中、駅に近い喫茶店に入ってランチをとる。毎日のように通う喫茶店で、記者時代から休日に取材資料を読んだり、ゲラをチェックしている場所だ。独立してからもほぼ毎日通っている。

ナスとトマトのパスタを注文すると、紹介状やメモ用紙をテーブルの上に並べてみる。

もう、あさってには、東大病院で瀬戸先生の診察を受けることになる。実は、この先生の名前はよく知っていた。母が10年ほど前、健康診断を受けて胃がんが見つかった。それがＪクリニックでのことだった。そして、Ｊ先生から東大病院の瀬戸先生を紹介されて、手術を行っている。

当時、瀬戸先生はがん研有明病院から、東大病院の胃・食道外科のトップ（科長）に移ったばかりだった。そして母の胃がんを適切に手術で治してくれた。家族としては感謝しかない。

ただ、当時、私はニューヨーク特派員として米国に駐在していた。そのため、入院や手術に立ち会ったのは、西荻窪に住んでいる妹だった。国際電話やメールで、母や妹から状況を聞いていた。

——同じ医者に診てもらうのだから安心できるな。

そして、先ほど見た食道がんの画像を思い出してみる。食道の半分を塞ぐようにそびえる巨大な火山のような形をしていた。あれは、そのまま切除できるのだろうか。内視鏡で見ているのだから、そのまま内視鏡で切り取ることができるのではないか。そうだとすれば、術後、すぐに仕事に復帰できるはずだ。まあ、数日もあれば退院して仕事に戻れるだろう。

4月上旬には、東北に取材に出かける予定だった。すでに、数人のアポイントメントも取っている。この取材ができないと、自分が運営している個人ウェブサイトに掲載する原稿に穴があくことになる。

——なんとしても、そこまでに手術を終わらせて、取材に行かなければならない。

そんなことばかりを考えていた。

喫茶店を出て、自転車で家に戻ると、ちょうど縁側に母が迎えに出てきた。

「いや、食道がんになっちゃった」

そう言うと、母は言葉を失っていた。

「あさって、東大病院に行って瀬戸先生の診察を受けることになったよ。まあ、4月に東北に取材に行ければいいんだけど」

母は少し間を置いて、こう言った。

「それ、行けるわけないよ」

「えっ。だって、がんさえ切り取れば、すぐ動けるでしょ」

母は、自分の闘病のことを思い返したのだろう。不安な表情を浮かべる。

「そんなに、すぐに動けるわけないわよ。しばらくは安静にしなくちゃ」

――そういうものか。だとすると、仕事に影響するかもしれない。

急に不安が頭を覆う。しばらく静養しなければならないとしたら、当面の仕事を片付けておかないとならない。

母もそわそわしてきた。

「美奈子（妹）に、お兄ちゃんが食道がんになったって知らせなきゃ」

――そうか、そっちは母が連絡するから、私から連絡しなくていいか。今日はオフィスから早めに帰宅して、妻に伝えておかないとまずいな。

その夜10時、早めに仕事から帰宅すると、妻はリビングでテレビを見ていた。

「食道がんになったよ」

テレビを見ていた妻は顔をしかめた。

「なんで分かったの」

「食事を吐いちゃうから、ちょっとJ先生のところに行ってきた。そうしたら、胃カメラをのまされて、がんが見つかった。あさって東大病院に行ってくるよ」

妻は黙って、何か考えている。J先生のクリニックには、彼女も何度か通っている。内視鏡検査を痛みなくやってくれることから、近所ではわりと評判がいい。

「まあ、初期でしょ」

「うーん、それが、見た感じでは、結構でかいんだよ」

妻はまた黙って考えている。

「まあ治るよ」

ちなみに妻は総合病院の事務職員として勤務している。それなりに、医療のウンチクを知っている。

「まあね」

私は曖昧（あいまい）に答える。妻はまたテレビの画面に戻った。私はリビングを後にして、2階の書斎に上がる。

ネットで食道がんの情報を調べてみた。いくつかの大学病院やがんセンターが情報を詳しく掲載している。次第に、食道がんの治療が簡単でないことが分かってくる。

がんは「でき物」みたいなものだから、内視鏡でつまみ取れば済むと思っていた。ところが、食道がんで内視鏡手術ができるのは、初期のものに限られる。食道にまだ目立った突起がなく、溶液をつけて色が変わることで認識できるような初期がんに限られる。

——私のがんのように、食道の半分を塞ぐようながんは、とても初期とは言えないか。

知るほどに不安が高まっていく。というのも、内視鏡で取れない食道がんは、手術するために「開胸」しなければならないと書いてある。つまり、肋骨を折って、肺の片方を潰さないと、食道にメスが到達しないのだ。一般的に6～8時間かかる大手術になる……。

これは、手術後、すぐに仕事に復帰できるはずもない。

――大変なことになるかもしれない。

昼間の楽観から一転、この夜、治療の険しい道のりを想像し、心が重くなっていった。

3月27日（金）

午前8時半、三鷹駅始発の総武線千葉行きに乗って、御茶ノ水駅の東大病院に向かう。途中、西荻窪駅で、申し合わせていた妹が、同じ車両に乗り込んできた。

車内はコロナ禍の影響で、みなマスクをして黙り込んでいる。2カ月前には考えられなかった光景だ。

隣り合わせに座って、小さな声で話し合う。

「お兄ちゃん、結構たいへんな病気だよね」

ネットなどで食道がんを調べたのだろう。私と同じぐらいの知識はすでに持っているようだ。

「手術になると、かなり大変なことになりそうだなあ」

私がそう言うと、妹はうなずく。大手術になることは、もちろん分かっている。

「でもさ、瀬戸先生は信用できる医者だからよかったよ。お母さんの時も、何を聞いても率直に答えてくれるし、安心できたから。お兄ちゃんも何でも聞くといいよ」

瀬戸先生に対しては、母も妹も信頼し切っている。彼の経歴もピカピカだった。父が秋田県の総合病院を経営していて、本人も地元の名門、県立秋田高校から東大医学部に進学し、東大病院第一外科医局長を務めた。だが、キャリア半ばにして、郷里の父が経営する病院の副院長に就任し、もう東京に戻るつもりはなかったらしい。だが、２００３年、がん研から「消化器の担当者が退職するから、後任として来てくれないか」と声をかけられ、東京に戻ることになる。がん研究会有明病院の上部消化管担当部長になり、そして、東大医学部に消化管外科学教授として呼び戻される。その後、東大病院の胃・食道外科科長となるなど、日本の医療界の表舞台に上り詰めていった。

御茶ノ水駅で降りてバス停に向かったが、タクシーが見つかったので、手を上げて止めた。これから仕事ができなくなることを考えれば、節約すべきところだが、今日ばかりは遅刻するわけにはいかない。

タクシーは東大の本郷キャンパスの裏手に進む。荘厳な大学の建築物を左手に見ながら進むと、右手に東大病院の病棟群が見えてくる。

――しばらく、ここに通うことになるのか。

そう思うと憂鬱な気分になる。入り口ドアを入って広いロビーフロアを見渡した。奥の壁一面、L字形にカウンターがずらりと並んでいる。１番カウンターに向かい、紹介状を出して受け付けを済ませると、妹が興奮した様子で近づいてくる。

「瀬戸先生、ついに東大病院の病院長になってるよ」

そう言われても、自分にとっては興味が湧かない。そもそも、病院内で出世することと、医者の腕はほぼ関係がないと想像できる。むしろ、大学病院の組織で出世するような医者が、大手術をする余裕があるのか、と不安になる。だが、妹はそんな兄の胸の内など、察していないようだった。

「すごいねえ。東大病院のトップになっちゃったんだ。お母さんの時は、まだここに来たばっかりだったのにね」

はしゃぐ妹を見て、「まあ悪いことばかりではないか」と思い直した。自分の主治医が東大病院の病院長というのは、ある種の安心感はある。病院をあげて、メンツにかけて何とかしてくれるかもしれない、という漠とした期待であるが。

「瀬戸先生はフランクだから、会えば分かるけど、何でも聞いてみるといいよ」

妹はすっかり感心した様子で、「秋田の病院から戻ってきて、東大の病院長かあ」としきりにつぶやいていている。


その瀬戸病院長の対応は、なるほどと思わせるものがあった。

胃・食道外科フロアの一番奥が瀬戸先生の診察室だった。部屋に入り、座るなり瀬戸先生が「金田さんですね」と言うと、妹が声をかけた。

「先生、お久しぶりです。母がお世話になりました」

そう聞くと、瀬戸先生は「おー」と唸って大げさにのけぞった。

「そうでしたか。お母さんはお元気ですか」

「はい。おかげさまで。次は兄がお世話になりますが、そのうち私もお願いします」

妹がそう冗談を返すと、「そうですか、そうですか」と瀬戸先生は何度もうなずいた。

そして、画像データをパソコンに映す。

「どうですか、がんでしょうか」と妹が聞く。

「そうですね。見た感じですと、がんにも見えます」

「じゃあ、がんじゃない可能性もある？」

また妹が突っ込む。

「それは、ありえます。検査をして、がんではなかったということもありますから」

妹はその言葉を聞いて、ほっとしたような表情を浮かべている。だが、がんでないという可能性は限りなく低いだろう。地元クリニックのＪ先生は「がんです」と断言していた。そう言い切るということは、過去の経験から、かなり高い確率でがんだと見ていたはずだ。確度が高くなければ、医師が断言するはずはないだろう。

東大病院では、まだ何も検査をしていない。瀬戸先生がこのタイミングで、がんであると断言できないだけのことだ。

「では、この後、血液検査とＣＴ（コンピュータ断層撮影法）検査をやってください。内視鏡検査は、改めて来週やってもらいます」

瀬戸先生はパソコンにその予定を入力すると、こう続けた。

「それで来週金曜日に、もう一度、ここに来てください。その時に詳しく話をしましょう」

そこで、「がんの告知」をされるのだろう。妹も、もちろん、その意味を分かっている。背筋を伸ばして、こう言った。

「母の時は取り乱してしまいましたけど、今回は大丈夫です」

10年前、母の胃がんの告知をここで受けた際、妹は世界が崩れ落ちるような衝撃を受けて取り乱し、「いつからがんになっていたんですか、先生」などと泣きながら聞いたらしい。

「いつからがんになったのか、それは10年前かもしれないし、半年前かもしれない。それは考えても分からないことなので、今は治すことだけを考えていきましょう」

瀬戸先生にそう諭されたという。

だが、患者側からすれば、いつがんになっていたのか、知りたいところだ。

妻がその点を指摘した。帰宅して、東大病院での出来事を話した。

「がんに見えるっていうことで、東大病院で詳しく検査をして、来週金曜日には〝告知〟されるから、その時には付いてきてくれないか」

妻は努めて冷静に答える。

「告知なんて、大げさな。そんなの治るよ」

「でも、まあデカい腫瘍が2個あるからな」

「……」

「食道を塞いでいるから、手術になると思うけど、胸を開いて8時間もかかるらしいよ」

妻はしばし沈黙した後、こう切り返してきた。

「そもそも、J先生は何で見つけられなかったの。1年前に胃カメラをやったんでしょ。そこで見つかったはずじゃないの？」

それは、私も気になっていた点だった。

「まあ、あの時は、健康診断で胃が荒れているということで胃カメラをやるように言われたからなあ。胃だけ見たんじゃないの」

「そんなわけないよ。胃カメラって食道から入れるんだから、見てないはずがないんだよ。うちの検査だって、絶対に見るよ」

その時、J先生の顔を思い浮かべた。1年ほど前に、初めてJクリニックに行って胃カメラをやってもらった時、「どこを診てほしいの」と聞かれた。「健診で胃に問題があるかもしれないと言われました」と私が言ったので、まさか食道がんがあるとは思ってもなかったのかもしれない。内視鏡をやる医師が、どこまで「小さながんも見逃さない」という意識を持って診察しているのか、私には見当がつかない。

「まあ、今は、そんなことを言っている場合じゃないから。とにかく、今のがんをどうするかを考えないと」

そう言い残してリビングを後にした。

3月28日（土）

午後、吉祥寺駅から総武線に乗って、都心を横切って千葉に向かった。

なぜ、コロナが蔓延する中で千葉に行こうとしているのか。それは、大串さんをはじめとした千葉の経営者たちと深い付き合いを続けてきて、いわば〝家族〟のような存在だったからだ。J先生から「がんです」と断言され、すぐに連絡をとったのも千葉の経営者たちだった。そして、この日、がん治療に向かう私を〝壮行会〟をして送り出してくれるという。

電車に揺られながら、ここ数日の大串さんとのやりとりを思い起こしていた。

「金田さん、とにかく医者と病院は自分で選ばないとダメだから」

大串さんは電話口でそう繰り返した。だが、私にとっては、それは不可能に近い話に思える。

「でも大串さん、もう東大病院にかかっているし、選ぶって言っても、ほかにどうやって探し出すんですか」

「なんで東大病院なの？」

「なんでって言われても、自分が決めたわけじゃないからなあ。近所のクリニックの医者が東大医学部卒なので、東大病院とつながっているんだと思う。だから、ほかの選択肢もなくて、『あさって、東大病院に行ってくれ』っていう話になってしまったんですよ」

「で、金田さんは、東大病院がいい病院だと思っているの？」

「まあ、医療界のことはよく分からないけど、瀬戸先生ってがん研の部長もやっていたし、経歴はピカピカですからね。あと、私の母も、瀬戸先生に胃がんを手術してもらったんですよ」

「あ、そうなんだ。それなら、まあいいかもしれないけど」

そう言いながらも、やはり大串さんは何か引っかかるものがあるらしい。

「金田さんさ、実はうちの会社は、Tクリニックっていう港区の医療機関の会員になっていて、社員が病気になって、いい病院が見つからない場合、そこに行かせているんですよ。病気の状況を話すと、最高の病院と医者を紹介してくれるシステムになっていて、紹介状も書いてくれるのよ」

「名医」と呼ばれるベテラン医師たちが相談に乗ってくれて、しかも膨大な医療データを駆使して、最良の病院や医師を見つけ出すという。

「外科手術って、手先が器用で、しかも手術数をこなしている医師がいいわけ。金田さんの主治医って何歳ぐらいなの？」

「瀬戸先生は東大病院の院長だし、60代にはなっていると思いますね」

「それだと、老眼だから難しい手術はできないと思うんだよなあ」

「確かに、うちの母の胃がん手術も、瀬戸先生が主治医だったけど、実際のオペは若手の医師チームが執刀したらしいんですよ」

「でしょ。そうすると、誰が自分の体にメスを入れるのか分からないじゃない。自分の命を預ける医者は、自分で選ばないと。金田さんは取材やデータを読み込んで判断するのが得意なんだし、自分の医者だって同じやり方で選び抜かないとダメじゃないのかな」

言われてみればその通りである。だが、今から東大病院をやめて、ほかの病院に切り替えることは現実的ではない。すでに血液検査やＣＴも終えてしまい、来週には結果の「告知」もある。その時には手術の日程も示されるだろう。

「大串さんの言うことは分かるけど、東大病院に賭けようと思っているんだよね」

「でも、聞いてみるだけ聞いてみてもいいんじゃない。セカンドオピニオンとして」

そう言われると、何もせずにいるのもどうかとも思う。今は、自分の病気に関する知識や情報が、あまりにも乏しい。ネットでがん情報を調べた程度で、とても重要な判断が下せる状態ではない。結局、治療の行方は、Ｊ先生と瀬戸先生という「東大ホットライン」に乗っかっているだけだ。ほかの専門家から、何も話を聞いていない。

「大串さん、分かった。Ｔクリニックに電話して、相談してみるわ。ただ、もう来週の火曜には東大病院で内視鏡検査があって、金曜日には結果が出てくるので、それまでに行かないと意味ないんですよね。もし、来週のどこかでＴクリニックの時間がもらえるならいいんだけど。まあ、ちょっと電話で聞いてみます」

「それでいいと思うよ。とにかく自分で納得して医者を決めないと、後で後悔するから」

大串さんから聞いた番号に電話をかけると、思いのほかスムースにアポが入った。翌週の火曜日、東大病院で内視鏡を受けた後、午後3時からＴクリニックの医師に面会することになった。電話で対応してくれた女性いわく、「食道がんに詳しいベテラン医師だ」とのことだ。

とにかく、食道がんについて、もっと詳しくならなければいけない。それを助けてくれているのが、大串さんをはじめとした千葉の経営者の人たちだった。

電車が稲毛駅に到着する。午後2時、ホームに降り立つ。改札を出ると、大串さんほか3人の経営者仲間が駅ロータリーで待っていてくれた。

「大串さん、すいませんね。おかげで、Tクリニックのベテラン医師が相談に乗ってくれることになりました」

「いや、よかったね。オレもその医師には会ったことがないのよ。よろしく言っといて」

こうして、千葉の経営者たちと合流して、ローカル鉄道「小湊鐵道」の本社会議室で、壮行会が開かれる。本社と言っても、木造平屋建ての古い建物で、田舎の小学校の校舎のような佇まいをしている。

「金田さん、また元気になって房総に戻ってきてください」

小湊鐵道の石川晋平社長が音頭を取り、大串さんなど計5人と会食をした。寿司やオードブルをつまみながら、久しぶりにビールを飲んだ。思い返せば、Jクリニックに行って、逆流性食道炎が疑われて薬を出された時から、アルコールは飲まなくなった。結局、この後も飲むことはなくなるのだが、この日だけは解禁して、紙コップに注がれたビールと、少量の日本酒を口にした。

「がん研の人を、いつでも紹介しますから」

石川社長はそう言ってくれた。がん研はがんセンターと双璧をなす、日本を代表するがん専門病院である。石川社長の親族が、前年にがんを患ったが、その時にお世話になったがん研の幹部を紹介してくれるという。

ありがたい話だったが、実際にこうしたツテを頼るのは、リスクも伴うと思っていた。そもそも組織の幹部は影響力はあっても、現役の執刀医ではない。だから、紹介ですべり込んでも、どの医師が担当になるか分からない。もしツテを頼りにすれば、後戻りはできない。紹介者のメンツを潰すことになるからだ。

また、すでにCTなどの検査が始まって、東大病院が治療を進めようとしている中で、ほかの病院に移ることは、同じ検査を何度も重ねることになるし、時間も体力もロスしてしまう。

「ありがとうございます。でも、東大病院で検査が始まってますし、主治医は母の胃がんもやってくれた先生なので、このまま続けようと思います」

この日、夜まで千葉の経営者たちと歓談し、稲毛駅までクルマで送ってもらった。

別れ際、大串さんと握手をした。

「金田さん、絶対良くなると思うよ。オレ、ダメな人は分かるのよ。ああ、この人とはもう会えないかもしれないな、って。でも、金田さんは戻ってくる気がするのよ。だって、まだ書きたいことがいっぱい残ってるでしょ」

その通りではある。まだ、書きたいテーマは山のようにある。しかし、だからといってがんが克服できるという保証などない。

それでも、大串さんの言葉は、どこか支えになる響きがある。実際、彼の言葉が自分の治療を大きく変えていくことになる。

3月31日（火）

午前10時から、東大病院で内視鏡検査を行う。

これまで、近所のJクリニックで2回、胃カメラをのんでいたが、麻酔を使うこともあって痛みを感じたことはなかった。ところが、今回はまったく違った。

内視鏡検査の部屋に入ると、医師やスタッフなど男性3人が待ち構えていた。

「よろしくお願いします」

そう挨拶すると、ベッドに上がって横向きになるように指示された。太い内視鏡が喉から挿入される。呼吸が困難になり、全身が引き攣（つ）る。喉のあたりで、何度も内視鏡を操作している。

「ここ、取っときましょう」という医師の声が聞こえる。内視鏡を操作している医師と別に、画面で確認しながら指示を出す医師もいる。すると、ギコギコという不気味な音が聞こえてくる。生検のために組織を採取しているのだろう。

——喉にもがんがあるのか？

そう思っていると、奥に内視鏡が進む。激痛が走る。さらに息が苦しくなり、痙攣（けいれん）を起こす。

痛みに耐えて体を硬直させていると、看護師が背中を支えてくれる。

「これだな」

医師たちのうなずき合う声が聞こえる。目当てのがんに内視鏡が到達したのだろう。

「半周……いや、全周だな」

初めて聞いた言葉だが、その意味することは予想できた。がんが食道の半周近くに及んでいると思われていたが、実際にはぐるりと一周するほど広がっているということだろう。予想以上にがんが大きくなっている……痛みの中、不安が膨らんでいく。

さらに内視鏡は食道の奥に進んでいく。激痛が走り、口から胃液が漏れ出す。いったい、いつまで続くのか。果てしなく長い時間に思えた。

「あ、これも全周だな」

痙攣と激痛に見舞われながら、そんな言葉が聞こえてくる。もはや、絶望する余力もない。看護師が腕を握って、背中をさする。それだけが支えのような状態だった。

ようやく検査が終わって内視鏡が体内から抜けても、しばらく動くことができなかった。予想だにしなかった激痛に見舞われ、しかも「全周」という言葉が何度も繰り返されたショックで呆然としていた。

52歳で、ここまで悪化した食道がんは珍しいのかもしれない。少なくとも、予想していた以上に食道がんは悪化している——。それは、素人の私でも、その場の空気と、交わされた言葉によって気づかされていた。

東大病院を出て、タクシーに乗って港区のTクリニックに向かう。エレベータで高層ビルの上階に着くと、ドアが開いた瞬間、目の前に豪華な内装の空間が広がる。ソファで待っていると、電話で予約した時の女性が出迎えてくれた。そして、廊下の奥に案内される。50メートルほど歩いただろうか。廊下の両側に、ダークな木目調の落ち着いた内装の部屋が並んでいる。その一番奥の部屋に通されると、K医師が画面に映されたJクリニックの内視鏡のデータを見ながら待っていた。ガラス越しに、高層階から見える都内の景色が広がっている。

「この画像から見る限り食道がんに見えますね。しかも、初期ではありません。どれくらい放っておいたの？」

――そうか、やはり、この大きさはそれなりに進行したがんだということだろう。

「いや、1年ちょっと前に胃の内視鏡検査をしていたんですが」

「え、そうなの」

そう言って、K医師はまた画面を見る。スクロールして、胃カメラの連続写真を見ながら、

「少なくとも2つ、大きな腫瘍がありますね。あと、喉のあたりもちょっと腫瘍があるように見えます」

それを聞いて、嫌な予感が当たった気がした。喉が腫れてヒリヒリするような痛みがある。逆流性食道炎を疑っていた時は、胃液が上がっているからだと勝手に解釈していたが、これもがんかもしれない。つまり、喉のあたりのがんも、食事を詰まらせる一因になっている可能性がある。

「まあ、組織を採ってみないとがんとは断言できないんだけど、この画像を見る限り、典型的な食道がんだと思います」

その言葉で、「もしかしたら良性腫瘍かもしれない」というわずかな望みすら打ち砕かれた。

「まだ若いんだから、完治させないといけないね」

そうか、52歳は、進行の食道がんになる人の中では、若い部類になるのかもしれない。

「お酒は飲むの」

「はい。毎日、2リットルほどビールを飲みます」

「え、2リットル？」

「そうですね。食事の時に生ビールを2杯ほど飲みますし、午前0時頃に帰宅してから、寝るまでの数時間に、少なくともビール3缶は飲みますから。それから寝付くまで、麦焼酎をストレートで飲み続けます」

「……その生活は改めた方がいいね」

「もちろん、今は飲んでいません」

K医師は「当たり前だろう」という表情で、話を本題に移した。

「病院はどこでしたっけ」

「地元のクリニックに紹介状を書いてもらって、東大病院で検査をしてもらっています」

「先生は？」

「瀬戸先生です」

「ああ、よく知ってますよ。有名な方ですから。そうですか、それなら安心ですね」

「東大病院はいいんでしょうか？」

「都内では屈指の大学病院です。先端医療を受けられますよ」

「では、続けていいんでしょうか？」

「いいと思います」

「でも、不安がありまして。実際に、瀬戸先生が執刀してくれるのかと思って」

「それは、やるでしょう」

「そうですか」

「このがんであれば、瀬戸先生がやられると思いますよ」

そういうものか。母の胃がんはステージ2だったので、若手医師のチームが執刀したのかもしれない。私の場合は、進行した食道がんだから、瀬戸先生が自らメスを執るということか。

「まあ、これだけ進行した状態だと、治療は3つの選択肢が考えられます。外科手術をするか、抗がん剤をやってから外科手術をするか、または放射線と抗がん剤という可能性もありますね。この3つのどれかになると思います」

確かに、ネットなどで検索すると、そうした選択肢以外はないと思われる。ステージ3あたりだろうか。初期ならば内視鏡で取って終わるが、すでに食道を塞ぐような「全周」となれば、初期ということはありえない。逆に、最悪のステージ4という可能性もある。そうであれば、手術はできず、化学放射線治療（放射線と抗がん剤）になる。5年生存率10％程度という厳しい治療になる。

15分ぐらいたったところで、K医師は話すことがなくなった。私が持ってきたデータは、Jクリニックで撮影された内視鏡の映像だけだ。

「では、そんなところでいいでしょうか」

面談が終わり、礼を言って部屋を出て、女性に連れられてまたエレベータまで戻っていった。

「体調は大丈夫ですか？」

「ええ、体調はいいんですが」

女性は私の食道がんが重いことを気にかけてくれた。

「何か分からないことがあったら、また連絡をください」

そう言って、エレベータの前で別れた。

この日、東大病院での内視鏡検査と、Tクリニックでの面談によって、3日後に予定されている瀬戸先生の外来での「告知」が、かなり深刻なものになることを覚悟せざるをえない状況となった。

4月3日(金)

妻の運転で、東大病院に向かう。久々に妻と2人で時間を過ごすことになる。

「手術になるんだったら、廊下に置いてある段ボールを片づけないと通れないでしょ。ぶつかって転倒するかもよ。あと、廊下に手すりを付けないと危険なんじゃないの」

病院に勤務する妻は、それなりに食道がんについて周囲から聞き始めているのかもしれない。確かに、大手術なので、術後の体は「大きな交通事故にあったような状態」と表現される。肋骨を折って、片方の肺を潰して、食道をすべて切除するのだから、あながち誇大な表現でもないだろう。

だが、今の病状で、書籍が詰まった段ボールを片づける大仕事ができるとは思えない。職業柄、書籍がたまっていき、書斎に作った壁一面の本棚は十数年前にいっぱいになった。あふれた書籍を詰めた段ボールが、廊下や玄関口に積み上がっていって、その数20箱近くに上る。

「今は無理だなあ。まあ、治療が一段落してからだろう」

その返答に妻は不満そうだが、今はそんな気力も体力もない。

およそ1時間で東大病院の裏手にある駐車場に到着する。裏口から病院に入ると、幽霊屋敷のように古びて朽ち果てそうな灰色の壁、そして薄暗い廊下が続く。「これ、古すぎるでしょ」と妻がつぶやく。確かに、この廊下を歩いていると気が滅入ってくる。

エントランスホールに着く。アポの時間よりも1時間近く早い。

「お茶でもして、少し時間を潰してから受け付けするか」

そう言うと、妻が苛立った口調で切り返す。

「いいじゃない、早く行けば。早くやってくれるんじゃないの」

コロナ禍でもあり、妻は少しでも病院にいる時間を短くしたいようだ。受け付けを済ませ、呼び出し端末を首からぶら下げると、すぐに3階に上がって胃・食道外科の診察室前の長イスで待つ。すると、瀬戸先生が顔を出して、「金田さん、どうぞ」と声をかけられる。

予定時間よりも30分ほど早い。瀬戸先生はかなり忙しそうな様子で、すぐにこう切り出した。

「結論は、残念ながら悪性でした」

——やはり、そうか……。

「J先生からも手紙をいただいて、彼の生検でも悪性という結果だったようです」

そう言って、J先生から送られてきた分厚い封筒を見せてくれた。J先生としても、1年前に胃カメラをやっているだけに、責任を感じたのかもしれない。できる限りの情報を瀬戸先生に伝えようとしたようだ。

「腫瘍は3つあって、ステージは2~3です」

覚悟はしていた。だから驚きはない。というか、自分事でないような、思考が止まったような精神状態になっている。いろいろと聞きたいことがあったが、言葉が出てこない。

瀬戸先生はそんな患者に慣れているのだろう。必要なことを矢継ぎ早に告げていく。

「がんは食道の外まで出ています。まず、抗がん剤をやって腫瘍を小さくしてから手術をします。食道を全摘して、胃を3分の1くらい切り取って、それから胃を引っ張り上げて喉につなげます」

ネットなどで調べていたので、その方法は想像していた。だが、改めて聞くと、やはりかなりの大手術である。だが、瀬戸先生にとっては日常のことなのだろう、途切れることなく説明が続く。

「年齢的に耐えられると思うので、強い抗がん剤でやっていきます。髪の毛はすべて抜けます。とにかく、できる限り腫瘍を小さくして手術をしようと思います。なので、この同意書にサインしてください」

もう、こちらとしては、言われるがまま従うしかない。いくつかの書類にサインをする。その間にも、瀬戸先生が手順を話す。

「抗がん剤治療は3週間を1クールとして、3クール9週間やります。それが終わったところで検査をして、手術ができる状態でしたら手術をやります」

――えっ、できる状態なら？　ということは、手術ができないケースもあるということか。

そんな不安を察してか、こう続ける。

「まあ、手術はできるでしょう」

そして、早速、入院のスケジュールが告げられる。1週間後に病棟に入り、抗がん剤治療の第1クールが始まる。次々とスケジュールが組まれていく。

来週金曜日から入院か――。これでは、大串さんが言うような「病院を自分で選ぶ」などという時間的余裕はないな。

しかも、瀬戸先生はこう付け加えた。

「喉に近いがんがあるので、来週火曜日に耳鼻科の診察も受けてください」

咽頭がんの疑いがあるのだろう。声帯もなくなるかもしれない――。がんのステージ告知よりも、喉に近いがんを疑われたことの方が衝撃は大きかった。

「では」

いきなり瀬戸先生が立ち上がって、診察室から出ていこうとする。こんなに早く、告知は終わるのか。まだ、内視鏡やＣＴの画像も十分に見せてもらっていないし、自分から何も質問することができていない。

自分も立ち上がって、瀬戸先生の行く先を塞いだ。

「先生、一つだけ」

瀬戸先生と対面するような形になった。不安だったことを質問する。

「手術は瀬戸先生にやってもらえるんですか」

ほんの数秒だが間があった。

「そのつもりです」

そう言うと、私は軽く「お願いします」と会釈した。「そのつもり」とは言ってもらったが、「私が手術します」と断言はしていない。かすかな不安が頭をよぎる。瀬戸先生は私の横をすり抜けるようにしてドアから出ていった。その後ろから私と妻が続いて、診察室を出た。

無言でクルマに乗り込み、妻がハンドルを握って自宅に向かった。

わずか5分ほどの告知で、自分のがんの状態がよく分からない。不安が時間を経るほどに強まっていく。なぜ、あれほど短い説明で終わってしまうのか。

「説明がほとんどなかったな」

私がそう口にすると、妻は前方を見たまま、当たり前という感じでこう言った。

「忙しいんだから、医者はあれぐらいしか話さないよ。下手なことを言ったら、後で問題になるし」

しかし、母の乳がんの告知で、武蔵野市の病院に付いていったことがあるが、医者は30分以上に渡ってCTの画像を見せながら説明していた。手術の方法も何通りか示して、患者の意向を聞く。母はその場で決められず、次の外来診療まで考えて決めることになった。

それに比べて、今日の説明はどうも納得がいかない。そもそも、ステージ2～3というのも曖昧（あいまい）な表現だった。しかも、食道の外にまで出ている「深い」がんならば、転移について話すはずではないか。

「そもそも、転移はあったのかな」

妻にそう聞くと、眉間にシワを寄せた。

「えっ。あるわけないじゃん。あったら言っているでしょ」

「あったら、必ず言うものなの？」

「そりゃそうでしょ。重要事項なんだから」

分からない。患者のことを考えている医師ならば、もし転移がないとしたら、「転移は見つかりませんでした」と言って、患者の不安を解消するのではないのか。とにかく、病状についての説明が曖昧（あいまい）すぎる。それなのに、強い抗がん剤と外科手術を提示して、そのまま立ち上がって去っていこうとする。

診察室での出来事を思い返すと疑問ばかりが湧き上がるので、努めて良い方向に解釈することにした。

――まあ、大病院のトップだし、コロナの対策で忙しいのだろう。入院した時にゆっくり説明するつもりに違いない。

そう自分に言い聞かせるようにして、湧いてくる不安を抑える。


その夜、東大病院でもらった「入院ガイド」をパラパラとめくって読んだ。現代的なビルで、最上階にはレストランがある。依頼すれば、そこで病院食をとることもできる。

しかし、ビルの最上階で、パジャマのまま、ひとりで食事をとる自分が想像できない。果たして、そんな患者はいるのだろうか。

その病棟で、1週間後には抗がん剤治療が始まる。抗がん剤に耐えられるのか、それは受けてみなければ分からない。ちょうど2カ月前、水泳の池江璃花子選手が、白血病の闘病生活を終えて、テレビに出演していた。長髪姿で出てきたことから、ウィッグ（かつら）を付けているとネット上で話題になった。その池江選手は、闘病生活を振り返り、抗がん剤治療について「表現できないつらさ」「2週間、食事をとれなかった」「スマホを触ることすら嫌だった」と表現していた。

結局、副作用が強すぎて、彼女は抗がん剤治療を途中で断念したという。

果たして、自分が受ける抗がん剤治療はどうなっていくのか。そこを乗り切れなかった場合は——不安が尽きることなく湧いてくる。

4月7日(火)

自宅にタクシーを呼ぶ。東大病院で午後1時から耳鼻科の診察を受けるためだ。都内をタクシーで移動したのは、この時期、コロナの感染者が急増したからだ。3日前、東京で初めて100人の大台を超えた。

もし、自分がコロナにかかると、そこでがん治療はストップしてしまう。そもそも、がん病棟に入院できない。だから、進行がんを抱える身としては、絶対にコロナに感染するわけにはいかなかった。

妻にクルマで送ってもらいたいところだが、彼女は病院勤務のため、コロナ禍の中で連続して休みを取っている余裕がない。そうなると、ある程度の出費は覚悟で、タクシーを使って東大病院まで行くしかない。通常、自宅からはクルマで40分ほどの距離だが、余裕を見て2時間前にタクシーを呼んだ。

今日の耳鼻科の診断は、極めて重要だと感じていた。実は、昨秋から舌がしびれる症状があって、会話をする際に舌がうまく回らないことがあった。喉に焼けるような痛みを感じることもある。

がんが喉の近くにある影響なのか――。そう思うと不安になる。もし、この悪い予感が当たっていれば、声帯の周囲までがんが進行していて、手術の際に声帯も摘出する可能性がある。

「声が出なくなるかもしれない」

電話で大串さんにそう言うと、彼の声が急に曇った。

「それだと、仕事に影響しちゃうね」

それはそうだ。ジャーナリストにとっては、人から話を聞き出すことが活動の中心である。会話ができないとなれば、情報を得る手段が一気に狭まる。だが今、それを後ろ向きに捉えていても、気持ちが落ち込んでストレスがたまるばかりだ。

「まあ、これまでは取材のしすぎだったからなあ。これからはアウトプットをしろ、という神のお告げかもしれないっすね。声帯がなくなったら、これまでの蓄積で書きまくりますよ」

大串さんも、思いついたように話し始めた。

「以前に、シャ乱Qのつんく♂の講演を聴いたことがあるのよ。声帯を摘出したのに、喉で発声する技術を習得していて一生懸命話すわけ。話の内容よりも、その姿に感動しちゃった」

なるほど、そういう手もあるのか。まあ、声帯がなくなった場合、パソコンのチャット機能などを使うことを考えていた。いずれにしても、50歳をすぎているし、これから体力が急速に衰えていく。どこかで、仕事のスタイルを転換しなければならない。

そんなことを考えているうちに、タクシーは本郷の東大キャンパスに入っていった。予約時間より少し早く着いたが、そのまま耳鼻科の診察室の前で待つことにした。だが、いつまでたっても順番が回ってこない。後からやってきた患者まですっかりいなくなった待合室で、ぽつんとひとり、取り残されていた。2時間半ほどたって、ようやく呼出し端末が鳴った。

診察室に入る。予定の時間を大幅にすぎているが、そんなことはまったく気にかけていない様子で、ぶっきらぼうに診察を始める。

「瀬戸先生からの要請で、ちょっと診察させてもらいます。口を開けてください」

医師はそう言うと、「それじゃあ、内視鏡をやります」と言って、診察室の奥にあるイスに腰掛けるように促した。

――精密検査をしてくれるんだ。

そう思って少し安心していると、医師が近づいてきて、鼻から細い内視鏡が挿入された。そうして数分たったところで、検査が終わった。「特に問題はありませんね」。あっけなく診察が終了し、病院の廊下にでた。

もう、3日後には抗がん剤で入院することになる。漠とした不安が、心の中で次第に大きくなっていく。

第二章

東大病院
918号室

4月10日（金）

東大病院A棟9階。この病棟での入院生活が始まる。

エレベータを降りて廊下を歩いていくと、立派な家具が備わった病室がずらりと並んでいる。その右手の巨大なナースステーションで看護師に挨拶すると、一緒にさらに廊下の先へと進み、一番奥にある918号室に通された。

4人部屋だが、それぞれのベッドは家具で仕切られていて、独立した空間になっている。洗面台やシャワー室、車イスで入れるトイレも付いている。通常の4人部屋と違って1日5500円の費用がかかるが、これだけ快適ならその価値はあるかもしれない。テレビや冷蔵庫、パジャマやタオルも無料で使える。アメニティーグッズも付いていて、ちょっとしたホテルのようなサービス内容だ。

担当の看護師から入院の説明を受ける。テキパキした動きと、理路整然とした説明内容から、スキルの高さを感じる。

「シャワーは午前9時から午後4時までならいつでも使えます。食事は8時、12時、18時にカフェテリアで用意しています」

看護師が説明を終えて去っていくと、パジャマに着替えてベッドに横になった。本格的な入院は、生まれて初めてのことである。だが、この日は感慨にふけっている余裕はなかった。初日なので、医師や薬剤師、リハビリテーション担当の理学療法士などが次々と現れて、入院中の説明をしていく。

その中でも、印象に残ったのはリハビリ科の女性スタッフTさんだ。「リハビリ室に行きましょう」と言って病室から一緒に出ると、エレベータで6階に降りる。そこには、小学校の体育館ほどの広さがあるリハビリ室があり、筋トレやランニングのマシンがずらりと並んでいる。そこで、軽い筋トレとウォーキングをして、その測定値を専用ノートに記録する。そして、彼女はこう付け加えた。

「今日の体力を、手術後の3カ月目で回復することを目標にしましょう。抗がん剤をやっていると体を動かさないので、3クールもやると体力がガタッと落ちてしまうし、手術でさらにガクンと落ち込みます。その間にリハビリをして体力を少しでも維持し、10月ぐらいには今の状態に近いところまで戻したいと思います」

説明を聞き、改めて手術のダメージが大きいことを痛感した。抗がん剤を繰り返した上に、食道という重要な臓器を摘出する。重い後遺症があるのは当然であり、体力は大きく落ち込む。部屋に戻ってベッドに横になる。ようやく、医療スタッフの説明も一段落したようだ。ゆるやかに時間が流れていく。

これから始まる治療について、きちんと調べないとならない――。そう思い始めた。時間はたっぷりある。自分の体がどうなっていくのか、あらかじめ理解して、できるだけダメージを少なくするように備えなければならない。

そう考えているうちに、夕方、瀬戸先生が回診にやってきた。大きな黒縁メガネで、柔和な表情が印象的だ。患者に安心感を与える風貌だと、改めて思った。

「では、これからがんばりましょう」。そう、ひとこと言って去っていった。

その後、2人の医師が回診にやってきた。

「これから金田さんは5人の医師チームで見ていきます」

若手のA医師（研修医）がそう説明した。端正な顔立ちの、いかにも現代風の風貌だ。それでも研修医として経験を積んでいるようで、医師としての振る舞いは板に付いている。

「主治医はY先生になります。今日はいませんが」

その名前を聞いて、はっと気づいた。病室に入った時から気になっていたが、ベッドの上に「担当医」としてY医師の名前が書かれていた。聞いたことのない名前だ。

「主治医は瀬戸先生ではないんですか？」

「もちろん瀬戸先生は金田さんの主治医ですが、入院している間はY先生を筆頭にした5人の医師チームが担当します」

抗がん剤治療は、若手のチームに任せるとして、実際の執刀医は誰なのだろうか。母の胃がん手術は、若手の医師たちだけで執刀したという。

それだけに、担当の医師たちの顔ぶれが気になった。このうちの、誰が自分の臓器の摘出をするのか……。

渡された治療計画書に担当チームの医師の名前が記されていた。Y医師を筆頭に、R、K、J、Aという5人の医師の名前が並んでいた。先ほど説明していたA先生は研修医だが、ほかの4人は30～40代の現役医師のようだ。東大医学部出身者もいるが、他大学の医学部卒業生も交じっている。優秀だから、東大病院に転じてきたに違いない。

この日は、研修医のA先生のほかに、若手で朴訥(ぼくとつ)とした雰囲気のJ先生が一緒に回診にやってきた。

「よろしくお願いします」

そう挨拶しながら、彼らのバックグラウンドをもっと調べなければいけないと思った。

夕食をとりにカフェテリアに行く。全面ガラス張りの窓からは、都心の夜景が見える。リストバンドのバーコードを読み取ってもらうと、トレイにのった食事が出てくる。

窓側の席があいていたので、トレイを置いて座ると、眼前に上野公園の不忍池が広がっている。そこをランニングする人や、散歩をするカップルの動きが目に入る。その手前にはマンションがそびえ、温かい電灯の下で生活を送る人々の影が動いている。

それぞれが、思い思いに生活を送っている。

――自分は、また、公園の池のほとりを歩くことができるのだろうか。もう、自由に街を歩くことはできないかもしれない。

視線を落とすと、食器トレイにのった簡素な食事が目に映る。少し口を付けてみると、薄くて味が分からない。これまでとは、まったく違う生活が始まろうとしている。しかも、すぐに元の生活に戻ることはできない。いや、もしかしたら、このまま闘病を続けながら、生が尽きるかもしれない。

ガラス越しに見える夜景が、果てしなく遠くにあるように感じた。もう二度と手が届かない世界のように。

4月11日(土)~12日(日)

朝7時、カフェテリアに誰もいない。人気のないテーブルを見て、呆然と立ち尽くしたが、すぐに時間を間違えたことに気づいた。

朝食は8時からだ。

昨晩、午後9時に消灯になったので、起床時間の朝6時まで9時間も眠ってしまった。これほど長い時間、睡眠をとるのは久しぶりだった。そのためか、起床から1時間で空腹感が襲ってきて、朝食の時間を勘違いした。

私にとっては大したことではないのだが、ナースステーションはちょっとした騒ぎになった。看護師がやってきて、食事の時間など、入院生活のルールを一から説明していく。それにしても、看護師はよく訓練されていて、安定感がある。日勤と夜勤が入れ替わっても、患者情報が細かく伝達されていて、スムースに連携がとれている。

病棟は休日とあって、静まり返っていた。

午前8時、研修医A先生と一緒に医師チームの一員であるR先生が回診にやってきた。R先生は初めて見るが、メガネに中肉中背で、若いが落ち着いた雰囲気がある。A先生は連日の回診で、休日も関係なく働いているようだ。どこの世界も下っ端は長時間労働になる。

「金田さん、体調はどうですか」。「おかげさまで、いいです」。ただ、それだけのやりとりではあるが、安心感は生まれる。

それから10分もたたないうちに、今度は瀬戸先生が回診にやってきた。4人部屋の患者に挨拶して回るのだが、会釈だけして足早に次の病室に向かう。会話を交わすことはない。それでも、毎日朝晩2回、瀬戸先生は回診をしているようだ。常に一人でフロアを回る。ようやく、入院3日目にして、この9階フロアが、瀬戸先生を筆頭にした胃・食道外科のフロアだと気づいた。

瀬戸先生に続いて、K先生が回診に来た。短髪だが、ピンクのパンツにサンダルと、カジュアルないでたちだ。年齢は40歳近いはずだが、学生のようなノリを感じる。

これで、5人の医師チームのうち、4人と会うことができた。だが、筆頭のY先生には、いまだに会っていない。この人が私の執刀をするのだろうか。ならば、一度、会って話がしたい。東大病院のサイトを見ると顔写真が掲載されているが、40代ぐらいの年齢に見える。食道がんが専門ではないようだが、大丈夫だろうか——。

週末の静かな4人部屋は、家具で仕切られているとはいえ、会話は筒抜けに聞こえてくる。

私は廊下側のベッドにいる。奥の窓側には高齢のMさんが入院してきた。腎臓が弱っているようで、食事もほとんどとれない。食道を患っていることで、声も小さく、かすれ声で聞き取りにくい。

私の向かいの患者Zさんも、やはり喉か食道のがんのようだ。60歳前後に見える彼も、抗がん剤の点滴によって腎臓機能が低下している。ここ1カ月は放射線治療を受けながらの入院生活が続いている。咳がひどくて、「つばを飲み込むと咳が出る」と訴えていた。彼は口から食事をとることができず、「胃ろぅ（胃への導管）」を設置して、胃へ直接、栄養剤を流し込んでいる。

3日目にして、ようやく同室の患者たちの顔と名前が一致するようになってきた。これほど時間がかかったのは、ほかの患者がカフェテリアにやってこないからだ。みな重い症状を患っていて、食事に出かけられるような状態ではない。ほかの患者に対する治療を、横で見聞きしていても不安が募る。自分のがん治療に対する知識が不足していることもあるだろうが、医師の話している説明が理解できないのだ。

先週、瀬戸先生からがんの告知を受けたが、「食道にがんが3つある」「ステージが2〜3」「強い抗がん剤を3クールやってから手術する」という3点くらいしか分かっていない。自分のがんがどこにあり、その状態がどうなっているのか、説明を受けていない。特に喉のがんの状態は気になる。また、治療法についても、「食道を摘出して、胃を引っ張り上げて喉につなげる」と聞いただけだ。抗がん剤治療との関係もよく理解できていない。

――よし、次に瀬戸先生が回診に来たら、聞いてみよう。

そう思ってはみるものの、実際には話しかけることができない。

日曜の夕方6時半、瀬戸先生が回診に回ってくる。だが、カーテンをちらっと開けて、「どうも」と会釈をして、素早く去っていく。

――もしかして、瀬戸先生は回診には訪れるけど、患者とコミュニケーションをとる気はないのではないか。そんな疑念が生まれ始めていた。

明日から、いよいよ抗がん剤の「24時間打ちっぱなし5日間」という点滴が始まる。だが、自分が受ける治療が詳しく理解できていない。

ネットと携帯電話を駆使して、食道がんに関する医療や病院の情報について、徹底的に調べようと心に決めた。ここに入院するまで、原稿の締め切りに追われて、病気について考える暇がなかった。だが、入院してしまえば、一転して時間はいくらでもある。

ベッドに寝転がって天井を見つめながら、大串さんの言葉を思い返した。

「患者ができることは、医者と病院を選ぶことだけ」

当初は、東大病院にすべてを任せ切って、治療を進めていこうと思っていた。だが、何か不安が頭をもたげてきた。それが、何に起因しているのか。患者である私の知識や理解力が不足しているだけなのかもしれない。だが、医師や病院側にも問題があるとしたら……。

いずれにしても、食道がんにじっくり向き合おう。そして、違和感の根源をあぶり出し、もやもやする疑問を解く道を見つけなければならない。

だが、翌日から始まる抗がん剤は、そうした決意を打ち砕くかのような、強い副作用を伴っていた。

4月13日（月）

朝の光が差し込むカフェテリア。今朝も不忍池をランニングする人たちの姿をぼうっと眺めていた。ここで食事をとることができるのも、これが最後となる。午前中、抗がん剤治療が始まる。その後、食事はベッドに運ばれてくる。そもそも、吐き気がひどくて食事などとれる状態ではないのかもしれないが。

看護師からは、こうアドバイスを受けた。

「点滴で食欲がなくなる人が多いので、金田さんも、病院食がきつかったら無理をしないでいいですよ。アイスクリームでもカップラーメンでも、口に入りそうなものをコンビニで買って食べてください」

「えっ。カップラーメンを食べてもいいんですか？」

「一生食べ続けるわけじゃないから大丈夫です。とにかく栄養をとることが重要です」

それでも、食事をとれなくなる患者が少なくない。そうなると、点滴で栄養剤が投与される。だが、口から食事をとった患者の方が、明らかに体調が優れているという。

——今のうちに、食べたいものを食べておいた方がいいかもしれない。

そう思うようになっていた。

なぜなら、食べたいものを食べる、というこれまでの生活がもう戻ってこないかもしれないと感じていたからだ。

『食道がん 術前・術後の100日レシピ』という本を読んだ。それによると、手術後は食道がなくなるだけでなく、「胃袋も、すでに胃袋ではない」状態になっているという。胃の膨らんだ部分を切除し、細長くして喉につなぐ。だから、胃は食べ物をため込む機能を失う。そのため、流動食から始めて、退院しても半年は柔らかい食事を、一日に5～6回に分けて、少しずつ食べることになる。

手術から3カ月～半年たったあたりで、ようやく空腹感や食欲を感じるようになるという。つまり、そこまでは食欲を感じないということだ。

本には、手術後半年～1年の患者の体験談が記されている。

「ラーメンを食べてみたら、一人前近く食べられた」「カレーライスがおいしくて、つい家族と同じぐらい食べてしまった」

そんな体験記を読んでいて、不安を感じた。

——ということは、ラーメンやカレーを普通に食べる生活が、難しくなるのだろう。柔らかくて、食べやすい食事を、一日数回に分けて食べる生活が続くことを物語っている。

カフェテリアで「最後の朝食」が終わって病室に戻ると、待っていましたとばかりに点滴台が運ばれてきた。

チームで最若手のA先生が点滴の針を刺す。どうやら、東大病院では、点滴針は医師免許を持った者しか扱えないルールになっているらしい。

「どっちの手にしますか？」

「左手でお願いします」

針を刺したら、そのまま5日間、針を付けっぱなしで点滴が投与され続ける。利き腕の右手に刺してしまうと日常生活を送ることが難しそうだ。とりあえず、慣れていない第1クールは左手でいくと決めていた。

刺した瞬間、やはり注射とは違って鋭い痛みが走る。だが、刺し終わってしまえば、徐々に痛みは治まっていく。それから、3種類の抗がん剤を1時間ごとに次々と打っていった。そのため、点滴の切り替え作業が続き、ベッドから離れることができない。抗がん剤は放射線や白銀などを含むため、漏れると「事故」になる。作業する看護師はアイシールドや防護服を着用して、慎重に作業をしていく。その横で、A先生が見守る。

「いい感じですね」

看護師が点滴を制御する「モーター」と呼ばれる機械の数値を見て、A先生にそう言った。

「順調に入っているな」

A先生はそう言うと、私の方を向いた。

「金田さん、調子はどうです？」

「今のところ、大丈夫です」

正直に言えば、少しだるいような気もする。だが、初めての抗がん剤点滴で緊張しているだけかもしれない。

ただ、血糖値が急激に上昇していた。夕方には181になり、就寝前は216に上がっていた。ちなみに、血糖値が200を超えると、インシュリンを注射されることになっている。これまで、貧血とは言われていたが、血糖値が高くなったことはない。

自分の体が制御不能な状態になっていく――そう実感し始めた。

4月14日（火）

午前4時に目が覚める。窓の外はまだ暗い。

点滴を打ちながら眠ることは、想像していた以上に難しい。寝返りを打てば、針が抜けて大事故になりかねない。腕をあまり動かさないように、気にしながら眠る。そのため、睡眠が浅くなってしまう。

早朝からフロアを散歩して、カフェテリアでミネラルウォーターを買い込む。抗がん剤が体にたまってしまうと、腎臓機能を損傷する。そうなれば、抗がん剤を続けることができなくなる。同室の患者たちが、その問題に苦しんでいたので、嫌でも気をつけるようになった。水分を多く取って、尿とともに抗がん剤を体外に排出していく。

昼すぎ、またカフェテリアに出かけてスポーツドリンクを飲んでいると、入り口の方で女性の声がした。

「金田さん、発見！」

リハビリのTさんが、わざわざ探しに来てくれた。

「歩数計を見せてください」

そう言うと、パジャマに取り付けられている歩数計の表示を確認する。昨日はわずか300歩だった。

「だと思った。じゃあ、少し廊下を歩きましょうか」

点滴スタンド台を持ってもらい、恐る恐る歩く。

「金田さん、左手がまったく動いてませんよ」

「点滴針が刺さっているので、動かすのが怖くて。針が抜けるとまずいじゃないですか」

「簡単には抜けないから大丈夫。動かさないと、左手だけ筋肉が落ちてしまいますよ」

まあ、その通りかもしれないが、まだ慣れていない。結局、廊下を2往復したところで今日のリハビリは終了となった。大した距離ではないが、このくらいから始めるしかない。

「また明日も来ます。よかったらリハビリ室に行きましょう」

Tさんはそう言って去っていったが、さすがに点滴スタンドを引っ張ってリハビリ室には行きたくない。多くの食道がん患者が、リハビリを怠って体力を落とす気持ちが分かってきた。

できることなら、ベッドで横になっていたい。

ちょうど抗がん剤の交換が終わった午後7時半頃、むかつきがひどくなってきた。抗がん剤の副作用が「激しい船酔い状態」と表現されるのもうなずける。まだ2日目でこれほどきついと、早晩、食事が喉を通らなくなるだろう。

だが、病室を見回せば、私はまだましな方だと分かる。

隣のM氏は、ほとんど声が出なくなってしまった。寝返りが打てず、床ずれもひどい。血液検査の結果も思わしくなく、輸血が始まっていた。

Z氏は咳がひどくなってきて、いったん咳き込むと止まらない。私が入院する前は、高熱も出ていたという。

だるい状態のまま、消灯時間の午後9時を迎える。だが、抗がん剤は24時間、容赦なく体内に注入されていく。

今日は眠れそうにない。抗がん剤治療の厳しさを痛感することになってきた。

4月15日(水)

隣のMさんが朝からつらそうだ。採血がうまくいかず、何度も針を刺し直している。点滴が何本もつながれていて、針を刺す血管が見つからないようだ。看護師は困惑し切っている。

「もう打つところがないなあ。血管かシワか、見分けもつかなくなってきちゃってますね」

看護師はそう言って、Mさんに謝りながら何度も針を打ち直している。

「このあたりは神経が多いから、もししびれがあったら教えてくださいね」

Mさんが唸(うな)り声を上げる。どうにもうまく針が固定できない。ついに看護師はあきらめて、ベテランの先輩に応援を頼むために病室を出ていった。


病室の患者がみな、状態を悪化させていた。そういう私も食事をとるのがきつくなっている。白米のにおいが鼻について気持ちが悪くなる。仕方なく、むりやり口に押し込もうとするが、やはり厳しい。そこで、おかずをすべてごはんの上にのせて、においを塞ぐように消して、目をつむって流し込む。脂汗がしたたり落ちる。8割ほど食べ終えると、疲れてベッドに横になった。食事というよりはトレーニングに近い感覚だ。

食道がんについて調べたいとは思うものの、抗がん剤治療にまだ慣れていないこともあって、時間と体力を消耗するばかりで、なかなかパソコンに手が付かない。


午後7時、ちょうど看護師が点滴の交換をしているところに、瀬戸先生が回診にやってきた。今日はつかまえて話を聞きたい……。そう思っていたが、体が動かない。瀬戸先生は遠目に看護師の作業を見ると、近づかずに通りすぎていった。

ベッドの上でため息をついた。そもそも、私は病状について、まともな説明を聞いていない。

いや、もしかしたら、瀬戸先生は十分に説明をしたと思っているのだろうか？ ステージを告げて、治療方法の概要を言ったのだから十分だ、と。

それは、地元のJクリニックも同じだ。私が胃カメラを終えて、診察室に呼ばれた時、すでに東大病院に行くことが決まっていた。ほかの病院に行く選択肢は示されなかった。

食道がんが見つかってから、自分の意見を言う機会がまったくないまま、東大病院に送り込まれ、抗がん剤治療が進められている。そして、このまま「誰か」に手術されて、臓器を摘出されるのだろう。

とにかく、自分の病状を聞きたい。ところが、「主治医」になっているはずのY先生とは、入院6日目になっても顔を合わせることもできていない。

果たして、このままの状態で手術に突入するのだろうか。

4月16日（木）

食事の時間になると、Zさんのベッドから「シュポシュポ」という音が聞こえてくる。患者に食事が運ばれてくるタイミングで、胃ろうを通して胃に栄養剤を送り込んでいるのだ。

最初は、なぜ、食事の時間に栄養剤を入れるのか、気になっていた。時間をずらしてもいいんじゃないか、と。周囲の人は、その音が気になっているはずだ。でも、考えてみたら、4人部屋で通常の食事をとっているのは私だけで、隣のMさんは喉の調子が悪く、食事をほとんどとれずに体重が10キロも落ちてしまっている。もう一人は、胃痛で緊急入院した近所の男性で、食事は出されていない。

ある時、Zさんが、なぜ、食事の時間に合わせて、胃ろうで栄養剤を注入するのか、その理由が分かった。

ある若い医師が回診にやってくると、Zさんはこう訴えた。

「いつになったら、口から食事がとれるんだよ」

彼は消化器系のがんを患っているはずだ。放射線治療を続けているが、その副作用で「喉が焼けるように痛い」という。通常の食事を、食道を使って胃に流すことはできないようだ。

「うーん、どうしても口から食べたいですか」

「そりゃそうだよ」

どうやら、治療当初の予定では、もう食事を口からとれるようになっているはずだった。思うように回復せず、苛立ちを募らせている。だから、ほかの患者が食事をする時間になると、焦燥感にかられる。

だが、若い医師に、その痛切な思いが伝わっていない。

「ちょっと、先生に聞いてみますね」

主治医に相談すると言って、病室から去っていった。それから数時間後、若い医師がまたZさんのベッドにやってきた。

「例の食事の件ですが、先生と話しました。先生は『じゃあ、バイパスかな』って言っていました」

「バイパス……」

Zさんには予想外の回答だったのだろう、不安を口にした。

「それは、確かに口から食べることになるけど……。それで、味わうことはできるの？」

「それは、口から食べますから、大丈夫です」

私は食道がんについて調べ始めていたので、バイパス手術がどういうものか、大まかには理解していた。がんや炎症によって食べ物が食道を通らない場合、手術によって人工の食道を「バイパス（迂回路）」として設置する。口から入れた食事は、バイパスを通って胃や小腸に流れていく。

Zさんは自分の食道が治ると思っていたのだから、こうした手術を提案されても、にわかに納得できるはずもない。

「なんか、考えていたことと違うなあ。少し家族とも話し合って考えるよ」

「分かりました。では、先生にそう報告しておきます。結論が出たら教えてください」

若い医師が去っていくと、Zさんは「何だよ」と声を上げて、何かを蹴り上げたような音がした。そして、病室に深い沈黙の時間が流れた。

隣のMさんも容体が悪化していた。寝返りも打てない状態で、床ずれがひどい。久々に奥さんが見舞いに来た。絞り出すように声を出している。

「……カネが……この口座にあるから」

そう言う声が聞こえる。たぶん、通帳を渡しているのだろう。奥さんは「ありがとう、ありがとう」と繰り返している。

「あと……子供たちに……この口座のカネを」

Mさんがそこまで言うと、奥さんが声を潜めて、だが強い調子でこう制した。

「なに言ってるの。子供は独立しているんだから、大丈夫よ」

「……だけど……心配だし……」

声がかすれて、時折、咳き込んでいる。死を覚悟しているのだろう。

一通り、カネの話が終わると、奥さんは「コロナもあるし、あまり長居しちゃいけないから」と言って立ち上がった。

「じゃあね」。奥さんはそう言うと、足早に病室を去っていく。カーテンの下、金色の派手なハイヒールが素早く通りすぎていった。

入れ替わるように、看護師がやってくる。

「あれ、Mさん、奥さんはもうお帰りですか」

咳き込みながら、Mさんがつぶやいた。

「ろくなもんじゃねえ」

4月17日（金）

むかつきと吐き気がひどい。出された食事は、半分ほど口に押し込むのがやっと。それでも、ようやく明日には点滴が終了する。それにしても、これだけ強烈な抗がん剤をあと2クールも打てば、体は相当なダメージを受けるだろう。

――もう、寿命は長くないかもしれない。

Mさんではないが、死を意識せざるをえない。ここ数日、いろいろと調べ始めて分かったことは、食道がんのステージ3ともなると、5年生存率はわずか25％しかない、という現実だ。がんセンターが全国の医療データから割り出した数字だから信憑性は高い。私はステージ2～3と言われているが、がんが3つあることを考えると、食道の外にまで飛び出したがんはステージ3に違いない。残りの2つがステージ2程度なのかもしれない。いずれにしても、3つもがんがあることを考えれば、ステージ3と見ていた方がいい。この生存率データを冷静に読み解けば、あと2～3年のうちに亡くなるケースが多いと考えるのが妥当だろう。

だとしたら、これから、残された時間で何をやるべきなのか――。

いくつか本にまとめたいテーマを持っている。だが、これまでは、手を付ける順番を真剣に考えたことがなかった。

いつかは死を迎えるということは、頭では理解している。だが、「人生１００年時代」といわれる中で、まだ書くことができる時間は長く続いていくものだと思っていた。

だが、今のがんの状態では、2～3年後を「締め切り」と設定して、仕事を整理して考えた方がよさそうだ。ならば、数あるテーマのうち、やっておくべきものの優先順位が見えてくる。「書き残すべきテーマ」に絞って仕上げていかなければならない。

そんなことを考えながら過ごしていると、午後7時すぎ、いつものように瀬戸先生が回診にやってきた。カーテンを少し開けて、「どうも」と言って、すぐにカーテンを閉めて去っていく。またもや、声をかける隙（すき）がない。

――やはり、これ以上の病状の説明をするつもりはないな。

そんな疑念は確信に変わってきた。

ならば、自分で動くしかない。とにかく、病状を詳しく説明するように、看護師や若手医師チームに訴え続けるしかない。

それで納得できない場合は、ほかの病院でセカンドオピニオンを受けた方がいいのではないか。東大病院では、いったい誰が手術のメスを握るのか分からない。

そのためにも、まず、この病院で詳しい説明を受けないことには、何も始まらない。

4月18日（土）

今日も朝から、Mさんは輸血や点滴が続いている。食事がとれないから、栄養剤も入れないといけないのだろう。せわしなく、点滴が交換されている。

私はといえば、今日の夕方には点滴が終わって、針が抜ける。早く病状の説明を要求しなければ、近く退院することになり、説明を受けるチャンスを失う。

とにかく、回診に来た若手の医師チームに、説明を求めてみよう。その説明内容が納得できるものでなかった場合、どうするか。思い切って、ほかの病院へのセカンドオピニオンを申し出るべきか——そこは迷いどころだ。

以前、大串さんがこんな話をしていた。

「金田さんの病状について、信頼できる医療関係者に相談してみたんだけど、その人が言うには、『とにかくがんにかかったら、がん研かがんセンター、大学病院のどこかでセカンドオピニオンを聞くことが必須だ』と言っていた。金田さんはもう東大病院に入っているから、がん研かがんセンターに話を聞きに行ってみた方がいいんじゃないかな」

特に、食道がんについては、千葉県柏市にあるがんセンター東病院が、高い医療実績を誇っているという。

だが、東大病院の先生たちに「セカンドオピニオンを聞きたい」と言ったら、瀬戸先生や担当チームの医師たちはどう思うだろうか。心証が悪くなって、治療に悪影響が出るのではないか、という不安が頭をよぎる。

そこで、入院前から連絡をとっていた記者時代の同僚、星良孝氏に相談することを思いついた。星氏は一回りほど年下だが、医療系雑誌の記者として活躍した経験を持ち、独立後は医療ジャーナリストとして著書を出版している。確か東大卒で、医療系の学問をかじっていたはずである。

昼食が終わった午後2時、ベッドの上からメールを送信した。

「星先生　ちょっとご相談なのですが、現在、東大病院に入院して、抗がん剤治療を受けております。ただ、食道がんが3つあって、ステージ2～3ということしか伝えられておらず、不安を感じております。胃・食道外科長であり、病院長でもある瀬戸泰之さんという医師に診てもらっているのですが、どうやら手術になると執刀するのは違う医師のようで、その人が誰なのか、まだ分かりません。

ちょっと、ベッドに横たわりながら、ここ1週間ほどネットなどで調べると、柏にあるがんセンター東病院が、食道がん手術に優れているように思えます。開胸せず、体に穴をあけて手術道具を挿入する胸腔鏡手術も積極的に取り入れているようで、しかも頭頸部がんの医師と連携して治療していて、いいように感じます（私も咽頭がんがあるかもしれません）。

手術前の抗がん剤治療を3クール9週間に渡ってやっていくんですが、その間に、がんセンター東病院のセカンドオピニオンに行った方がいいかな？　同室の患者たちの手術や治療の予後が悪くて、不安が増しております。医療の専門家として、どう思いますか」

大串さんにも、ほぼ同じ内容でメールを送った。

十数分後、まず、星氏から返信があった。

「金田さん、ご連絡、ありがとうございます。

がんセンター東病院ですね。セカンドオピニオンは聞いていいのではないでしょうか。医師に『いろいろな意見を知りたいので、セカンドオピニオンを、東病院に聞きに行きたい』とダイレクトに言うのが一番いいと思います。今はセカンドオピニオンを聞くのは、その医師自身も、別の意見を聞けるので、前向きに捉えているように思います。

ちなみに、東京・有明のがん研有明病院も実績がありまして、意見を聞く先としてはいいと思います」

真面目な性格の星氏は、とにかくレスポンスが早い。病室のベッドでは携帯電話がかけられないので、こうしたテンポのいい対応はありがたい。

「星先生、ありがとう。

なるほど、がん研有明ですね。がん治療で最先端の病院ですよね。

ただ、今かかっている東大病院の主治医が病院長なんだけど、その前はがん研有明病院の部長だったんだよね。主治医の出身病院にセカンドオピニオンを聞くって、彼がどう思うかな。

あと、もしそのまま転院することもあると考えると、がんセンター東病院の方が食道がんでは治療が優れているように思います。

ただ、人気があるからなのか、手術までの待ち時間が9週間と長いんです。なかなか、セカンドオピニオンといっても、どこにどうやって行くか、難しいっすね」

かなり、ストレートに疑問をぶつけてみた。すると、また10分ほどで返信が戻ってきた。

「金田さん、ありがとうございます。

がんセンターとがん研はライバル関係であり、主治医ががん研から来た人ですと、がんセンターの方がいいのかもしれないです。

確かに、がんセンター東病院の食道がんの患者数は多いですね。セカンドオピニオンを受けるのならば、『今の治療方針のここが納得いかないのですが』とはっきり言った方が、スムースに進む気がします」

星氏からの返信メールには、「食道がんの手術数が多い病院ランキング」が添付されていた。

1位は北海道の恵佑会札幌病院。その数とほぼ並んで2位が、がんセンター東病院だった。以下、3位にがんセンター中央病院（築地）、4位にがん研究会有明病院と続き、その後には地方のがんセンターや大学病院が並んでいる。ようやく19位になって東大病院の名が出てくる。東大病院は、がんセンター東病院の3分の1の人数しか手術をしていない計算になる。

星氏は、私が東大病院を不安視していることを分かっているのだろう。すぐに追伸メールが届いた。

「金田さん　東大で手術をする医師は、ほかの市中病院で部長などをやった人なので、若い人であっても、経験はあると思います。

あと、胸腔鏡で手術をするかどうかですが、添付した記事には、瀬戸教授がダヴィンチ（ロボット手術機械）における食道がん分野の第一人者とあります。ただ、ダヴィンチを使う手術は、がんのステージが進んだものなのかどうか、確認するのが良いように思います。

セカンドオピニオンで聞くポイントとしては、

・診断の判断について
・咽頭部の情報・判断について
・胸腔鏡（あるいはロボット）手術の判断について

このあたりかと思います。

診断の判断と咽頭部の情報・判断は、東大病院が行った検査データで判断することになると思われ、セカンドオピニオンは30～40分程度なので、判断に限界もあるように思えます。

胸腔鏡やロボットを使って手術を行うかどうかという点は、病院によって判断が違ってくるでしょう。

一方で、東大病院でもダヴィンチなどロボット手術をやっており、必ずしも胸腔鏡などに後ろ向きとも思えません。もし、開胸で手術をするという判断ですと、安全性を重視してのことだとは思われます。そのあたりの東大病院の判断はどうなっているのでしょうか」

なるほど、やはり東大病院は食道がんの手術数ががん研やがんセンターに比べて少ないわけだ。そうすると、東大病院で手術を受けることのリスクも見えてくる。その点を星氏にもう一度、質問してみる。

「ちなみに一般論で言うと、外科の腕のいい先生って、東大病院とがん研・がんセンターだと、やっぱりがん研・がんセンターに行くのかな」

即、返答があった。

「金田さん　がん研・がんセンターは手術が多いので、手術したい人は行くと思います。一方、東大病院は研究して教授になるなど、医師の教育に関心のある人が入っていると思います」

やはり、そういうことか。星氏にこう返す。

「ということは、手術を受けるならがん研かがんセンターがいいのでは?」

するとより踏み込んだ答えが戻ってきた。

「がん研・がんセンターのメリットは、確かに手術の経験(が豊富)ということはあると思います。『政治は苦手だけれども手術はやっていたい』という職人肌の医師がいると思われます。一方、東大病院は真面目で、いろいろ先端技術を研究する人が多いし、いろいろな診療科があり、多様な人材がいるので安心感はあると思います」

それは、私も東大病院に入院して感じることだった。とにかく真面目で、きっちりとルールを守って治療を進めている。並行して様々な研究をしようとするため、とにかく医師が忙しい。一長一短はある。

「星先生、ありがとうございます。

東大病院が私の手術にロボットを使う判断をするのかどうか、まだ分かりません。たぶん、抗がん剤治療がすべて終わってから、CTや内視鏡の結果を見て手術方法を決めると思います。まあ、手術ができるかどうかも、まだ確定してないんだけどね。

セカンドオピニオンはおっしゃる通り、がんと咽頭部の判断、そしてロボットを使うかどうかの3つがポイントですね。
咽頭部とロボットの問題で、東大病院が曖昧なままの回答で、一方のがん研・がんセンターが明快に解決策を説明できるのなら、後者で手術をやりたいところです。
ちなみに、抗がん剤治療を東大病院で終えてから、がん研・がんセンターが手術だけやってくれるのかな?
まあ、転院すべきかどうか、判断を迫られるところです。今からがん研やがんセンターに転院しようとしても、先方が受け入れてくれるのか、そこも疑問です」

正直、東大病院で抗がん剤治療をやっていると、今から違う病院に転院するイメージが湧かない。しかも、コロナが猛烈な勢いで広まっていて、がん治療で免疫力が低下している私が、違う病院に出向くことは難しい。もし感染すれば、がん治療がストップしてしまい、病状を悪化させることになる。

しかも、がん専門病院にコロナ感染が広まっている。築地のがんセンター中央病院では3週間前に看護師2人がコロナに感染していることが判明し、入院や外来を中止している。その後もがんセンターは次々とコロナ感染が広まって、事態が深刻化していた。数日前、ようやく入院と外来を再開したようだが、セカンドオピニオンは今も停止しており、受け付けてくれない。

そう悩んでいると、また星氏からメールが来た。

「金田さん　胸腔鏡は結構技術がいるのでがん研有明病院でも、手術は実は胸腔鏡よりも、そうではない手術を優先している面があります。

がんセンター東病院は、伝統的に内視鏡手術などに前のめりで、国内でも特異で独特な病院だと思われます」

「星先生、情報をありがとうございます。

さっき添付してくれた資料では、がんセンター中央病院は、食道がん手術の9割以上をロボットか胸腔鏡でやっているみたいですね。技術を持っている医師を揃えているんですかね。

がんセンター東病院は前のめりかもしれませんが、ちょっと惹かれます。ロボットで手術をやってほしいなあ」

とにかく、肋骨を折って、肺を潰して手術をする「開胸手術」は、ダメージが大きいので避けたい。東大病院でどういう手術をするのか、そこだけでも早くはっきり決めてもらいたいところだ。

午後5時半になり、点滴が終了した。ようやく、左腕から針が抜かれて、点滴スタンドを引きずって生活する不自由さから解放された。

夕食を済ませると、星氏からまたメールが入ってくる。

「思い出しましたが、東大の同期に、血管外科の医師がおり、『先輩が胃・食道外科に入院しているので、よろしくお願いします』と伝えておきました。ちなみに、うちの息子が生まれたのも東大病院でした。悪い病院ではないと思っています」

そうだったのか。彼はこの病院で研修をしたこともあるという。そう知ると、ここも悪くないと思えてくる。

「星先生、そうなんだ。お子さん、ここの生まれだったのね。

いや、いい病院ですよ。先生たちの人柄はいいし、看護師やリハビリの人も、とても好感が持てます。

何より瀬戸先生が信用できる感じです。これで、ダヴィンチで手術をやってくれれば、ほんとにいいんだけど。なんでダヴィンチの手術が少ないのかな。使う技術を持っている人が、あまりいないってことですかね。

しかし、この病院に星先生の同期もいるんだ。わざわざ連絡してもらって、ありがとうございます。いろいろな巡り合わせがありますなあ」

そんなメールを送ると、「東大病院も悪くないな」とも思い直した。やはり、治療を早く進めることを考えると、セカンドオピニオンや転院は現実的ではないかもしれない。そんなことをしていれば、コロナに感染するリスクがあるし、治療が受けられなくなる危険もある。

やっぱり東大病院で続けるべきかもしれない――。そう思い直しているところに、大串さんからメールが届いた。午後2時に送ったメールを見た大串さんは、かなり返答に迷ったようだ。

「金田さんへ　遅くなってすみません。

返事に悩みますが、患者ができることは、医者と病院を選ぶことしかありません。そこは妥協なく、納得できるまでやってもいいのではないでしょうか？

これまで、私が金田さんに送った情報は、医療のプロからもらったものばかりです。最後は相性かもしれません。だから、自分の直感や勘を頼りにするしかないのかもしれません。今まで、取材で多くの人を見てきた金田さんの勘を頼りにしてみてはいかがでしょうか？

ありきたりな返事ですみません。でも、自分はそう思います。大串」

メールを読み終わって、ベッドにもたれかかった。天井を見つめて、また考え込む。

「患者ができることは、医者と病院を選ぶことしかない」

大串さんは、一貫してこの言葉を繰り返している。確かに、記者としてやり続けてきたことは、追及したいテーマについて、取材と資料読み込みを最後まで続け、納得した上で原稿を書くことだった。その姿勢を、人生を大きく左右するこの瞬間に放棄するのは、自分らしさを失うことにほかならない。

――やっぱり、納得できないまま治療を続けてはいけない。週明け、医師チームが回診に来たら、詳しく病状を説明してもらおう。納得できるまで説明を受けなければ、後で後悔することになる……。

4月20日（月）

朝、体重計にのると、50・6キロと表示された。食道がんの手術をすると10キロ以上体重が落ちると聞いていた。だから、通常は52・5キロだった体重を、1キロほど増やしてから入院した。だが、抗がん剤治療で食欲がなくなり、白米を残すようになってから、徐々に体重が減っていった。ついに40キロ台に落ち込む寸前まで来てしまった。

――これは、カップラーメンでもアイスクリームでも、何でもいいから1階のコンビニで買ってきて、もっと食べないとまずいな。

午前8時、K先生とA先生が回診にやってきた。

「金田さん、お加減はいかがですか」

いつものように、体調を聞いてくる。ここで切り出すしかない。

「先生、そもそも自分の病状がよく分かってないんです。入院する前に、瀬戸先生から食道がんが3つあって、ステージ2～3と聞いただけです。ちょっと、詳しく説明してもらえないでしょうか」

医師たちの表情が強ばる。

「何が知りたいんですか？」

あまり詳しいことを説明するつもりはないのかもしれない。瀬戸先生が話した以上のことを、患者に伝えることは難しいのだろうか。

「いや、自分のがんがどんな状態か、もっと詳しい話を聞きたいんです。よく、入院前にCTなどの画像を見せてもらったりしますよね」

「ああ、分かりました。ちょっと考えます」

そう言って、医師2人はカーテンを閉めて足早に去っていった。

やはり想像していた通りの反応だった。いったん医師が病状をおおざっぱに説明してしまえば、患者がそれ以上の情報を求めることは少ないのだろう。

そう思わせる光景を、入院してから何度も目にした。同室の患者は、自分の容体が悪化して医師が治療方法を話しても、詳しく内容を知ろうとしない。言われるがままに、治療を受けている。

ある日、カフェテリアに行くと、中年の女性が、翌日に行われる食道がんの手術後の注意事項を受けていた。

女性医療スタッフたちが、中年女性に資料を見せながら手術の詳細を伝えている。

「ということで、食道の全摘になりますので、8時間の大手術になり、ＩＣＵ（集中治療室）

に2泊してもらいます。ただ、体力を落とさないように、すぐにリハビリを始めます。手術の翌日には、立ち上がって歩行の練習をしてもらいます。私物は持ち込めませんので、ロッカーに入れておいてください。ここまでで何か質問はありますか」

自分が受けるものと同じ手術だった。8時間は標準的な時間ではあるが、女性患者は「えっ、8時間って長いなあ。なんでそんなにかかるの」とつぶやいている。手術がどんな手順で進むのか、事前に調べていなかったようだ。それなら、術後の2泊の期間にどのようなリハビリをするのか、聞いておきたいことは多いだろう。だが、女性患者は思いがけない質問を口にした。

「テレビは見れるんですか」

「えっ？」

「テレビがないとねえ」

「えーと、テレビはありますね」

女性患者が「よーし」と言って、拍手している。看護師たちは顔を見合わせて苦笑する。

「あー、よかった。安心したわあ」

「あの、質問はそれだけで大丈夫ですか？」

看護師が不安そうに患者をのぞき込む。

「テレビがあればね。はい、あとは大丈夫です」

「手術や術後のことで、ほかに心配なことは……」

「いや、もう東大病院さんだから、全部お任せです」

なるほど、と思った。患者がそもそも、病状や治療について、細かい説明を求めていないのだ。偏差値教育の最高峰「東京大学医学部」の「附属病院」ならば、トップの医師たちが最高の医療を施してくれると信じ込んでいる。自分で医師や治療を選ぶことなど、微塵も考えていない……。

それならば、医師も説明するはずがない。そもそも、食道がんの大手術を細かく説明したら、患者が引いてしまうだろう。臓器を全摘して、胃まで大きく切除しているし、周囲のリンパ節も転移が疑われるので切除する「郭清（かくせい）」を行う。

胃を喉まで引っ張り上げて接合するから、術後は水を飲み込むことも難しい。「誤嚥（ごえん）」で、肺に水や食べ物が入ってしまい、肺炎で亡くなるリスクもある。食道を失い、胃も小さくなっているために食欲が湧かない。それでも、食事をしなければ生命を維持できない。少し無理をすると嘔吐してしまう。食後も横になれば、食べたものが逆流するので、角度をつけて上半身を高くして寝なくてはならない。

だが、こうした情報を手術の前に詳しく説明すると、患者は恐れをなす可能性がある。だからだろうか、医師は6～8時間にも及ぶ手術の詳細や、術後の食事についても、「リハビリをして、徐々に食べるようにします」という程度しか話さない。

私は記者時代の性分で、テーマが決まると徹底的に調べてしまう。入院してから、医学書はもちろん、手術の症例や医師の研究論文、医療機関のデータなどを数多く読み込んでいた。そうするうちに、病気に関する情報を東大病院からほとんど伝えられていない事実を痛感することとなった。

昼頃、担当の看護師が検温にやってきた。彼女はベテランなので、こう質問してみた。

「私の主治医は瀬戸先生ですよね。でも、ベッド横には担当がY先生と書いてあります。実際に手術をするのは誰になるんですかね？」

するると、看護師は驚いたような表情をした。

「えっ、聞いてないんですか」

「瀬戸先生に聞いたら、自分でやると言っていましたけど、病院長が8時間も手術するんですかね。年齢的にも難しいのでは」

すると、看護師はワゴンの上のパソコンを叩きながら、「手術はいくつかのチームでやるんですよ。AチームとかBチームとかあって」と説明を始めた。

「えーと、金田さんはCチームが担当ですね」

3チームで手術を回していて、自分の担当はどうやらCチームになるらしい。そうした説明は聞いたことがなかった。

「では、手術は誰がやるんですか？」

「それは、手術の時にどういうチームになるかで決まりますが、Gが入るのかなあ」

G先生？　今まで聞いたことのない医師だ。

「まあ、瀬戸も入るのかもしれない」

入るのかも……。執刀医にはこれまで聞いたことがないG先生という名前が出てきた。

看護師が去ってから、東大病院のサイトを検索する。「診察担当者紹介」のページに飛ぶと、胃・食道外科では瀬戸先生を筆頭に11人の医師、16人の大学院生が写真付きで並んでいる。その下には、16人の関連病院の医師の名前も列記されている。

看護師が言うG先生は、瀬戸先生から数えて5番目に紹介されていた。東大医学部を卒業しており、肩書は「助教・医局長」となっている。

ちなみに、Y医師は8番目に紹介されており、地方の医大を卒業した「助教」である。2人とも40代半ばと思われ、まだ老眼も進んでいないだろうから、外科医としてオペをするには脂がのっている時期だろう。

担当医師の紹介ページを見ていると、気になることがいくつかある。私の担当医師チームで、日頃から回診に来ているR先生とK先生は、「関連病院」のリストに名前だけが入っている。それぞれ、首都圏の医療機関に所属していることになっている。それなのに、なぜ頻繁に回診にやってくるのだろうか。もしかすると、サイトの情報が古いのかもしれない。

G先生も、ほかの回診に来る医師たちも、食道がんの手術実績はまったく分からない。命を預ける大手術なのに、こんな状態で進んでいっていいのだろうか。

その時、大串さんの言葉が頭をよぎる。

「患者ができることは、医者と病院を選ぶことだけ」

――そう言われても、現実は甘くない。

そう心の中でつぶやく。

ここまで、病院の選択肢は何も示されなかった。医者も、今の状況では選びようがない。東大病院の胃・食道外科の医師は、外部も含めて30人以上が列記されている。いったい、誰がメスを握り、誰がサポート役に入るのか、まったく分からない。それはそうだ。まだ病院側でも決めていないのだから。

東大病院やがん研・がんセンターのサイトはもちろんのこと、主要な病院や医師が書いた食道がんに関する情報や記事、論文を読みあさっていく。有益な情報はパソコン上にコピーし、要点を書き出していった。電話、メールで集めた情報もパソコンに打ち込んでいく。抗がん剤で体調が悪い時は、モレスキンのノートに手書きで書き留めていった。病気と分かった時から、このノートに病気に関わる主な記録を綴ってきた。

そうしてパソコンとノートに書き込んだ情報を読み返して、どう対応するか、ベッドに横になって考えていく。

午後5時半、R先生、K先生、A先生の3人が回診にやってきた。

「体調はどうですか？」

いつもの調子で始まった。

「ちょっと喉が焼けるように痛いんです。舌もしびれるし。これって、一番上にあるがんの影響ですかね」

「いや、喉の痛みは乾燥か、（胃液の）逆流でしょう。がんとは関係ないと思いますよ。まあ、念のため、後で胃カメラの画像を見ておきますが」

そう言うと、短髪のK先生が説明を始める。

「金田さん、がんの説明ですけど、3つあるがんのうち真ん中のがメーンです」

そう言って、胸のあたりを指さす。

「ということは、真ん中のがんがステージ3で、上と下のがんは、ステージ2ということですか」

私がそう聞くと、K先生が首を振る。

「いや、あくまでも真ん中のがんがメーンで、それがステージ2〜3ということです。あとの2つはオマケみたいなものです」

「オマケ……」

——とてもオマケとは思えなかった。というのは、下のがんは、地元のクリニックで最初に見せられた画像で、火山のように大きく、食道を大きく塞いでいる。東大病院の内視鏡検査でも「全周」と言われたはずだ。あの大きさでは、とてもオマケとは思えない。上の喉に近いがんも、そもそも嘔吐してしまった原因である。だが、K先生は、「あとの2つは治療対象ではありますが、メーンは真ん中のがんです」と強調する。

にわかには信じられない。だが、オマケという曖昧（あいまい）な表現にこだわっていても仕方がない。

K先生に質問する。

「転移はあるんでしょうか。瀬戸先生からは、転移について何も聞いてないんですが」

「それはCTで見つけるしかないんだけど、がんがまだ小さいうちは、転移かどうか見分けがつかないんですよ。がんの大きさが1センチぐらいにならないと。その時、1センチの中に多くのがん細胞が詰まっているんですが」

何やら、煙に巻かれたような回答だった。私が呆然としていると、それで、「説明」は終了した。

「では」と言って、3人は去っていった。カーテンが閉まると、医師の一人が「K先生、ありがとうございました」と声をかけている。

しかし、これが病状の説明だったのだろうか。画像を見せてほしいと言ったはずだが、口頭で説明するばかりで、瀬戸先生からの「告知」の時の情報とさほど変わらない。

だが、うまく具体的な質問を返せなかった自分にも反省点がある。

モレスキンのノートを開いて、聞くべきポイントをもう一度書き出した。

（1）本当に転移はCTで見つからないのか

（2）喉と舌の違和感は、本当にがんと関係がないのか（手術で声帯は切除する？残る？）

（3）手術の方法はどうなるのか。開胸か？ロボットか？

夕食後、カフェテリアに行って、大串さんに電話をかける。呼び出し音が鳴ってから、しまった、と思った。平日のこの時間、彼は経営するカット店の現場回りに行っていることが多く、多忙を極めている。そう思っていたが、数コールで電話に出てくれた。

「ああ、金田さん、調子はどう？」

「いやあ、抗がん剤が終わったから、まあ徐々に回復している感じですかね」

「いや、それはよかった」

「ところが、ちょっと悩みが深くなっていて……」

そう切り出して、病状説明の顛末を話した。

「金田さんさ、やっぱり医者と病院は自分で納得して決めないとダメだよ。これまでだって、散々、取材して人に会って、話を聞き出してきたんじゃない。それは、誰よりも得意なんだからさ」

「だけど、これ以上やると、医師チームの心証が悪くなるかもしれないし」

「でも、今の話だと、まったく納得できないでしょ」

「まあ、そうですね」

「じゃあ、聞きまくるしかないよ。とことん話して、それで決裂したら仕方ないじゃん」

「……」

「納得できないと、後で後悔するでしょ。だって、命を預けるんだからさ。やるだけやって、決裂するような相手だったら仕方ないよ。その程度の医者だってことだよ」

その通りだ。彼の言葉に励まされ、再び質問する気になってきた。やれるだけのことをやろう。明日、また仕切り直しだ。体調が回復すれば、いつ退院となってもおかしくない。病院を離れてしまえば、病状を聞くチャンスは、次の「抗がん剤第2クール」の入院までなくなるだろう。

「大串さん、忙しい中、ありがとう。まあ、追い出されることを覚悟でやってみるわ」

「まあ東大病院だから、バカじゃないと思うんだよね。とことん話し合ってみるしかないよ」

電話を切ると、携帯電話には「通話時間50分」と表示された。

すでに、広いカフェテリアには誰もいなくなっていた。窓の外には、夜の不忍池が闇に沈んでいる。公園には電灯がポツリポツリと灯り、その中を歩いている人影が見える。夜の池のほとりをひとり彷徨(さまよ)う——まるで自分の心情が投影されたような風景に思えた。

第三章

逃亡

4月21日（火）

午前中、看護師が来て採血をしていく。この結果で、免疫力が上がっていれば、退院になる。通常、患者は退院が決まれば喜ぶものだ。しかし、今の私にとって、退院は「ジ・エンド」を意味する。病状を聞けないままに自宅に戻り、次の抗がん剤の入院まで医師たちと話す機会を失う。

もう時間がないのだ。一刻も早く、医師から詳しい病状を聞き出したい。

午前の回診で、今日の日勤看護師がベテランだと分かった。検温に来た時にこう切り出した。

「昨日、K先生に少し自分のがんについて説明してもらったんですけど、聞きそびれてしまったことがあるんで、もう一度、CTや胃カメラの画像を見せてもらいながら詳しい話を聞きたいんですけど」

「そうなんだ。分かった。で、何が聞きたいの？」

私はモレスキンのノートを広げて、メモした内容を見ながら話した。

「まず、ステージ2～3と言われたんですが、がんのT（広がり）とN（転移）の値を知りたいんです」

昨日、曖昧（あいまい）な説明を受けた後、ノートに書いた3点を何度かブラッシュアップして、詳しい答えが返ってくるように専門用語を使った質問に書き換えた。

食道がんの進行状態を判断するには、がんのT（広がり）とN（転移）でステージを決める

ことになっている。Ｔ（広がり）は1～4まで段階があり、

Ｔ1　がんが粘膜内にとどまる
Ｔ2　がんが固有筋層にとどまる
Ｔ3　がんが食道外膜に広がっている
Ｔ4　がんが食道周囲の組織まで広がっている

となっている。もちろん、数字が上がるほど、症状は重いことになる。

一方、Ｎ（転移）は5段階ある。

Ｎ0　リンパ節転移がない
Ｎ1　第1群リンパ節のみに転移がある
Ｎ2　第2群リンパ節まで転移がある
Ｎ3　第3群リンパ節まで転移がある
Ｎ4　第4群リンパ節まで転移がある

これも数字が上がるほど転移の症状が重いことを意味する。日本食道学会によると、「食道の周りや近くのリンパ節を、がんのある場所別に、転移の頻度が高いものから低いものの順で、

1群、2群、3群、4群と分類します」と解説している。

つまり、転移しやすい場所に転移がんができている1群から、転移しにくい場所にまで転移してしまった4群まで、数値で重症度を表現しているわけだ。

このT（広がり）とN（転移）のマトリクス表で、食道がんのステージ0〜4が決まる。

ちなみに、食道がんの5年生存率（相対生存率、がんセンター調査）は次の通りだ。

ステージ1（Ⅰ期）82・5％
ステージ2（Ⅱ期）50・3％
ステージ3（Ⅲ期）25・3％
ステージ4（Ⅳ期）12・1％

相対生存率とは、がん以外の病気で亡くなった人などを除くための補正値を掛けた数値である。補正しない「実質生存率」は、この数字よりもさらに低くなる。ちなみに、遠隔転移がある場合、T（広がり）の値に関係なく、ステージ4と判断される。

これが胃がんだと、5年生存率は次のようになる。

ステージ1（Ⅰ期）94・7％
ステージ2（Ⅱ期）67・6％

ステージ3（Ⅲ期）　45・7％
ステージ4（Ⅳ期）　8・9％

胃がんはステージ3までに治療を施せば、食道がんよりは生存率がかなり高くなる。食道がんが早期に発見しても生存率が低いのは、食道が手術治療の困難な場所にあり、しかも周りにリンパ節や臓器が多く、転移リスクが高いからだ。

食道がんは、ステージが上がるほど、生存率が大きく落ち込んでいく。だから、T（広がり）とN（転移）がどういう数値になっているのかが重要になる。ここを聞かない限り、自分の病状は的確に捉えられない。

そんな基本情報すら、教えてもらってなかった。

私が、「NとTの値を知りたい」と言ったことで、看護師も「ちょっと、この患者は普通じゃないな」と思ったのだろう。表情が急に真剣になり、パソコンにメモを打ち込んでいる。

「あとは？」

「CTと胃カメラの画像を見せてほしいんです。特に、喉に近いがんが気になっているので。昨日、先生は『オマケみたいなもの』って言っていたんですけど、自覚症状としては、かなり声帯に近いし、喉も痛むんで」

看護師はまた、パソコンに打ち込み始めた。

「質問はそれだけで大丈夫？」

「あと一つ。手術の方法を知りたくて。開胸になるのか、ロボットを使って手術してもらえるのか。開胸手術になると、かなり体への負担が重いので、不安があって……」

看護師はパソコンにメモを取り終わると、「先生に伝えておきます」と言ってくれた。

また、ベッドでひとりになる。

パソコンを取り出して、また食道がんの情報を探していく。入院に際して、私はノートパソコンのMacBookのほかに、iPadとiPad mini、iPhoneという4台の情報端末を持ち込んだ。病室では携帯電話で通話することは禁じられているが、メールやネット通信は許されている。体調がいい時は、起き上がってテーブルにパソコンを載せてネット検索をしたり、メモや文章を打ち込む。だが、むかつきや頭痛がひどい時には、横になってiPadでネット情報を検索する。2台のiPadがあれば、寝ていても、1台でネット情報を表示して、もう1台でメモを取ったり、メールすることができる。夜は周囲の人に光が漏れないように、iPhoneを片手に、布団にくるまるようにして使っていた。

こうして、昼夜に渡って食道がんを調べ続けたので、かなり病気や病院について詳しくなっていた。

食道がんや膵臓がんなど、治療が難しいがんを手術する場合、多くの手術数をこなしている大病院で治療を受けた方がいい。経験がものを言うからだ。それは、先進諸国のがん治療では鉄則になっている。

「High Volume Center」という言葉があることも知った。難病にかかったら、とにかく数をこなしているセンター（医療施設）に行け、ということだ。

そして、食道がんの手術は難易度が高い「大手術」になる。それならば、恵佑会札幌病院やがん研、がんセンターに行くべきなのだ。手術数がトップ施設の3分の1程度の東大病院は、世間の評価は別にしても、「行くべき病院」ではないのかもしれない。少なくとも、客観的な数字だけで判断すれば、そういう結論になる。

外科医の人数も重要だと感じた。もし病院全体の手術数が多くても、食道がんを多くの外科医が手術していれば、医師1人当たりが経験している手術数は少なくなる。例えば、手術数150件の病院に10人の食道外科医がいれば、1人当たりは15件になる。一方、手術数50件の病院で2人しか食道外科医がいなければ、25件を手術している計算になる。

だから、執刀医を選び、その人の手術数を計算して、一定の数以上であれば、かなり信頼して手術を任せられる。

だが、東大病院は手術数が少なく、しかもサイトに列記されている胃・食道外科の多くの医師のうち、誰が執刀するのかまったく分からない。

ニュースでは毎日のようにコロナ感染のニュースが流れる。この状態の中で、違う病院に移ることは現実的ではない気がする。そんなことを、そもそも東大病院の病院長である瀬戸先生が許してくれるのだろうか。

そこに、最悪のニュースが飛び込んでくる。

がん研有明病院で看護師がコロナに感染した。手術に関わるスタッフなど、接触の可能性がある医師や看護師などのスタッフ110人が自宅待機になり、当面、手術を80％削減することを決める。

すでにコロナ感染が広がっているがんセンター中央病院と合わせて、都内にある2つのがん専門病院がコロナで機能停止に陥っているわけだ。

残された現実的な転院先は、がんセンター東病院だけだ。しかし、自宅から2時間以上かかる場所にある。しかも、2つのがん専門病院でコロナ感染が明らかになったことで、全国のがん患者ががんセンター東病院に殺到している。特に、看板の食道がんの手術は9週間待ちの状態が続いていた。

――もし、移ることができても、9週間も手術の順番を待つということは、治療が遅れることになる……。

絶望的な状態に思えた。ベッドに横たわり、呆然と天井を見つめた。すると、カーテンの向こうで、「金田さん、お時間ありますか？」という声が聞こえる。リハビリのTさんが迎えにやってきた。

点滴が抜けたので、久々に広いリハビリ室に行って軽い筋トレを再開した。こうしているリハビリの30分間が、唯一、癒される時間になっていた。

筋トレが終わると、Tさんと並んで長い廊下をウォーキングする。

「体調は戻りました?」

「もう、きついところは抜け出した感じがしますけど」

「うーん。でも、今日の血液検査の結果は良くなかったですよね」

「えっ。結果を知っているんですか?」

「情報は医師やスタッフで共有されているんで。金田さんの白血球は1100で、好中球は200まで下がっちゃってるんですよ」

「それって低いんですか?」

「かなり低いです。感染に気をつけてください」

「いや、知らなかった」

免疫力が極度に下がっているという。通常、白血球の中にある好中球は1500程度が下限値とされる。それが200しかないわけだ。しかし自覚症状はない。それだけに、逆に危険な状態だともいえる。

それにしても、患者の情報は共有されていて、スタッフならパソコンで見ることができるのか。どおりで、私が言ったことや要望、病状を、次にやってくるスタッフが熟知している。それぞれが打ち込んだデータが、リアルタイムで共有情報となって、アクセス可能になっているのだろう。

「金田さん、残念ですけど、まだ退院は難しいですよ」

「いや、私は退院したいわけじゃないんで。結構、ここにいるのもいいもんですよ」

Tさんは意外だという表情をつくった。

「なんで？ 自宅の方がいいでしょ。みんな退院を心待ちにしてますよ」

実は、病状の説明を受けるまで帰りたくない――。そう本音を言いたいところだが、ぐっとこらえた。

「いや、食事がきっちり決まった時間に出てくるし、ベッドに寝ていても誰からも文句は言われないし、気楽でいいですよ」

「ふーん。そういうもんですか」

Tさんは、心の底から納得はしていない様子だが、まあ、そういう人もいるか、といった感じで受け流した。

「じゃあ、しばらくここでリハビリですね」

そう言うと、一緒に9階までエレベータで戻って、病室の前で「また、明日」と別れた。

自分のベッドに戻ると、向かいのベッドに見知らぬ患者が寝そべっていた。Z氏は放射線治療を終えて退院し、そのあいたベッドに40代のW氏が入っていた。母親が付き添っての入院だが、来たのは午後2時頃だったようだ。

「遅れるなら、連絡をいただけませんか。こちらの準備もありますから」

看護師が苛立った様子で、W氏にそう言っていた。通常、東大病院の入院は午前10時となっている。つまり、4時間も遅刻してきたということになる。

「いや、息子が外を走り回っちゃって」

母親は言い訳ともつかないことを口にする。その理由がだんだん、見えてくる。W氏は10年前、アルコール依存症になって、都内の心療内科に入院していたようだ。だが、入院中に食道がんが判明して手術を前提とした抗がん剤治療を始めた。ところが、治療を巡って主治医と口論になり、監視をかいくぐって病棟を飛び出したという。

脱出には成功したものの、当然ながら、食道がんの治療は放っておけない。そこで、相談センターなどの紹介によって東大病院にやってきた。そして、抗がん剤の第2クールを明日から始めるという。

どうやら、彼も食道に食べ物が通らず、胃ろうで栄養剤を注入しているようだ。これからも、食事の時間は気を使わないとならない。

午後3時半、R先生とA先生が回診にやってくる。研修医のA先生が、真剣な表情で聞いてくる。

「金田さん、看護師から聞きました。詳しい説明を聞きたいということですけど、昨日、K先生から話しましたよね」

やはり、あれで患者への説明は終わったと思ったのだろう。だが、こちらとしては、疑問点がほとんど解消されていない。

「いや、もう少し詳しい説明をお願いしたくて。ステージもどう判断しているのか、N（広さ）やT（転移）の数値も知りたいんです。あと、自分のがんがどういう状態か、東大病院で撮った内視鏡やCTの画像もちゃんと見たことがないし」

A先生が何か反論しようとしたが、年上のR先生がそれを制した。

「要するに、画像を見ながら説明を受けたいということですよね」

R先生は私の求めていることの意味が理解できているようだ。

「そうです」

「分かりました。これは主治医の瀬戸先生が説明されるのがいいと思いますので、時間を取ってもらうようにします。別室になりますが、よろしいですか」

ようやく、希望した説明が受けられる。

「もちろんです。よろしくお願いします」

「で、家族の方は同席されますか？」

それは考えていなかった。妻は仕事があって、木曜と日曜しか休みが取れない。少しでも早く説明する時間をもらわなければ、退院が決まってしまう。

「いや、一人で聞くつもりです。でも、家族が来られるかどうか、ちょっと聞いてみます」

もし、来ることができるとすれば、フリーで仕事をしている妹しかいない。回診が終わると、すぐに電話で頼んでみる。

「時間が合えば、行くよ」

そう言ってくれたが、電話を切ってから考え直した。病状説明を横で聞くためだけに、コロナ禍の中を電車で来てもらうのも悪い。やはり、自分一人で聞くことにしよう。

4月22日（水）

朝食後、瀬戸先生が朝の回診にやってきた。私がしつこく病状の説明を求めていることは伝わっているはずだ。

「よろしくお願いします」と言って一礼した。ところが、瀬戸先生は「どうも」と手を上げて会釈しただけで去っていった。

——あれ。瀬戸先生に、きちんと話が伝わっているのだろうか。

そう不安に思っているところに、今度はJ先生とA先生が回診に来た。

「瀬戸先生との話は、まだ日程が決まりませんか？」

J先生は私の要望を知らなかったのか、少し驚いた表情をしていたが、これまでの経緯をよく知っているA先生が表情を変えずに答える。

「今、調整しているところです。もう少しお待ちください」

そう言って去っていた。

その後も、説明の日程が示されないまま時間がすぎていく。もう、退院は近いはずだ。これだけ説明を避けているとなると、瀬戸先生が出てくるかどうか分からないし、もし機会があったとしても詳細に話してくれるか怪しい。

そうなったら、もう、病院を転院した方がいいかもしれない。行くなら手術数が多い

「High Volume Center」しかない。つまり、首都圏にあるがん研有明病院か、がんセンターの中央病院（築地）、東病院（柏）の3病院しかない。この3病院の手術実績が圧倒的に高い。

まず、選択肢からがん研有明病院を外した。現在、病院内にコロナ感染が広まって、手術の8割が停止した状態のままだ。つまり、転院しても、いつ手術が再開するか分からない。それどころか、自分がコロナに感染する危険もある。

さらに問題なのは、瀬戸先生がかつて、がん研有明病院の食道がん担当の部長だったことだ。瀬戸先生の手術を断って、出身病院の後任者のところに転院するのは問題が起きそうだと思った。がん研で後輩にあたる外科医たちも困惑するだろう。

残るはがんセンターの2つの病院だ。だが、どちらも一長一短ある。

がんセンター中央病院は、まだコロナ感染の影響を引きずっている。セカンドオピニオンを中止しているので、いきなり転院するしか手はない。そうすると、診断や手術方法を聞くことができず、しかも誰が担当医になるかも分からないまま飛び込むことになる。一種のギャンブルである。

がんセンター東病院は、今のところコロナ感染は起きていない。だから、通常通りセカンドオピニオンを受け付けている。だが、逆に全国からがん患者が殺到し、食道がんの手術は「9~11週間待ち」にまで延びていた。もし、私がセカンドオピニオンに行こうとしたら、その頃にはさらに患者が膨れ上がっていることだろう。

いったい、どうしたらいいのか。迷った時は、相談するしかない。パソコンを開いて、医療ジャーナリストの星氏にメールを打った。

「星先生　ちょっと一つだけ相談があってメールしました。がんセンターにセカンドオピニオンを受けに行こうと思うんだけど、築地の中央病院はコロナ感染でセカンドオピニオンを中止していて、柏の東病院に患者が殺到しているようです。今やっている術前の抗がん剤治療は標準治療なので、がんセンターから『ほかの病院で治療を始めているなら受け入れられない』と言われるリスクはないと思うのだが。問題あるかな?」

「こんにちは。金田さんはロボットや胸腔鏡といった低侵襲手術を受けたいんですよね。だったら、今の病院で、『低侵襲手術を望んでいるので、がんセンターで治療を受けたい』と正面から言うのが一番早いと思われます。

一方で、がんセンターの方も受け入れのキャパシティがあると思うので、事前に受け入れの手続きなどを電話で確認するのがよいと思われます。

病院側も、治療を受けるのは本人なので、その希望は最大限聞くように動いてくれるとは思われます。治療は始まっているので、率直に希望を伝えるのが一番だと思われます」

「星先生、ありがとうございます。

まず、がんセンターに空き状況を打診するところから始め、その後、東大病院側に『低侵襲手術をやりたいから、がんセンターに移りたい』とそのまま切り出すわけですね。

東大病院が『うちも低侵襲手術をやります』って言い出すかもしれませんね。でも、手術の技術が重要なので、数をこなしているがんセンターがいいと思うんですよね。

今の病院で転院を言い出すにも、主治医の瀬戸先生と話す時間が取れないと、その機会がないんですけどね。でも、そこはなんとか依頼し続けます。

星先生、プロのアドバイス、ありがとうございます。感謝しかありません。復活してお礼にうかがいたいところです」

そうメールを返信して、考える。

――果たして、星氏が言うように、いきなり転院を言い出すのがいいのだろうか？　それだと、治療方針や担当医が分からないままに飛び込むことになる。それはギャンブルのように感じていた。

誰が担当医になるのか、また、手術の方法なども聞いてみたい。やはり、セカンドオピニオンでいくのがいいような気がする。東大病院のデータを持っていくので、その場でがんセンターの医師がそれを診て解説し、治療や手術の進め方を示してくれるはずだ。それを聞いてから、その医師に任せるかどうか決めるべきだろう。

ただし、いきなり転院するよりも時間はかかる。また、セカンドオピニオンでこちらが気に入って「転院したい」と言ったところで、受け入れるかどうかは病院側の判断になる。すでに東大病院で抗がん剤治療を始めている患者を引き受けてくれるだろうか? また、患者が急増しているがんセンター東病院は、キャパいっぱいで、引き受けが不可能かもしれない。

——いずれにしてもギャンブルだな。

まずは、瀬戸先生から説明を聞いて、その上でセカンドオピニオンの紹介状を書いてもらう交渉をしなければならない。考えただけでも、ハードルが高く、緊張感が走る。

そう思いを巡らしている時に、思わぬ事態が襲ってくる。

看護師が検温に来て、体温計を見ると38・1度を表示していた。

「あれ、ちょっと高いな」

自覚症状はない。そもそも、日頃から体温が37度台と高めなので、あまり気にならなかった。

「測り直しますね」

そう言って、体温計を脇の下に入れたが、若い看護師は少しパニックになっている。

「何か、細菌が悪さをしているかもしれませんね」

そう言ってパソコンに打ち込んでいる。

そのうち、回診でR先生、J先生、A先生の3人がやってくる。

「感染の培養検査をした方がいいな」

そういう意見が出る。私はあわてて、こう主張する。

「いや、測り直したら37・3度でした。特に体調は変わっていませんよ」

コロナ感染などが疑われるため、37・5度を超えると、詳しい検査をする決まりになっているようだ。それだけに、37・3度に下がったことを表示する体温計を示して、問題ないことを訴えた。

研修医のA先生が救いの手を差し伸べてくれた。

「まあ、下がったことだし、少し様子を見るということで……」

だが、ほかの医師は同意する気配がない。一度、パソコンに38・1度と看護師が打ち込んでしまった以上、その情報は病院中で共有されている。

結局、血液の詳細な検査を受けることになり、しかも抗生剤の点滴を3日間に渡って受けることになった。

「ちょっと、やりすぎですよ。本当に大丈夫ですから」

さらに体温を測り直すと、もう36・9度に下がっている。

「いや、決まりですから」

A先生は申し訳なさそうに血液採取の準備をする。大きな試験管4本分の血液を採取される。

——この方が、よっぽど体力を消耗してしまうじゃないか。

絶望的な気分に陥った。たまたま体温計が高く表示されただけで、測り直したら正常値だったのに……。わずか一回の異常値で、強い抗生剤の点滴や、大量の血液採取が行われる。厳密なルールに則ればその通りではあるが。

——この病院は自分に合っていない。

結局、今日も病状の説明はなかった。それどころか、瀬戸先生のアポも入っていない。考えてみれば、セカンドオピニオンを聞きにほかの病院に行くためには、「ファーストオピニオン」を聞いてなければならない。ところが、私は東大病院で自分の病状や、詳しい治療や手術のやり方を納得するまで聞いていない。ファーストオピニオンを私自身が分かっていないのだから、現状ではセカンドオピニオンの予約をする条件が揃っていないのだ。

——何としても、退院までに「病状と治療法の説明＝ファーストオピニオン」をきちんと受けなければならない。それが受けられないままに退院したら、その1週間後にまた東大病院に入院して、抗がん剤の第2クールを受けることになる。そこまでいってしまえば、抜け出す気力も時間もなくなってしまうだろう。

点滴や血液採取で、疲れ切っていた。体が、ベッドに沈み込んでいくような感覚が襲ってくる。ぐったりと横たわったまま、身動きがとれない。だが、頭の中だけは、思考がぐるぐると回っていた。果たして、瀬戸先生から紹介状が受け取れるのか、様々なケースをシミュレーションする。

「何で、病院長である私の病院から抜け出すんだ」「いや、違う意見も聞いてみたいんです……」「私どもが信用できないと言うのか」。そんな仮想のネガティブなやりとりが、いつまでも頭の中で堂々巡りのように、浮かんでは消えていった。それくらい、不安のスパイラルに陥っていた。

4月23日（木）

午前7時半。瀬戸先生が病室にやってきて、隣のベッドに挨拶をしている。ついに、説明を受ける時がやってきたかもしれない――。そんな期待で、自分のベッドに瀬戸先生が回ってくる順番を待っていた。そしてカーテンが開き、瀬戸先生が姿を現す。だが、昨晩、頭の中でさんざんやりとりした架空の瀬戸先生と、現実は違っていた。というか、いつも通りの様子で、軽く会釈して足早に去っていく。

――やはり、昨晩の架空のやりとりは、想像の世界でしかなかった……。

どっと疲れが増す。

――いったい、いつになったら時間を取ってくれるのか。

振り返ってみれば、瀬戸先生の回診で、患者が話しかけた姿をこれまで私は一度も見たことがない。絶妙な速度で、話しかけられる前に過ぎ去っていく。

こうなったら、若手医師チームや看護師にも、「瀬戸先生のアポはどうなっているのか」と訴え続けるしかない。

そう決意を固めていると、午前8時、朝食をとっているところに、J先生とA先生が回診にやってきた。こちらが切り出す前に、J先生がこう話を始めた。

「説明は私がやることになりました。午前中は時間がありますので、いつでも声をかけてください」

瀬戸先生も説明要請のプレッシャーを感じたのかもしれない。部下にその役を任せることにしたようだ。

「ありがとうございます。私はいつでも大丈夫です」

はっきり言って、朝食など途中で投げ出して、そのまま説明を受けたかった。だが、パソコンがある部屋で画像を見たいので、まず食事を済ませて、別室に行かなければならない。

急いで食事を終えて廊下に飛び出すと、J先生がこちらに向かって足早に歩いてきた。

「金田さん、すいません。ミーティングが入ってしまったので、夕方か明日にしてもらえませんか」

またも肩透かしを食らってしまった。

「分かりました」

そう答えたものの、落胆は大きかった。また、ずるずると引き延ばされるのではないか。本当に、説明してくれるのだろうか。考えてみると、次の抗がん剤第2クールは、予定通りならば5月4日（月）に始まることになる。ということは、入院は5月1日（金）の午前10時だ。セカンドオピニオンを受ける日程は、来週の4月27日（月）から4月30日（木）までの4日間しかない。しかも、4月29日（水）は祝日なので、平日3日間のどこかで、多忙を極める国立がんセンター東病院の食道外科医のアポをもらわなければならない。

——もう、時間切れだな。

絶望的な表情を浮かべた。J先生は、その様子から何かを察したのかもしれない。午前10時すぎになって、J先生から声がかかった。

「今なら時間があいてます。やりますか」

「もちろん、お願いします」

一緒に病室を出て、ナースステーションの奥に向かった。そこが、胃・食道外科の医師が勤務するスペースだった。

「みなさん、ここにいたんですか」

「そうですよ。知りませんでしたか？」

まさか病棟の同じフロアに、医師たちの勤務スペースがあるとは思わなかった。その奥の会議室に入ると、パソコンを立ち上げて画像を表示する。

「まあ、金田さんの場合、食道がんの標準治療をしているので、あまり特別な説明はありませんが」

そう言うと、内視鏡の画像がパソコンに表示された。

「まず、上のがんが見えてきますが、これは歯から18センチのところにあります」

「オマケ」と言われたがんの一つだが、かなり腫瘍が盛り上がっている。これが食べ物をつかえさせる第一の関門になっていたことは間違いない。

内視鏡の画像はさらに進んでいく。

「23～27センチのところに、メーンのがんがありますね。これを見ると、食道を一周している『全周』のがんとして広がっていることが分かります」

これは、上のがんよりもさらに巨大で、食道を塞いでいる。そして、さらに画像は下に進んでいく。

「これは歯から35センチの場所で、やはり『全周』として広がっています」

このがんが、地元のクリニックで最初に見せられたがんである。オマケと言われているが、火山のように突起していて、さらに裾野が広がって食道を一周している。とても、オマケとは思えない。

「次に、金田さんから質問のあったT、つまりがんの深さを見ていきます。これはCTで判断します。食道は内側から粘膜、筋肉（筋層）、漿膜（しょうまく）（外膜）とありますが、金田さんの場合、外膜の外まで出ているので、T3となります」

これは、かなり大きい食道がんといえる。前にも書いたように、T（広がり）は4段階に分類される。

T1　がんが粘膜内にとどまる
T2　がんが固有筋層にとどまる
T3　がんが食道外膜に広がっている
T4　がんが食道周囲の組織まで広がっている

私のがんはＴ３、つまりがんが食道の外に飛び出していることになる。当然、周囲のリンパ節に届いていることになり、体中にがん細胞が広がってしまっている状態だろう。だが、Ｊ先生は、意外な説明を始めた。

「次に、リンパ節への転移ですが、これはＮ０、つまり腫れているリンパは見つかりませんでした。ただ、これは１センチぐらいの大きさにならないと見つからないので、細胞単位で転移しているかどうかは分かりません」

それはそうだろう。がんが食道を飛び出してリンパ節に到達している以上、がん細胞が体中に広がっている可能性は高い。

「先生、がん細胞は広がっているんですよね」

「まあ、細胞単位は分からない。だから、今、抗がん剤でそれを潰しにいっているわけです」

そう説明すると、転移の可能性をこう話した。

「まあ、データの平均値で言うと、Ｔ１でも15％は転移しているし、Ｔ２では３～５割が転移している。Ｔ３だと、もっと数値は高くなります」

Ｔ３の数値だけ言わないところを見ると絶望的に高い確率で転移していることが想像できる。

「でも、ＣＴでは転移を見つけられないので、Ｎ０となります。それで、Ｔ３Ｎ０の組み合わせは、ステージ２に相当するんですけど、転移がある可能性が高いので、ステージ３と考えることもできるため、ステージ２～３となっています」

やはり、曖昧（あいまい）な診断だと思えてしまう。Ｔ３の食道から飛び出しているがんが、転移ゼロということは考えにくい（この「悪い予感」は、後に的中することになる）。だが、転移を認めてしまえば「ステージ3」と言わなければならない。ステージ2と3では、5年生存率が大きく変わってくる。

ステージ1（Ⅰ期）　82・5％
ステージ2（Ⅱ期）　50・3％
ステージ3（Ⅲ期）　25・3％
ステージ4（Ⅳ期）　12・1％

ステージ3ならば、5年後に生きている人は4人に1人しかいないのだ。

私はT3という現実をJ先生から聞いた瞬間から、自分がステージ3の食道がんだということを確信していた。現実を直視しなければ、治療に向かう姿勢が揺れ動いてしまう。楽観視していれば、後で現実を前に狼狽することになる。

自分が5年後に生きている確率は25・3％――。それが現実だ。

「で、先生、喉のがんは声帯にかかっているんですか」

「ちょっと取り切れるかどうかは、微妙ですね」

「微妙と言いますと？」

「手術で食道を全摘する時に、上のがんが一緒に取り切れるかどうか。あまり食道を上まで切除してしまうと、胃を持ち上げてきても、喉と接合することができなくなるんですよ」

「あ、そういうことですか。でも、上のがんが取り切れずに残ってしまうとなると……」

「だから、今、金田さんに強い抗がん剤を使っているんです。この上のがんを抗がん剤で消してしまおうと」

「なるほど。でも、消えなかったらどうするんですか」

「まあ、声帯を取らないといけないことにもなりかねない。だから、すべて取り切れない時は、そのまま（がんを）残して、後で放射線治療で消します」

この治療方針には無理があるのではないか。強い抗がん剤で消してしまうというが、「抗がん剤で固形がんは消滅しない」と聞いている。もし、抗がん剤で消えたように見えたとしても、本当は見えないレベルで残っていて、あとで再発する危険が極めて高い。

また、終わってから放射線治療をするというのも、素直に納得できない。手術をした上に、立て続けに放射線治療をするのだろうか？

上のがんを「オマケ」と表現していたが、かなりやっかいな場所のがんだと思われる。とても、オマケと軽視できるがんではない。

「ところで先生、手術の時はロボットを使ってもらえるんでしょうか」

「まあ、T3ならロボット手術の可能性があります」

「可能性？　どのくらい可能性があるんでしょうか」

「東大病院では、食道がん手術の6～7割はロボットでやっています」

これも、自分に適用されるのか、最後まではっきりはしない。

だが、J先生の30分近い説明で、かなり自分の病状と、東大病院が考えている治療・手術の内容が見えた。これだけ聞ければ、ファーストオピニオンとしては合格ラインだろう。

「J先生、ありがとうございます。この説明で、モヤモヤしていたことがすっきりしました」

そこで、意を決してこう切り出した。

「先生、ちょっとお願いがあるんですが、私は食道がんについてあまりにも知っていることが少ないので、勉強がてらセカンドオピニオンを聞きに行きたいんですけど」

J先生のパソコンを操作している手が止まった。

「えっ、セカンドオピニオンですか……」

「はい。職業病みたいなものですが、調べ抜かないと気が済まないんで」

「うーん、ちょっと瀬戸先生にも確認してみますが、どこに行くか決まっているんですか」

「まあ、コロナの状況があるので、がんセンター東病院しかないかな、と思ってます」

「ああ、がんセンターねえ」

はなから拒否する気配はない。

「まあ、今の抗がん剤は東大オリジナルの強いヤツをやっているんで、がんセンターだと標準的なものになっちゃいますけどね」

東大病院のメリットをさりげなく強調している。だが、私は抗がん剤の内容よりも、手術の方法など、ほかのポイントに不安を感じている。

それにしても、私はセカンドオピニオンを聞きたいと言っただけだったが、すでにＪ先生は、私が転院すると考えて話をしている。

――そうか。やっぱりセカンドオピニオンは、転院につながる可能性が高いのか。建前では、「かかっている病院以外の意見を聞いて、より安心して治療を継続できるようにする」などと主旨を謳っているが、そのまま転院してしまうケースも少なくないのだろう。

私は何を言われても、押し黙っていた。そうするうちに、こちらがセカンドオピニオンを受ける意思が強いことを感じ取ったようで、Ｊ先生は手続きについて話し始めた。

「金田さん、もう、電話しました？」

「え？　電話ですか」

「うん。がんセンターに電話して、セカンドオピニオンを受け付けているかどうか、確認しました？」

「いや、まだです」

「まあ、こういう（コロナ禍の）状況ですから、まずがんセンター東病院に電話して、受け付けているか確認してください。私は瀬戸先生に確認して、紹介状を作成します。とにかく、まず電話で確認してください。そうそう、ついでに、何が必要かも聞いておいてください」

Ｊ先生とのやりとりで、ついにセカンドオピニオンへの道が拓けたと思った。だが、考えてみれば、まだ安心はできない。

「先生、紹介状はいつ頃もらえますかね？」

「いや、医療情報のデータを作成しますから、時間がかかりますよ」

「すいません。退院までには欲しいんですけど」

「まあ、それは何とかします。退院はいつでしたっけ？」

「いや、まだ決まっていませんが」

「じゃあ、決まったら教えてください。あと、東病院に何が必要か、ちゃんと聞いておいてくださいね」

そう言うと、J先生が立ち上がり、会議室から一緒に出て廊下を歩いた。ここで、気になっていた問題を聞いてみた。

「そういえば、私の手術って誰にやってもらえるんでしょうか」

「それは、まだ決まっていません」

「いつ決まるんですか」

「それは、手術ができると決まってからですね」

「……じゃあ、抗がん剤を3クール終えてから、ですかね」

「そうなりますね」

それでは、これから数カ月、誰が執刀するのか分からない不安を抱えながら過ごすことになる。やはり、耐えられそうにない……。

病室に戻ると携帯と手帳を持って、カフェテリアに直行した。がんセンター東病院に電話をかける。だが、10コール以上鳴っても、誰も電話に出ない。一度、電話を切って再びかける。

また10コール近く鳴って、やっと女性が電話口に出た。早口で、かなり忙しそうな様子だ。

「セカンドオピニオンを受け付けていますか？」

「やってますよ。紹介状はありますか」

「いや、今、医師と話をしたばかりなので、紹介状を書いてもらっているところです」

「じゃあ、紹介状は持ってないんですか？」

「今はまだありません」

「すいませんが、紹介状が手元にある人しか予約できないんです」

「というと、紹介状があればすぐに予約できるんでしょうか？」

「もちろん、あいている近いところから予約を入れることができます」

「分かりました。すぐに作ってもらいます。ちなみに、必要なのは紹介状と診断データだけで大丈夫ですか」

「それだけで大丈夫です」

「ありがとうございます。できるだけ早く電話します」

「電話受付は午後5時15分までですから、気をつけてください」

電話を切ると、そのままナースステーションに行って、J先生を呼び出してもらった。数分後、J先生が姿を見せる。

「先生、東病院はセカンドオピニオンを受け付けているそうです。必要なものは、紹介状と診断データで大丈夫だそうです」

そう告げるが、J先生は忙しかったのか、少し不機嫌な表情になった。

「まあ、退院までには作りますが、ギリギリになると思いますよ」

そう言って、クルリと振り返ってデスクに戻っていった。


病室に戻って、ベッドに寝転がる。

――ようやく、セカンドオピニオンへの第一歩を踏み出せた。しかし、電話してみた感触では、がんセンター東病院の予約を、来週に取ることは難しそうだ。患者が殺到している中で、食道外科のセカンドオピニオンは火曜と木曜の午後しか開いていない。しかも、食道外科の医師は、わずか2人だ。

1人は食道外科長の藤田武郎医師。もう1人は部下の若手医師。この藤田医師は、サイトのスタッフ紹介ページの写真を見る限り、まだ若いように見える。40代だろうか。それで、全国2位、首都圏1位の食道がん手術をこなしている食道外科のトップを務めている。

藤田医師は、恐らく、日本の食道がん手術の世界で、傑出した名医に違いない。いくら調べても、マスコミに出た形跡は見つからない。ところが、彼は手術した患者を集めて、食道がんの勉強会を毎月のように開催している。手術を躊躇（ちゅうちょ）している患者には、この勉強会に出席することを勧めているという。

この勉強会に出席すれば、患者が「自分も治る」という実感が湧くのだろう。そうでなければ、出席を勧めることができるはずがない。

予後不良が多い食道がんで、もし手術が下手な医師が患者を集めようものなら、糾弾大会になりかねない。相当な自信がなければ、勉強会など開けないはずだ。

――がんセンター東病院に行けば、50%ほどの確率で藤田医師に執刀してもらえる。しかも、セカンドオピニオンの段階で、どっちの先生になるか分かるはずだ。もし、部下の若手医師だったとしても、彼もかなりの手術数をこなしている。いずれにしても、経験豊富な外科医に執刀してもらえる。あとは、セカンドオピニオンの予約が、来週のどこかで取れるかどうかだ。

そう思いを巡らせていると、看護師が笑顔でやってきた。

「金田さん、今朝の血液、すごく結果がよかったよ。白血球5400、好中球50%だから、通常の人のレベルまで免疫力が回復しました。もう退院できますよ」

続けて師長がやってきて、退院が2日後の土曜日に決まる。すぐに妻にメールを送ると、「迎えに行きます」と返信があった。ようやく、この通路側の狭い病室から抜け出せる。

だが、次の瞬間、不安がよぎった。果たして、あと2日で紹介状と医療データが手に入るのだろうか？　しかも、退院が土曜日ということは、がんセンター東病院は受け付けが閉まっている。退院ギリギリに紹介状を手に入れても、予約の電話を入れることができるのは週明けになってしまう。それでは手遅れだ。

午後8時すぎ、瀬戸先生が回診にやってきた。その瞬間、思わず「よろしくお願いします」と言って頭を深く下げた。自分でも、なんでそんな行動に出たのか分からない。恐らく、紹介状を早く作成してもらいたい、という一心で、無意識のうちに行ったことなのだろう。もし、紹介状が退院までにもらえなければ、セカンドオピニオンの道が絶たれる。

瀬戸先生は私の紹介状の要請について、どう受け止め、どのように若い医師たちと話をしているのか。彼の考え一つで、紹介状が手に入るのかどうかが決まるような気がしていた。

瀬戸先生は、私の言葉に一瞬、何か言おうとしたように見えた。だが、いつも通り、軽い会釈をして、カーテンを閉めて病室を後にした。

看護師もほとんどベッドに来ることがなくなった。病院の中でひとり孤立していく。そもそも、東大病院でここまで治療を進めながら、ほかの病院にセカンドオピニオンを受けに行く患者はほとんどいないのだろう。

何か、深い裏切り行為をしたような気持ちになった。がんセンター東病院に行けなかったら、東大病院で治療を続けることもできず、医療難民になるかもしれない――そんな不安すら頭をよぎった。

病院にいながら、この病院にいないような感覚が生まれていた。自分のベッドだけが、病院からぽっかりと抜け落ちていくような気がした。

4月24日（金）

8時45分。J先生とA先生が回診にやってきた。J先生に昨日の説明の礼を言おうと思ったが、A先生の少し後ろに立って、俯き加減で目を合わせてくれない。

A先生が話を始める。

「土曜日に退院ですね。なんか、セカンドオピニオンを聞きに行くようですが、こちらでも次の入院の日程を入れておきますので」

そう言って、抗がん剤第2クールの日程が示された。5月11日の月曜日から抗がん剤投与となっている……。

「あれ、1クール3週間だから、次は5月4日からじゃないんですか？」

「いや、ゴールデンウィークがありますから、1週間ずれます」

――えっ、がん治療にもゴールデンウィークがあるのか……。ということは、1クール3週間と言っても、厳密に守らなくてもいい、ということか。

A先生が立ち去ろうとすると、J先生が最後に付け加えるようにこう言った。

「紹介状はもうちょっと待ってください。退院までには用意しますから」

私がうなずいているうちに、2人は足早に去っていった。

午前10時、出版社の担当編集者と電話をするために、カフェテリアに行く。5月12日にゲラが出てくると告げられた。東大病院で治療を続けていれば、第2クールの抗がん剤を打っている最中になる。編集者は不安を抱いたようだ。

「タイミングが悪いですかね」

そう心配する編集者に、こう打ち明ける。

「まあ、東大病院にいるかどうか分からないので、その日程で大丈夫ですよ」

「えっ。東大病院にいない？　どうするんですか」

「ちょっと、転院も考えていて」

「……次の病院、あてはあるんですか」

「まあ、がんセンターにセカンドオピニオンに行ってみようと思ってるんですけど、まだ予約が取れなくて」

話していると、編集者は無言になってしまった。そうしているうちに、自分が無謀なことをやろうとしていることに気づく。

――そうだよな。当初は周囲の人に、「母を手術した東大病院のトップが主治医だから、安心して任せられる」って言っていたのに、ここまで治療して、コロナ禍の中で東大病院を飛び出すバカはいないよな。客観的に見れば、なかなか理解してもらえない状態なのかもしれない。

昼食後、いつものようにリハビリのTさんがやってきた。

「リハビリ室に行きますか？」

もちろん、断る理由は何もない。いつものようにエレベータに乗って6階に降りるが、Tさんは普段より元気がないように見えた。

「金田さん、セカンドオピニオンを受けるんですね」

「あ、そうなんですよ。知っていたんですね」

そう返答しながら、少なからず動揺した。やはり、スタッフ間でデータ情報が共有されているのだろう。一瞬にして患者の情報が伝わっている。

「ちょっと、自分の病気の知識もあまり持ってないし、いろいろと聞いてこようと思って。まあ情報オタクですから」

そう言ってはみたが、Tさんの表情は晴れない。

「やっぱり、がんセンターの方がいいんですかね」

そのひとことに、返す言葉がなかった。やはり、東大病院の治療体制に、スタッフたちは自信と誇りを持っているのだろう。それだけに、去っていく患者がいることには、少なからぬショックを受けている。

この2週間、毎日、30分をリハビリで一緒に過ごした。その間に、病気のことを離れて、いろいろな会話を交わしてきた。

「もう、二度と自由に街を歩けない気がする」

そう弱音を吐いたこともあった。

「いや、金田さんには社会復帰してもらわないと困ります」

そう言って、沈んだ心を支えてくれた。

今日がこうして過ごす最後の時間になることは、互いに分かっていた。

静かに時間を過ごし、いつものように病室の前で別れた。

ベッドで横になっていると、A先生が「退院療養計画書」を持ってやってきた。

「紹介状は、今、J先生が作っている最中なので、もう少し待ってください」

まだ、紹介状に時間がかかるのか。地元のクリニックは、私がリクライニングチェアで休んでいる数十分で作成していたのに……。

A先生は「退院療養計画書」の説明を始める。

「まあ、金田さんの場合、特に気をつけていただくことはありません。免疫力も普通の人と同じレベルに回復していますから。食事についても、特に注意はありません」

その後、看護師はほとんどベッドに来なくなった。

入院費の明細が届いたので、エレベータで1階に降りて、カード精算機で支払いを済ませる。そのまま、1階の廊下で医療ジャーナリストの星氏に電話をかける。いろいろ相談に乗ってもらったので、がんセンター東病院でセカンドオピニオンを取ろうとしていることを伝えておこうと思った。

電話に出た星氏は声を潜めている。すぐに仕事中だと分かった。平日の昼間だから当然だ。

「ちょっと今、会議中なんですけど、休憩に入ったので5分だけ時間があります。後でかけ直した方がいいですか？」

「いや、手短に報告だけだから大丈夫。忙しいところをごめん。がんセンターなんだけど、やっぱり、いきなり転院するんじゃなくて、セカンドオピニオンを受けようと思って手続きを進めてる。どんな医者か見極めて、手術の方法も理解してから転院したいので」

「いいんじゃないですか」

「それで、セカンドオピニオンなんだけど、中央病院はコロナ感染で中止しているから、東病院にしようと思うんだ」

「まあ、東病院はロボット手術も前のめりですし、金田さんには合っていると思いますよ」

「ありがとう。でも、紹介状がなかなかもらえなくて、来週の予約が取れるかどうか、厳しい状況なんだけどね」

「うーん、今日がもう金曜日だから、来週のアポを取るのは厳しいかもしれませんね」

「そうなんだ。まあ、そうしたら抗がん剤の第2クールを東大病院で受けて、その後にセカンドオピニオンに行くしかないと思っている」

「かなり先になりますね」

「まあね。治療が進めば、それだけ転院は難しくなるよなあ。じゃあ、会議が始まるだろうから、これで切るよ。また相談させてもらえると助かるんだけど」

「いつでもどうぞ」

報告の電話を切ると、午後4時30分をすぎていた。もうすぐ、がんセンター東病院の電話予約時間が終了する。もしかしたら、J先生からの紹介状が届いているかもしれない。夕方の回診もあるし、病室で待っていた方がいい。

急いで病室に上がるが、紹介状はまだ届いていなかった。

――やはり、今週に予約の電話はできそうもないな。もう、東大病院で抗がん剤第2クールを受けるしかないか。

あきらめかけた午後5時、J先生とA先生が回診に来た。だが、紹介状は持っていない。もう時間切れだ。がっくりと肩を落とした。

「J先生、紹介状は明日の退院の時ですかね」

そう聞くと、こちらの悲壮感を察してか、J先生は意外なことを口走り始めた。

「金田さん、東病院に電話して、セカンドオピニオンの予約を取ればいいじゃないですか」

一瞬、何を言い出したのか分からなかった。

「いや、紹介状がないと受け付けてくれないんですよ」

そう言うと、J先生は少し苛ついた表情を浮かべた。

「いずれにしても僕は作りますから。手元にあると言って、予約を入れて大丈夫ですよ」

なるほど、医師がそう言うならば問題ないだろう。電話してしまおう。

「分かりました。ちなみに、電話口で『どんな封筒か』とか、いろいろ聞かれると思うんです。どんな感じのものですかね？」

「普通の東大病院の封筒です」

「宛先は？」

「国立がん研究センター東病院食道外科宛てですね」

「医療データはCD-ROMですか？」

「そうです。CDにコピーして渡します」

「分かりました。では、予約の電話をします」

時計を見ると、午後5時を少し回っている。電話受付は午後5時15分までだ。急いで携帯電話と手帳をつかみ、エレベータで1階に降りて、中庭で電話をかける。

電話に出た女性は、昨日と違って落ち着いた雰囲気の女性だった。セカンドオピニオンの予約だと告げると、案の定、「手元に紹介状はありますか」と聞かれた。

「あります」

そう落ち着き払って答える。私は右手で、架空の封筒を想像し、それを持っているかのように、指で封筒を挟む形をつくった。

「どんな封筒ですか」

「青い東大病院の封筒です」

「宛先は？」

「国立がん研究センター食道外科御中です」

もちろん、正確な宛先がどう書かれるのか分からない。だが、ここは堂々と読み上げるように答えるしかない。

「分かりました。では、食道外科でよろしいですね。食道外科のセカンドオピニオンは火曜と木曜の午後だけなんです。早い方がいいですか？」

「はい、できるだけ近い日程でお願いします。来週は可能ですか」

「来週は混んでいまして……」

そう言って女性が日程を確認している。その間の沈黙が、永遠のように長く感じた。

「木曜の午後2時だけあいてますね」

この瞬間、闇の中にわずかな光が差し込んできたような気がした。

「それでお願いします」

「では、東大病院の担当医や病状、それから当日に聞きたいことを教えてください」

質問項目は、これまで疑問だった3項目を、毎日のようにブラッシュアップして磨き抜いていた。それを話すと、電話先の女性にこちらの本気度が伝わったようだ。特に問題なく、予約の電話が終わった。

日が傾く東大病院の中庭で、小さく拳を握りしめた。


ベッドに戻って、パソコンを開く。がんセンター東病院のサイトで、外来担当医のページを見ると、木曜日の食道外科の外来は、午前に藤田医師、午後には部下の若手医師が記載されている。つまり、木曜日の午後2時にセカンドオピニオンを受けるとすれば、部下の医師は外来の患者に対応しているから、藤田医師が出てくるはずだ。

——これは、セカンドオピニオンで医師を指名できたようなものだ。少なくとも、この2週間の入院で食道がんの外科医を調べ続けたが、藤田医師以上の食道外科医は見つからなかった。

もちろん、実際に会ってみなければ、その人物像は分からない。だが、30年間、記者として人を見続けてきた経験と直感で、この医師は本物だと感じていた。

再び、1階の中庭に降りた。四方には、巨大な東大病院の建物がそびえている。その狭間にある空間は、植林やベンチがあるとはいえ、監視されているような圧迫感がある。

そこから、大串さんに電話をかける。東大病院の「ファーストオピニオン」までの経緯や、セカンドオピニオンの予約は取れたが、いまだ紹介状が出来上がっていない状況も説明した。

「残念だね、東大病院……」

大串さんは苦笑して、こう続けた。

「やっぱり、説明しない医者はダメなんだよ」

「なんで?」

「いや、おやじが手術した時の教訓があってさ」

大串さんの父は、業界内では有名な理容師だった。そして、全国に技術を伝えて回っていた。だが、そんな激務からか背骨を痛めて、手術が必要となった。

大串さんはツテを辿って有名な大病院の「名医」を探し当てて、父を診てもらった。ところが、手術の日程も決まったのに、父が納得しない。「説明がまったく分かんねえ。ろくな医者じゃねえ」。そう言って、医師に大声で食ってかかり、手術をやめてしまう。結局、本人が勝手に若い医師を探してきた。その医師は、千葉の片田舎にある小さな病院に勤務していた。

「おやじ、ここで本当に大丈夫なのか?」

付き添っていた大串さんは、みすぼらしい佇まいの病院に不安を感じたという。若い医師も小さい声でボソボソと話す。大串さんが不審に思って質問する。

「先生さ、この手術は背骨をすべてバラすことになるよね。間違って神経に触れてしまったら、障害が残るんじゃないの？」。そう不躾に聞いても、若い医師は訥々と話し続ける。「そのリスクはあります。その通りです。でも、細心の注意を払ってやらせてもらいます」と、どこまでも説明が続いていく。その横で、父は黙って聞いている。

数時間がすぎただろうか。質問が尽きると、父が口を開いた。

「オレはこの先生にやってもらう。この人がやるんだったら、どんな障害が残ったっていい」

結局、長時間の大手術は無事、終了した。それから10年ほどたつが、今でも父はなんの後遺症もなく生活を送っている。大串さんはその一件から、患者にきちんと説明できない医者は信用してはいけないことを学んだという。

「だから説明できない医者はダメなんだよ。自分が納得した医者に任せないと、後で後悔することになる」

大串さんが、「患者ができることは、医者と病院を選ぶことだけ」と言い続けていた裏には、この時の体験があったという。

「どんなに大病院だろうが、どんなに有名な医者だろうが、患者を納得させるだけの説明ができなければダメじゃないか。だから、金田さんの選択は正解だと思うよ」

話し込んでいるうちに、東大病院の中庭が暗闇に沈み、冷たい風が吹いてきた。もう、消灯が近づいている。東大での最後の夜が過ぎていく。

4月25日（土）

退院の時間は午前10時だった。

その1時間前の9時に、妻がベッドにやってくる。静かな病室を見回して、小さな声でこう言った。

「あのさ、ここにいると分かんないだろうけど、世の中は大変なことになっているんだよ」

コロナ禍で、街から人が消えているという。全国の病院はこれまで高齢者が殺到していたが、どこも閑散としているという。

「これから、病院経営は大変だよ。どれだけの病院が生き残るのか分かんないよ」

そう話しているうちに、ついにJ先生からの紹介状が届いた。私にとっては、命綱ともいえる大切な書類だ。両手で受け取って、静かにテーブルの上に置いた。

封筒には「国立がん研究センター東病院食道外科御中」と書かれている。

それを見て、妻が目をむく。

「なに、これ？」

「いや、ここでは話せないから、後で話すよ」

低い声でそう言うと、妻も察したのか口をつぐんだ。退院の手続きを黙々とこなすと、スーツケースを転がしてエレベータに向かった。そして、東大病院の建物を出て、クルマに乗り込むと、ここ数日の出来事や、セカンドオピニオンまでの経緯を話した。妻は意外と冷静に、事態を受け止めていた。

「東京はいいよね、病院を選ぶことができて……」

妻はそうつぶやいた。彼女は岡山の出身で、地元の人はがんになっても病院を選ぶことはほとんど不可能だという。その岡山に義父と義母が今も健在でいる。だが、70代後半だから、思うところがあるのだろう。

久々に自宅の書斎に戻る。これまで感じたことのない開放感を覚えた。思い起こせば、東大病院のベッドは通路側で、窓の外の景色を見ることができなかった。薄暗い病室で、たまに行くカフェテリアから望む不忍池と、リハビリで歩く廊下から見える病院の中庭だけが外界の景色だった。

常に外の世界が見えることのありがたさを痛感した。何気なく過ごしていた日常が、これほど貴重なことだったのか――。

4月26日（日）

自宅での久しぶりの休日となり、散髪に行く。

抗がん剤治療で髪の毛がすべて抜けるとは聞いていた。抗がん剤の副作用を解説した資料を見ると、点滴開始から2週間がすぎたあたりから急速に脱毛していくという。そこで、退院の翌日に散髪の予約を取っておいた。

吉祥寺の小さな美容室に、10年近く私の髪を切ってくれているスタイリストの男性がいる。食道がんで入院することは、前回の来店時に伝えていた。だから、今回、予約の電話をする時も、私の要望を即座に理解してくれた。

「髪の毛がすべて抜けるので、今のままの長髪だと処理が大変だからベリーショートにしたいんです」

まあ、長髪と言っても、肩までは伸びていないが、堅い職業には見えない髪形だった。ニューヨーク駐在時代にはジーパンにタイトな服装だったこともあって、日本企業の駐在員妻の間では、「金田さんのご主人、職業は何なの？　ギタリスト？」と陰で囁かれていたらしい。

髪の毛を短く切ったことがないので、自分でもどういうスタイルが合うのか分からない。だが、旧知のスタイリスト、Yさんは私の髪質も、そして性格も知り抜いているから、うまくやってくれると信頼していた。

「分かりました。ちょっと勉強しておきます。あと、（午後）6時の予約でしたが、6時10分に来てくれませんか」

午後6時の予約にしたのは、その日の最後の客になるためだ。長い髪をバッサリと坊主刈りにしているところを見れば、ほかの客が「何事か」と驚愕しかねない。

それは、スタイリストも分かっているのだろう。ほかの客と会わないように、10分間の間隔をあけたに違いない。また、すでに私の髪が薄くなっていて、「落ち武者」のようになっていることを恐れていたかもしれない。

幸い、脱毛が始まったのは、ちょうど前夜からだった。シャンプーをすると、指に髪の毛が絡みついた。起きると、枕にかなりの抜け毛がついている。

——よかった。ちょうどいいタイミングだったな。

鏡を見ても、まだ頭髪が薄くなった感じはない。だが、毛が落ちると面倒なので、ニット帽を被って出かけることにした。

コロナ感染を避けなければならないので、バスには乗らず、歩いて吉祥寺駅に向かった。途中、川沿いの並木道を通る。小学生の頃からザリガニ釣りをしていた川だが、今では水流も減り、川遊びをする子供も見なくなった。だが、整備された並木道には散歩をする人が絶えない。

すると、前方に、日経新聞の先輩がランニングしている姿があった。ランニングウェアを身にまとい、苦しそうな表情でこっちに向かってくる。手を上げて挨拶をしたが、彼はちらっとこちらを振り向いて、そのまま通りすぎていった。

私はしばらく、呆然とその後ろ姿を眺めていた。

——ニット帽を被っていたから、私だと気づかなかったのか……。

ふと、ある不安が頭に浮かんだ。ニット帽を被っただけで、認識されなくなるとしたら、スキンヘッドになったら、まるで別人の風貌になるのだろう……。

スキンヘッドになること自体は、あまり気にしていなかった。むしろ、初めて大きくヘアスタイルを変えることになるので、生まれ変わることができると少なからぬ興奮を覚えていた。入院中も、ネットで様々なベリーショートの髪形を検索して、気に入った画像を片っ端から保存していた。

だが、自分はスキンヘッドを楽しんでいても、周囲の人から見れば、「過酷な闘病の象徴」に映るのかもしれない。「ここまで変わり果ててしまったのか」と。強い抗がん剤の副作用なのだから、その通りではあるのだが……。

少し陰鬱な気分に浸りながら、吉祥寺駅北口の雑居ビルにある美容室に着いた。時間はちょうど6時10分。寸分の狂いなくドアを開けた。

店ではスタイリストが美容台を念入りに消毒液で拭いている姿があった。

――そうか。彼は私がコロナ感染しないように入念に準備をするために6時10分にしたのか。その気遣いに心を打たれた。

席に着くと、私はスマホを取り出し、ため込んだベリーショートの画像から、気に入ったいくつかをスクロールして見せた。

「こんな感じはどうかな、と」

彼はじっと見つめて、何度か軽くうなずいた。

「私もちょっと勉強しまして。あまりベリーショートはやったことがなかったので」

考えてみれば、彼の顧客は女性が多い。前後の客とたまに入れ違いになるが、男性客を見たことがない。彼にとっても、かなり頭をひねることになっただろう。いくつか雑誌やスタイル集の写真を見せてくれた。

「まあ、だいたい考えていることは同じですね。そもそも、側面は刈り上げていたので、そのままトップも短くしてもらえばいいんじゃないですかね」

　そんな話をしながら、散髪が始まった。当然だが、かなりバッサリと切っていく。途中、彼が思いがけない話を切り出した。

「うちの店、7月で閉店することになりました」

「えっ。どうして？」

「コロナが直撃です」

「でも、Yさんは大丈夫でしょう。女性客が多いし」

「それが、やっぱりコロナが怖いみたいなんですよね。僕の客だけが目立って減っているんです。今日の午前中の予約はすべてキャンセルでした」

「うーん。でも、ほかの美容室に客が移ってしまったということはないと思いますよ。ここは隠れ家のような店だし、ほかの店の方が危険ですからね。そもそも、Yさんから客は離れませんよ。連絡はとれるようになってますか？」

「いや、僕はそういうことは一切やらなくて……」

「それはまずいな。連絡さえとれれば、絶対に戻ってきますよ。で、次はどうするの？」

「これからも吉祥寺でやるつもりです。まあ、だいたい、どこでやろうかメドも立ってます」

「そうか、よかった。じゃあ、またお願いします。といっても、次はかなり先になると思いますが。でも、ほかの客も、連絡だけはとれるように、そこだけは、きちんとやっておかないと。そうすれば、絶対に大丈夫、最後まで客が残るのはYさんですから」

「そう言ってもらえると、勇気をもらえます。金田さんもお元気で」

鏡には、すっかり短くなった頭髪が映っている。まだトップは2センチほどあるだろうか。だが、これなら抜け落ちていっても、処理は楽にできそうだ。

気がつくと、鏡に映っている彼の目から涙が流れていた。

4月27日(月)

夜、書斎でネット検索をしていて、思いがけない情報を目にする。コロナ感染で揺れていたがんセンター中央病院が、セカンドオピニオンを再開したのだ。

午後10時だが、妻の部屋をノックする。

「なに?」

ベッドに横になっていた妻は、iPadをいじっていた。たぶん、食道がんの情報を調べているのだろう。退院してから、治療を巡ってずっと妻と議論をしていた。ここ数年、妻と会話をすることは、ほとんどなくなっていた。だが、夫の食道がんが思いのほか進行していて、しかも病院を選び直すことになったことで、医療機関に勤務する妻は、様々な情報を仕入れて、意見を言ってくるようになった。

私はとりあえず、今、知った情報を伝える。

「築地のがんセンター中央病院が、セカンドオピニオンを始めたよ。今、調べていたらネットで見つけたんだ」

「……」

妻はそれを聞いて、しばらく考えている。

「で？」

「いや、築地の方が近いし、セカンドオピニオンに行く先を中央病院に替える手があるかもしれないと思って」

「いいんじゃない」

「ただ、中央病院だと、セカンドオピニオンにどの医師が出てくるか分からない。賭けになるから、それなら最初から転院したいと言った方が早いかもしれない」

そう思ったのは、医療ジャーナリストの星氏のアドバイスを思い出したからだ。彼は、「率直に転院したいと言った方がいい」という内容のメールを送ってくれた。確かに、無駄な時間を使っている余裕はない。すでに、ゴールデンウィークの休暇で、抗がん剤第2クールは当初の予定よりも1週間遅れる。

妻はiPadをいじりながら考えている。

「ちょっと、すぐにどっちがいいか分からないよ。明日の休憩中にでも、病院の先生にしれっと聞いてみる」

がんセンター東病院は食道がんの手術ではベストな選択肢だと思っていたが、場所が柏にあるため、公共交通機関で行くと自宅から片道2時間はかかる。往復で4時間になる計算だ。食道がん治療はこれから長期間に及ぶため、コロナ禍で通い続けることは危険を伴う。タクシーで行けば片道1時間弱だが、料金は高速代を入れて2万円はかかるだろう。往復で4万円を使うことになる。

——通院を考えたら、同じがんセンターなのだから、築地の中央病院の方が現実的だ。治療のレベルはそれほど変わらないはずだし……。

東病院のセカンドオピニオンの予約は3日後の30日（木）だ。29日（水）が祝日なので、中央病院に紹介状を切り替えてもらうならば、明日28日に東大病院に依頼して変更してもらわなければならない。

そんな、急な話を受け入れてもらえるだろうか。不安はあるが、明日、朝一で電話するしかない。

4月28日（火）

午前8時30分。東大病院の始業とともに電話をかける。運良く、J先生に電話がつながった。

「先生、大変申し訳ないんですが、がんセンター中央病院がセカンドオピニオンを再開しまして、そっちに紹介状を変更してほしいんですが」

いきなりの依頼だが、経緯を知っているJ先生は、すぐに意味を理解してくれた。

「なるほど。では、宛先を書き直しますので、お手数ですが、病院まで来てもらえますか」

——そうか、変更はすぐに対応できるのか。

そこで、意を決してこう伝えた。

「実は、セカンドオピニオンで行こうと思っていたんですが、もう時間がかかるので、転院した方が早いと思いまして。転院の紹介状に変更してもらえないでしょうか」

J先生は言葉に詰まった。

「……いきなり、転院でいいんですか」

「はい。セカンドオピニオンの話を聞いてから転院をお願いしても、受け入れられるかどうか分かりません。ならば、率直に転院を願い出た方がすっきりするかと思いまして」

また、J先生はしばらく沈黙した。

「まあ、いずれにしても、病院に来てもらわないとなりませんね。封筒の中に入っているCD-ROMをそのまま使いますから、新しい封筒に入れて封をしなければならないので。明日の11時に外来受付まで来てもらえますかね」

「もちろん、うかがいます。よろしくお願いします」

手帳に予定を書き込んで、ほっと一息つくと、電話の向こうでJ先生がこうつぶやいた。

「中央病院だと、喉の処置は（東大病院と）同じことになると思いますよ」

そう言って、「では、明日、お待ちしております」と電話が切れた。

電話が終わってから、もう一度、頭を整理した。がんセンター中央病院に行くと、なぜ、喉の処置が東大病院と同じになるのか、その理由はよく分からなかった。だが、がんセンター中央病院に、いきなり医師や手術法を聞かないで飛び込んでいって、もし、東大病院と同じように、喉のがんが取り切れるかどうか、曖昧（あいまい）な施術が示されたら、もうほかに行くことは難しいだろう。

一方、東病院でセカンドオピニオンを受ければ、かなり高い確率で、藤田先生が出てくると予想される。彼がかなり優れた食道外科医であることは、手術数のデータや勉強会開催といった事実が物語っている。彼の話を聞くチャンスを逃す方が、後で後悔する可能性が高い。

――いい医師と手術が示されれば、多少の通院の厳しさは乗り越えられるのではないか。やはり初心に戻って、最高の医療を求めていこう。

そう思い直すと、すぐに東大病院に電話をかける。再びJ先生が電話口に出た。

「先生、何度も申し訳ありません。やはり、予定通り、東病院でセカンドオピニオンを聞いてきます」

そう言うと、J先生はすぐにこう返した。

「私もその方がいいと思います。じっくり話を聞いてから決めてください。では、明日11時はキャンセルということでいいですね」

携帯電話を耳に押し当てながら、「すいません、ありがとうございました」と何度も頭を下げた。

それにしても、東病院か中央病院か、この二択の選択は難しかった。

「近所で通いやすいが、誰が担当医か分からない病院」がいいのか、「遠方にあるが、医者の腕は確かな病院」がいいのか――。

設問はこうも言い直せる。「すぐに転院して、早期にがんを切除してもらう」のか、「時間をかけて様々な治療法を聞いて検討してから、納得いく治療を始める」のか――。こうした選択に、絶対的な正解はない。どちらが後悔しない回答なのか、患者自身が決めなければならない。いずれを選ぶにしても、たいていは紙一重の判断になる。

私は、「じっくり治療法（セカンドオピニオン）を聞いてから、転院するか判断する」ことにした。そして、「医者の腕はいいが、遠方の病院」を選ぼうとしている。

だが、この直後に、まったく逆の意見を、専門家から受けることになる。

携帯電話を見ると、妻から着信が何度もあったことが表示されていた。あわてて、電話をかける。

「ごめん。ちょっと東大病院との電話が長引いていて、気づかなかった」

「あのさ、こっちも忙しい中を電話しているんだからね。それで、医者の意見を聞いてみたら、やっぱり転院の方が早くていいってさ」

そうか。まあ一般論としては、その通りだろう。セカンドオピニオンを聞いている時間はもったいない。そう思ったからこそ、一度は中央病院への転院を願い出たわけだ。だが、最良の医師と思われる人の意見を聞くチャンスを逃すことは、後で後悔する。

「ごめん。ちょっと、東大病院と電話で相談して、やっぱり東病院のセカンドオピニオンを受けることにしたよ」

理由を長く説明していると、また議論になりかねない。結論だけ手短に伝えた。

「そう。じゃあね」

妻はそう言って電話を切った。

――まあ、忙しい中を、休憩時間を使って医師にさりげなく聞いて回ったのだろう。申し訳ないことをしたが、結論を変えるわけにはいかない。やはり、東病院でセカンドオピニオンを聞くしかない。

そう思っていると、携帯電話が鳴った。見慣れない番号が表示されている。

「はい。金田です」

「どうも、東大病院の瀬戸と申します」

「あ、瀬戸先生、すいません、いろいろとお手数をおかけして……」

病院長が自ら電話をかけてくるということは、J先生とのやりとりが報告されて、何か問題になっているのだろう。

「金田さんに対して、こちらで何か不手際があったのではないかと思いまして。何かありましたか？」

不手際……。それを言うとしたら、病状や治療の詳しい説明を納得するまでしてもらえなかったことにほかならない。

一瞬、逡巡したが、今、そのことを持ち出して議論になっても困る。

「いや、東大病院では、医師チームも看護師のみなさんも、よくしてくれて感謝しています。おかげさまで、抗がん剤の第1クールを無事に乗り切れました」

そのこと自体は嘘ではない。特に、研修医のA先生をはじめ、若い医師チームはいろいろと相談に乗ってくれた。看護師はプロフェッショナルな仕事ぶりを見せてくれた。そして何より、J先生に感謝している。あの説明をしてくれなければ、セカンドオピニオンの道は絶たれて、今頃、自宅で途方に暮れていただろう。

「でも、金田さん、セカンドオピニオンを受けに行かれるとか」

「はい。ちょっと、喉の状態が気になっていて。声帯にかかっているかもしれないし、手術で取り切れないかもしれないということだったので……」

そう言うと、瀬戸先生はすぐにこう切り返してきた。

「いや、取り切れる手術をするんですけどね。ただ、100%取れるとは言えません」

この解説を聞いて、「なるほど、J先生と同じことを言っているな」と思った。「取り切れる手術をする」と言いながら、「取り切れないリスクはある」とも言う。患者の視点で見れば、これで判断するのは難しい。だが、現実には、こうした説明で多くの患者はさして疑問を抱かず、手術台に上がっていくのだろう。

「先生、ちょっと私は自分の病気について知識不足なので、勉強に行ってきたいと思ってます。東大病院には、本当によくしてもらったと感謝しています」

お礼の言葉を繰り返して、電話を切った。

瀬戸先生は、なんで私がセカンドオピニオンや転院を考えざるをえない崖っぷちに追い込まれたのか、その真因を理解していないのかもしれない。でなければ、「何か不手際があったのではないか」という内容の電話はかけてこないはずだ。

――いつか、私が「東大病院から去った理由」を、彼らに伝えたいと思った。それが、多くの医師やスタッフに対する、本当の意味での恩返しになるのではないか。

4月29日（水・祝）

この日、2本の思いがけない電話がかかってきた。

1本目は沖縄のおばあちゃんからの電話だった。もともと記者時代から、沖縄を取材テーマにしてきた。また、原稿に行き詰まったり、企画を練る時は、沖縄に飛んで県立図書館にこもって思案する。そうして巡り合った沖縄の人々が数多くいる。

「金田さん、がんになったそうね」

「はい。ちょっと思った以上に進行していまして、復帰までに半年以上かかりそうです」

「そう。でも、大丈夫よ。大事なことは、がんに感謝の気持ちを持たないといけないことよ」

「感謝……」

「あのね、私の周りでもがんになる人が多いんだけど、良くなって今でも元気に生きている人は、みんながんに感謝しているの。だって、がんも自分の体の一部なんだから」

「まあ、それはそうですけど」

「だから、がんに『一緒に生きようね。僕が死んだら住み着くところがなくなるんだから、ほどほどにお願いします』って。お互いに感謝していけば大丈夫だから」

「……」

「それだけ言っておきたくて。ごめんなさいね、突然電話をして」

そう言って電話は切れた。

がんに感謝をする、がんも体の一部……。それは、その通りだ。しかし、本心からそう思えるかと言えば、簡単なことではない。少なくとも、今の自分には、早くがんを体から切り離したい、という焦りが心の中に渦巻いている。

おばあちゃん、そうは言うけど、感謝することって難しいよ——。何か、がんによって心まで蝕まれているのかもしれない。


もう1本は、編集者の加藤晴之さんからの電話だった。彼は『週刊現代』編集長時代に数々のスクープを打ちまくり、出版業界にその名が轟(とどろ)いている豪腕編集者だ。退社後、編集事務所を立ち上げて、書籍の編集を続けている。たまに神楽坂などで酒を飲みながら、ジャーナリズムについて語り合う仲だ。

「いや、金田くんが食道がんになったって聞いて驚いたよ」

「そうなんですよ。東大病院で抗がん剤治療をしていて、うまくいけば手術を受けることになってます」

「東大病院か……」

「あっ、実は、東大病院はちょっと合わないので、ほかの病院でセカンドオピニオンを受けようと思っているんですけどね」

「そうか。いや、医療に詳しい人を何人か知っているけど、東大病院はあまりいい評判を聞かないから、どうかなと思って」

「まあ、これからセカンドオピニオンを聞く段階なので、そのまま東大病院で治療を続ける可能性もあるんですけどね」

一通り、現状を話すと、加藤さんは知り合いの外科医を紹介してくれるという。

「彼は大阪大学医学部を出て、外科医をしていたが、日本の医療界に嫌気が差してアメリカに渡ってシカゴ大学の教授をやっていた。今はがん研の研究センターで所長をしている。患者思いの人だから、いろいろと相談に乗ってくれると思うんだ。後で情報をメールで送りますよ」

電話が終わると、30分後にメールが届いた。

「金田さん　さきほど電話で話した医師、中村祐輔さんとおっしゃいます。10年前くらいに、小生担当で『がんワクチン治療革命』という本を書いてもらいました。去年は、『がん消滅』という新書を出しています。いずれも、手術、抗がん剤、放射線治療ではない第三の治療として、免疫治療系の研究を続けておられます」

そして、中村医師の経歴が書かれている。がん研や東大医科学研究所、理化学研究所などにも勤務経験があり、内閣官房や内閣府でも要職を務めた経歴を持つ。

すぐにアマゾンKindleで『がん消滅』をダウンロードした。新書なので、1時間で読み終えた。

なるほど、ちまたで批判される免疫療法とは違って、医学的エビデンスがある治療法を研究している。患者のがん細胞をゲノム解析して、そのがん細胞を攻撃する免疫を体内に注入して治療する「オーダーメイド医療」を推進している。免疫治療薬では「オプジーボ」が有名だが、中村医師の研究は、患者に最適な医療薬を作るイメージだ。

これは、手術後の再発防止のために、知識として得ておくべきものだろう。しかも、がん研にルートができるかもしれない。東大病院、がんセンターに続いて、がん研にもアプローチできれば、日本のがん医療の最高峰の現場をことごとく見て歩くことになる。

早速、加藤さんに返信する。

「中村さん、非常に興味を持ちました。本来なら、抗がん剤治療を受ける前にお話をうかがうべきだったようにも思いますが、今からでも何らかのアドバイスをいただけるのならば、ぜひお話をうかがいたいです。

明日は柏市のがんセンター東病院でセカンドオピニオンを受けます。中村さんのご都合をお知らせいただければ幸いです」

すぐに、加藤さんからメールが返ってきた。

「参考になってよかったです。中村さんから返事が来たら連絡します」

それにしても、がん治療の世界は急速なスピードで進化している。もっと調べ続けないと、知らない世界がまだ広がっているはずだ。

自分は治療に対する知識は浅く、判断軸がしっかり固まっていない――そのことを思い知らされる一日となった。

思い返せば、東大病院での葛藤と逡巡の日々は、病気に対する知識不足のままに告知を受け、入院したことが原因だった。

そもそも、地元のJクリニックで「がんです」と言われてから、告知まで10日間、入院まで2週間以上の時間があった。その間に、フル回転で情報を集めていれば、瀬戸先生に告知された時に、もっと適切な質問をぶつけることができたかもしれない。少なくとも、入院中にもっと早く、説明を求めることもできただろう。

それが、地元の医師から、大病院の病棟へと流されていった時、すでに運命はほぼ決まっていた。

自分の病状を的確に把握していれば、医師から提示される医療に対して即座に質問を投げかけ、議論し、適切な病院や医師を選ぶことができたかもしれない。

しかし、突然のがん宣告を受けた瞬間に、そんな行動を取れる患者が、いったいどれぐらい存在するのだろうか?

第四章

がんセンター
5A病棟

4月30日（木）

ついにセカンドオピニオンを受ける日が来た。

ところが、朝9時に気になるメールが加藤さんから届いた。そして、がんセンター東病院に抱いていた「希望」が、のっけから揺らぐことになる。

「金田さん　おはようございます。信頼できる医師に食道がんの手術について、どの病院がいいか聞いたところ、こんな情報が来ました。以下。

『東大は（手術）件数が突出している訳ではないが、ちゃんとしているという評価のようです。逆に、がんセンター中央（病院）と東（病院）はトップが変わり者で、やめた方がいいそうです。ほかに当たるなら、がん研有明病院ではどうか、ということでした』

東大の瀬戸チームはひとまず信用していいようですね。取り急ぎ」

寝起きの頭でメールを読み、一気に目が覚めた。加藤さんは知り合いの医師に頼んで、食道がんの専門家から情報を集めてくれたようだ。だが、その評価は、予想に反して、「東大病院が信頼できる」というものだった。

もう、がんセンター東病院に向かう時間だ。急いでメールを打ち返す。

「え、そうなんですか。加藤さん、東大病院は評判が良くないという話をされていましたが、それとは反対の意見ですね。聞いていただいた方は、食道がんに詳しい方なのでしょうか。東大病院やがん研に近い方ですかね？
なんか、今日のがんセンターに行く意味が薄れていくような気がしてきました（笑）。東大病院はなかなか説明をしてくれないし、不安が多いのですが、がんセンターはかなり情報も開示していて、社会復帰まで支援しているので、いいかと思ったのですが。咽頭がんへの対応も、ほかの診療科と連携してしっかりやっているし。すごく揺れます」

それだけ打つと、妻が運転席で待つクルマに乗り込んだ。出発して外環道を走っていると、加藤さんから携帯電話に返信メールが届いた。

「今朝、メールをいただいたのは、G研究所のメンバーのTさんです。彼は医師として、人格が柔らかくて、先入観なしに物事に接することができる人なので、信頼しています。ちなみに、医療解説本を書いてもらったことがあります」

私もTさんは知っていた。以前に彼の講演を聴いたことがある。穏やかで、信頼できるタイプの医師だと見受けられた。だが、文面を読むと、Tさんの意見というよりも、Tさんが食道がんをよく知る医師に聞いた情報をまとめて送ってくれたものだと分かる。

――東大病院の医師や東大医学部出身者であれば、こうした回答になる可能性がある。ここは、自分の感性を信じて、がんセンター東病院のセカンドオピニオンに集中しよう。

そう考えていると、加藤さんから返信メールが届いた。

「追伸　余計なことを申し上げて、すみません。いろんなお医者さんのご意見をお聞きになるのはいいと思いますので、今日は予定どおり、がんセンターに行かれたらいかがでしょうか。小生はいま中村先生へのメールを書いているところですが、Tさんががん研有明病院もいいとおっしゃっているので、そのあたりのことも聞いてみますね」

中村先生はがん研の研究センター長なので、がん研有明病院の食道外科に人脈を持っている可能性は高い。それは、もしがんセンター東病院が空振りに終わった場合、第三の選択肢になりうるかもしれない。何より、中村先生の先端の免疫療法には可能性を感じる。

だが、今はがんセンター東病院でこれから受けるセカンドオピニオンに集中しなければならない。

本当に、藤田先生がセカンドオピニオンに出てきてくれるのか……。これればかりは、診察室に入るまで分からない。

午後1時前、常磐自動車道の柏インターを降りると、工場地帯が姿を現す。交差点を右折すると、数分もたたないうちに、沿道の木々の間から、巨大ながんセンター東病院の建物が見えてくる。

立体駐車場にクルマを止めて、メーンの建物に入る。吹き抜けで、天井までが全面ガラス張りになっているエントランスホールは、明るい光が差し込み、温かみを感じる。

初診カウンターで紹介状や医療データを渡して受け付けを終えると、アポの午後2時まで1時間以上もある。エントランスホールに、ドトールコーヒーショップが出店している。

「ドトールで時間を潰すか」

そう言うと、妻が首を振る。

「早く行った方がいいよ」

そう言われると仕方がない。指定された診察窓口に行って、到着したことを伝えて長イスに座る。

周りには高齢の患者が何組も待っていて、午後だというのにかなり混んでいる。コロナ禍で患者が減っていた東大病院とは、一見して雰囲気が違う。

早めに診察窓口まで出向いたものの、予約時間の午後2時を回っても呼ばれない。「ちょっと、受付に確認してきた方がいいかな」。そんなことを妻と相談していた2時40分、首に下げていた呼び出し端末が鳴った。

表示された番号の診察室に向かうと、ドアに「藤田武郎」という名札がかかっていた。

――予想が当たった。

後ろから付いてきている妻の方を振り向いて、名札を指さした。それからドアをノックして、診察室に入る。そこには、何十回もサイトで顔写真を見ていた医師が座っていた。

藤田先生は、「どうぞ」と言ってイスに座るように促す。サイトで見た写真よりも白髪が多いが、若々しく、自信がみなぎった表情はそのままだった。柔らかく、丁寧な言葉遣いが特徴的だ。

「東大病院からの紹介状とデータを見せていただきました。瀬戸先生はよく存じております」

そう言うと、画面に医療データを表示し、そして1枚の解説用紙を出してきた。そして、治療方法の説明が始まる。

抗がん剤を3コースやるのは東大病院と同じだが、その間に内視鏡とCTの検査をして、小さくなっているか確認しながら進めるという。抗がん剤の効果がなければ、時間と体力を浪費するだけなので、すぐに手術する。

そもそも、東大病院は3コースの抗がん剤がすべて終わらないと検査をしない。もし、抗がん剤が効いていなくても、3コース9週間の抗がん剤を打ち続けることになる。この、1コースごとに検査をする方法だけでも、かなり安心感がある。

それから、手術の説明が始まる。

「3つのがんがある食道を切って、胃を引っ張り上げて喉につなぎます」

そう言いながら、用紙にその手術を図解していく。

「手術は体にいくつかの穴をあけてやります。それぞれ小さな傷跡が残ります。あと、喉とへソの上を切ります」

そう言いながら、喉とヘソのところに切り傷を書き込む。だが、これまで写真や図解で見てきた食道がん全摘手術の傷よりも短いように見える。

――それでも、やはり喉は切るんだな。これは、手術後に目立つだろうな。

そういう私の心を見透かしたように、こう続ける。

「喉の傷は、まあ、シワに沿って切りますから、後でシワと混じってしまいます」

私はその説明を聞いて、思わず笑ってしまった。藤田先生も、それに合わせて笑顔をつくる。

――この人は、患者が気にしているポイントを分かっているな。

常に相手の表情をのぞき込むように見ていて、微妙な心の動きに対応しているように思える。ひとことで言って、コミュニケーション能力が高い。

この手術の図解を見れば、ロボットや胸腔鏡で手術することを前提にしていることが分かる。

「手術は6時間。術後はICUに2泊してもらいます」

そこは、東大病院とさほど変わらない。

では、残る問題の、喉のがんはどうなるのか。取り切れるのか。声帯を失うことはないのか。

藤田先生の答えは明確だった。

「喉に近いがんは、抗がん剤で消える可能性が高いですね」

「で、もし消えなかったら」

「それでも、手術で取り切れます」

——取り切れる、と自信を持って言い切っている。この人なら、手術を任せる気になる。しばし、沈黙が流れた。妻はひとことも質問をしない。私も、疑問に思っていることはすべて解消された。

あとは、本題を持ち出すだけだ。

「先生の説明でよく分かりました。東大病院では、途中で検査をしないので、不安なまま手術まで進むことになります」

東大病院との違いを言った上で、こう切り出した。

「藤田先生にやってもらえないでしょうか」

間髪を入れずに、こう返ってきた。

「いいですよ」

——救われた。

目の前がぱっと晴れた気がした。これまで、何度も頭の中でシミュレーションしてきた転院への道が、ついに現実のものとなる。

藤田先生はパソコンを操作して、検査の日程を考え始める。そして、こちらを振り向いてこう続けた。

「東大病院で、転院の紹介状をもらってきてください。あと、来週の木曜日に内視鏡とCTの検査を受けてもらいます。時間は10時半で大丈夫ですか」

「もちろんです。紹介状は、その時に持ってくればいいですか」

「それで結構です」

手帳を広げる。来週はゴールデンウィークのため、水曜日まで祝日が続く。木曜日の午前中に紹介状を持ってくるには、明日の5月1日金曜日に東大病院で紹介状を書いてもらわなければならない。かなり急な話ではあるが、ここまで来れば、東大病院が拒否することはないだろう。J先生がつかまらなければ、医師チームのほかの若手医師に頼み込めばいい。何とかなる。

診察室を出て、エントランスホールを通って出入り口に向かう。ホールには午後の光が差し込んでいる。病院全体が、どこか柔らかい空気に包まれている。それは、がん患者を相手にしているからだろうか。つい数十年前まで、がんは「不治の病」というイメージが強かった。今でこそ、医療の進歩によって、初期に見つかったがんは治癒や寛解する可能性が高まっている。だが、進行がんは、いまだに生命を脅かす存在で、日本人の死因の2位となっている。

——死と隣り合わせの患者ばかりを診ているから、独特の雰囲気が醸成されているのかもしれないな。

それは、妻も感じたようだ。

「この病院、なんか違うよ。みんな優しいし、スタッフの仲が良さそう」

そして、藤田先生の姿勢にも感じるものがあったらしい。

「あの先生、ずっとこっちの表情を見ていた。相手のことを観察して、言葉を選んでいる」

妻はずっと藤田先生の言動を注視していたようだ。忙しいはずなのに、相手を急がせることもなく、謙虚で、身につけているものも質素だったという。

「1000人に1人もいない先生だよ。彼だったら、私立病院から高額の年収でオファーがあるはずだけど、国立病院にいるってことは、使命感だけで続けているんじゃないかな」

そんな感想を聞きながらクルマに乗り込むと、私はすぐに東大病院に電話をかけた。転院の紹介状を書いてもらう依頼をしなければならなかったからだ。幸い、すぐにJ先生が電話口に出た。

「先生、今、東病院のセカンドオピニオンを受けました。結論から言うと、こちらに転院したいので、紹介状を書いてもらえないでしょうか」

J先生はそうなると予想していたのだろう、あっさりと受けてくれた。

「分かりました。ちょっと、東大病院まで来てもらうことになりますが」

「もちろん、うかがいます。ただ、連休明けにすぐ必要なので、明日、どこかでお時間をいただけないでしょうか」

「それでは、午後1時に胃・食道外科の外来受け付けまで来てもらえますか。そこで私を呼び出してください」

そう言うと、改めてこう尋ねてきた。

「東大病院と、どこか治療に違いがありましたか？」

この質問があると想定していたので、すぐにこう答えた。

「はい。抗がん剤のクールの間に内視鏡とCTの検査をして、効いていなければ、すぐに手術をするようです」

このことだけ言えば十分だと思った。ほかに、ロボットか胸腔鏡で手術をすることや、喉に近いがんを「手術で取り切れる」と断言したことなどが大きかった。だが、それを話すと、東大病院側にも言い分が出てくるだろうから、話がややこしくなる。

「なるほど、そうでしたか」

J先生も、あえてそれ以上は聞いてこなかった。

夕方、加藤さんから電話がある。

「中村先生に連絡がついて、『すぐに連れてきなさい』ってことだった。金田さん、いつだったら都合がつく?」

「実は今、がんセンター東病院に転院することが決定しまして……。中村さんはがん研なんですよね。ちょっと、お会いするのは悪いんじゃないですかね」

「いや、中村先生はそんなことを気にしませんよ。話だけでも聞いておいたらいいんじゃないかな」

「それでよろしければ、ありがたいです。実は明日の午後1時に、東大病院に紹介状を書いてもらいに行くんです。それが終われば、がん研に行けます」

「じゃあ、私が東大病院に迎えに行くから、そこで合流しましょう。うちから近いんで」

「すいません。じゃあ、2時には終わっていると思うので、外来棟の入り口あたりで待ち合わせましょうか」

「了解。では、3時ぐらいに中村先生のアポをもらっておくね」

夜、大串さんに、転院が決まったことを連絡する。

「いい先生に出会ってよかった。金田さんは人を肩書で見ずに、自分の目で判断してきたんだから、今回も同じようにできてよかったんじゃないの」

「まあ、明日、がん研の先生に会うんですけどね。どうやらがん研とがんセンターはライバル関係にあるらしいっすよ」

そう言うと、大串さんは電話口で笑った。

「まあ、がんセンターを悪く言われるかもしれないけど、もう自分で会って決めたんだから、迷うことはないでしょ。それで手術がうまくいかなくても、自分の目がダメだったんだから後悔しないいんじゃない」

その通りだ。取材と同じで、粘り抜いて、最後の最後に、納得がいく結論に辿り着いた感じがする。コロナ禍の中、針の穴を通すようなセカンドオピニオンだったが、がんセンターにすべり込むことができた。

——これで、信頼できる医師に手術をしてもらえる。あとは、言われた通りに治療を受けていけばいいだけだ。もう、病院や医療について悩んだり、必死で調べることもしなくて済む。ようやく、穏やかな気持ちでベッドにつくことができる。

この時は、そう安心していた。

その後、「どんでん返し」が待っているとはつゆ知らず。

5月1日（金）

タクシーで東大病院に向かう。コロナ感染が広まっているだけに、都心を公共交通機関で移動するわけにはいかない。感染すれば、即、治療は中止となる。

妻は病院勤務で、今日は午前中は休めない。

「午後は休みを取って迎えに行くよ」

そう言ってくれたので、がん研の中村医師と会う霞が関のビルに、夕方4時頃クルマで来てもらうことにした。

タクシーで東大病院に着くと、料金は1万円弱だった。柏の半額で済む。やはり、東大病院の方が通院するには都合がいいことは間違いないのだが……。

ゴールデンウィークの狭間の平日なので、病院はかなりすいていた。3階の胃・食道外科の受付でJ医師を呼んでもらうと数分で姿を見せた。そして、診察室に案内される。

「今日は瀬戸先生も顔を出すと言っていたんですが、忙しいのか、まだ来ませんね。まあ、約束の時間なので始めましょうか」

——瀬戸先生も来るのか。まだ、転院の理由が気になっているのだろう。今日はどこまで話すか。もう、転院することはないだろうから、納得できる説明がなかったことについては、話してもいいのかもしれない……。

だが、瀬戸先生はなかなか現れない。

「で、金田さん、東病院はどこか治療に違いがありましたか?」

昨日と同じ質問だ。

「いや、抗がん剤治療のクール間にCTや内視鏡の検査をして、効いてなければ、すぐに手術に切り替えるようです。私も、その方が抗がん剤の効き具合が分かるので安心ですし」

そんな話をしているうちに、紹介状が出来上がってしまい、J先生から渡される。もう、話すこともない。J先生は時間を確認すると、あきらめたようにこう言った。

「瀬戸先生は来なかったですね。まあ、金田さん、何かあったら東大病院にいつでも戻ってきてください」

そう言ってもらえるのはありがたい。おおげさなようだが、もう、石もて追われることも覚悟していたので、この言葉は安心感を与えてくれる。

「J先生、本当にありがとうございました。あの日の先生の説明には感謝しています。あれがなかったら……ありがとうございました」

J先生はマスクの向こうで苦笑いをしていた。診察室を出て、互いに会釈して別れた。

若い医師チームがいたから、セカンドオピニオンまで辿り着けたのかもしれない。病院長でもある瀬戸先生とは、毎日、朝夕2度の回診で顔を合わせたが、まったく話しかける隙がない。

それは、私だけではない。病室の人たちが話しかける姿を、一回も見ることがなかった。

ついに、紹介状を手にした。これで、正式にがんセンター東病院に転院することができる。見た目は単なる封書だが、その「重み」に感慨が湧いてきた。

編集者の加藤さんとの待ち合わせ時刻の午後2時まで、まだ30分以上ある。地下1階のコーヒーショップでアイスティーを買って、中庭に出た。ベンチの間を風が吹き抜ける。これが、東大病院で過ごす最後の時間になるだろう。中庭を取り囲む病棟には、多くの優秀な医師や研究者が勤務している。

「東大病院は研究して教授になるなど、医師の教育に関心のある人が多い」

医療ジャーナリストの星氏の言葉が頭をよぎる。大学病院は、どうしても「研究」と「教育」に傾注し、患者に寄り添いきれないのかもしれない。医師たちはみな優秀で真面目に取り組んでいるのだが、どこか患者との距離を感じさせてしまう。いや、「東大」という名前に、信頼を寄せる人もいるのだから、患者のすべてが私のような考えではないだろう。圧倒的な存在として、医師が治療を決めて、引っぱってくれた方が安心だと感じる人も多い。

ちなみに、私は記者時代、病院と医療をテーマにした特集を執筆したことがある。１９９０年代のことで、ちょうど新棟を建設していたがんセンター中央病院にも取材に行ったことを覚えている。全国にある先端医療機関を回り、名医と呼ばれる医師を訪ね歩いた。また、医薬品業界の特集を編集したこともあった。ほかにも、病院改革や医薬メーカーの不正事件、医師の物語などを取材したことがある。それなりに、「医療」と「病院」をテーマに取材・執筆した経験はあった。

そうした医療取材を通して痛感したことがある。いわゆる偏差値的な「優秀さ」が、良い医者の必要十分条件ではない。患者が信頼している医師たちに共通しているのは、人の痛みが分かる共感力が強いこと。そして、相手の立場を理解する想像力にも富んでいる。

この私の取材経験が、東大病院を見る視点に、何らかの影響を与えていることは間違いないだろう。

そんなことを考えているうちに、加藤さんから携帯メールが入った。「バスで東大病院に向かっているところです」。それを読んで、急いで席を立ち、外来棟の入り口に向かった。ちょうど、加藤さんがバス停の方から歩いてくる。

「いや、お待たせしました。こういう時に限ってバスがなかなか来なくて」

東大病院の入り口で加藤さんと挨拶を交わした。時計を見ると、まだ午後2時になっていない。約束の時間に間に合っているのに、加藤さんはまるで遅刻したかのように頭をかいている。

まだ、中村医師のアポまでに時間があるので、東大病院の中庭に戻って、コーヒーを飲みながら時間を潰すことにした。

「いや、懐かしいな、この病院は。実は、学生時代、友人が盲腸になって東大病院に運び込まれて手術をしたんですよ。そうしたら、若手医師の実験台にされちゃってね。傷口がうまく縫合できなくて、再手術になっちゃった」

加藤さんは懐かしそうにそう振り返った。彼が東大卒だとは初めて知った。

一通り、今後の取材テーマなどを話し合っていると、霞が関に移動する時間が近づいてきた。

「まあ、金田くん、まずは取材できる体力を取り戻すためにも、がんを叩かないとね。これから会う中村先生は患者思いの人だし、自分が外科医なのに、日本の外科中心の医療界に疑問を持っているから、いろいろと参考になる話が聞けると思うよ」

タクシーで10分、霞が関のオフィスビル群が見えてきた。官庁街は、コロナ禍ですっかり人影が減っている。ビルのエレベータで上階に上がると、執務室で中村医師が待っていた。

名刺交換が終わり、加藤さんがコロナの感染状況について、中村医師に見解を聞き始めた。私はしばらく、そのやりとりを聞いていた。

おもむろに加藤さんが話を振った。

「ところで、今日は金田くんのことで中村先生の話をうかがえないかと思ってきたんですけど、彼は日経にいた頃から大企業や権力と闘う気骨のある記者で……」

すると、中村医師が遮るように話し始めた。

「まあ、私も権力とずいぶん闘いましたからね」

そう笑うと、「病状はいかがですか」と尋ねてきた。

私は東大病院からがんセンターに転院した経緯も含めて、一通りの話をした。中村医師はすでに加藤さんから概要は聞いているのだろう。終始冷静な表情で聞いていて、こう感想を漏らした。

「まあ、まずは手術でがんを取り切ることですね」

私はてっきり、中村医師ががんセンターの批判や、外科手術の問題点を話しだすと思っていた。予想外にも、穏やかな内容から話が始まった。そこで、彼の専門分野が自分の治療に有用なのか聞いてみる。

「先生の免疫療法に興味がありまして。今後、がんセンターで手術をしたとしても、がん細胞は全身に飛び散っていると思うので、免疫療法でがん細胞を攻撃する治療をしておけば、再発予防になるかと思ったのですが」

そう話すと、中村医師はノートパソコンを開いて操作し始めた。

「まず、この画像を見てください。一発で理解できますから」

そして、動画をスタートさせて、パソコンの画面を私たちの方に向けた。そこには、免疫療法で活性化した免疫細胞が、がん細胞を取り囲んで消滅させていく画像が流れていた。早送りで再生しているのだろう、かなりの速度でがん細胞が画面から消えていく。

「すごくタイミングがいいんだけど、明日、Y教授がこの研究発表をする予定になっています。そもそも、S製薬とがんセンター東病院が組んで、治験をやったもので、Y教授が時間をかけてここまで研究成果をまとめてきたんです。彼の執念が結実した形ですね」

この治療薬が、東病院で治験を行っていたことは勇気づけられる。治療の可能性が広がったように思えた。

「これは、頼めば東病院で治療を受けられるんですか」

「いや、治験はもう終了しています。でも、都内に自由診療で受けられるところが数カ所あります」

これは、時間をかけて調べる価値はあるかもしれない。まだ手術までは数カ月の時間がある。

「まあ、金田さんの手術が終わって、回復したら（医療機関を）紹介しますよ」

確かに、現時点では、まず手術を無事に終えることが先決問題だ。それに、まだオーダーメードの免疫療法については、中村医師の著書を読んで、今の動画を見ただけで、詳しく調べたわけでもない。これから資料や論文を読み込まなければ判断できない。

いずれにしても、中村医師とのつながりは、今後の治療に多くの示唆を与えてくれそうだ。

1時間ほどの歓談が終わると、礼を言って加藤さんとビルを降りて、霞が関の街に出た。道路を見渡すと、路肩に妻が運転するクルマが止まっていた。

自宅に戻ってから、すぐにY教授を調べ始めた。専門は上部消化管（食道・胃）外科で、中村医師と同じ大阪大学医学部を卒業している。だが、それ以上はなかなか情報が出てこない。S製薬との共同研究については、詳しい文献や資料を探し当てることができなかった。

――まあ、明日には研究発表があるのだし、これから何らかの形で情報が入ってくるだろう。少しずつでも、がん医療について最新情報を調べていくしかない。

がんにかかれば、その後、一生に渡って付き合っていくことになる……そうした覚悟が強まってきた。

5月7日（木）

がんセンター東病院に行く途中、外環道をクルマで走りながら、妻も私もつまらない言い争いを続けていた。互いに機嫌が悪い。

私は検査のため、朝から何も食べていない。抗がん剤で疲れ切った体で、調べ事を続けていて疲労困憊（こんぱい）だし、妻は妻で仕事をしている上に、病院への送り迎えで往復2時間の運転が続き、うんざりしている。

互いにいっぱいいっぱいの状態なのだ。

そうして病院に到着しても、長くイスで待たされる。

ようやく10時半からの藤田先生の診察が始まった。東大病院からの紹介状を渡すと、今日の検査について簡単な説明があった。

「また、来週火曜日に来てください。そこで、今日の検査結果を伝えます」

これで、今日の藤田先生の診察は終了だ。入院の日程もまだ告げられなかった。恐らく来週、検査結果と一緒に入院日が示されるのだろう。

5分ほどで診察室を出る。これからCTや内視鏡の検査を受けるため、病院内をあちこち回らなければならない。

妻は「クルマで待ってる」と言い残して、駐車場の方に消えていった。私は受付の看護師から、今日の予定を書いた病院の地図を渡され、説明を受ける。検査が行われる場所に印がついている。

呼吸検査（生理検査室）↓レントゲン（放射線受付）↓内視鏡検査（NEXT棟）↓血液・尿検査（採血室受付）↓CT（CT受付）

最後のCTには「14：00」と書かれている。

――これは予想以上に時間がかかるな。妻がしびれを切らすだろうから、すぐに伝えておかないとまずい。

携帯電話からメールを送る。

「最後の検査がCTで14時です」

だが、なかなか返信がない。

内視鏡検査で、別棟にある受け付けに行く。スタッフに書類を渡す。

「この後、クルマを運転しますか？」

「いや、妻が運転してくれます」

「では、麻酔をしますか？」

「お願いします」

東大病院の内視鏡検査で、激痛が走って苦しんだ悪夢を思い出す。

――今日は麻酔をするから、あれほど苦しい目にはあわないだろう。

そう思ってはいたが、がんセンターの内視鏡は、同じ検査とは思えない体験となった。看護師に呼ばれて検査室に入り、ベッドに横たわると麻酔が打たれる。ほぼ意識を失った状態で検査が終わり、意識がうっすらと戻ると、ベッドのまま、受付横にある休養スペースに移されていた。

麻酔が効いているので、全身の痛みが消えて、病気から回復したかのような錯覚にとらわれる。至福の時間が流れる。1時間ほど休んでいると、看護師がやってきて、検査の終了を告げられた。

この検査を受けただけでも、がんが治るような予感が湧いてくる。もちろん、それは思い込みにすぎない。だが、「ダメだ」と思って苦痛の中で治療を続けることと、心地よい環境で前向きに受ける医療では、効果が違ってくるのではないか……少なくとも、私はそう感じた。

午後2時からのCTを終えると、時計の針は午後2時半を回っていた。まだ、妻はクルマで待っているのだろうか。そう思いながら会計の受付に並んでいると、そこに妻がやってきた。

「長いよ。いつまでかかってるの？」

「いや、メールで14時からCT検査だって送ったじゃん。一つ一つの検査は早かったけどね」

その答えが気に入らなかったようだ。

クルマを運転しながら、妻は「ありえない」と何度も繰り返した。

「こっちは1時間しか寝てないんだよ。しかも、クルマで4時間も待たされて、その言葉はありえない」

まあ、もう少し違う返答はあったのかもしれない……。だが、もう言ってしまった以上は、撤回するわけにもいかない。そんなことをしても、妻の機嫌が直るわけでもない。

——これからは、通院はできるだけ自力でやった方がいい。

ただし、抗がん剤の治療中なので、クルマの運転は危険かもしれない。だが、毎回、タクシーで往復すれば4万円ほどかかる。ならば、電車がすいている昼の時間帯に移動して、前日から柏のホテルに宿泊すればいいのではないか……そんなことを考え始めるようになった。

5月12日（火）

「小さくはなっていますね」

藤田先生の診察室で、先週の検査の結果を聞く。その瞬間、少し安心した気持ちになった。

——まあ、よく考えてみれば、体にダメージを受けながら強い抗がん剤を打ったのだから、変化がなかったら救いがない。しかも、小さくなったところで、手術をしなければならないという現実は何も変わらないわけだし……。

それでも、「小さくなった」ということは、治療が着実に進んでいることの証ではある。

CTの画像がスクロールされる。3つのがんのうち、真ん中にあるメーンの腫瘍は3分の2ぐらいの大きさになっていた。藤田先生はカレンダーに目を向ける。

「では、木曜日から入院してもらって、抗がん剤の第2クールをやりますか。ご都合はいかがですか？」

——もう、あさってから入院するのか。

いちおうスケジュール帳に目を落とすが、がん治療よりも大事な予定などあるはずがない。

「大丈夫です」

藤田先生はパソコンに入院の予定を打ち込むと、こう念を押した。

「入院の前日に、病棟から確定の電話がいきます。もし、病室があいていない場合は延期になることもあります。遅いと来週木曜日になるかもしれません」

――前日に決まる？　もし、病棟が混んでいて入院できない場合は、いつでも入院できるように準備をしたまま、毎日、電話を待ち続けなければならないのか。しかも、1週間後まで待機を続けることもあるとは……。

がんセンター東病院は患者があふれている。小さな病気ならば、コロナ感染を恐れて通院を避ける人もいるだろう。だが、がんとなれば治療の遅れが命取りになる。しかも、がん研とがんセンター中央病院がコロナ感染で機能停止に陥ったことで、東病院に全国からがん患者が集まってきている。

――来週木曜日に延期されることも覚悟しないとならないな。

そんなことを考えているうちにも、藤田先生は入院の手続きを進めていた。

「金田さん、抗がん剤の治療は外科ではなくて、内科がやることになります。なので、この後、内科の小島先生の診察を受けてもらいます。それが終わったら、3階の入院準備センターで入院の手続きをお願いします」

東大病院では、外科がそのまま抗がん剤治療を担当していたが、どうやらがんセンターでは、薬剤治療を専門とする内科に、いったん管轄が変わるようだ。

藤田先生に一礼して診察室を出る。すぐ隣にある内科の診察受付で要件を伝えて、長イスに座って順番を待つ。

「内科にはがんの病状は伝わっているのかな」

私は東大病院で、胃・食道外科と耳鼻科との間にある「組織の壁」を感じただけに、不安を抱いていた。

「それは、同じ病院なんだから大丈夫でしょう」

妻はさほど心配している様子はない。病院に勤務している妻がそう言うのだから、問題はないのか。


1時間ほどして、呼び出し端末が鳴って、診察室の番号が表示される。

部屋に入ると、藤田先生と同年代ぐらいに見えるメガネに短髪の小島隆嗣先生が座っていた。

「東大病院から、なんでこちらに来たんですか？」

いきなりそんな質問を投げかけられた。転院の話をどこまですべきなのか、一瞬、戸惑った。

「こちらでは、抗がん剤治療の間に検査をして、効果がなければすぐに手術をしてもらえると聞いたので」

「うん。手術を予定しているわけですね。で、東大病院は手術後も抗がん剤をやると言っていたかもしれませんが、こちらではやりません」

そう言うと、こう続けた。

「藤田先生からは、病状や治療はどう聞いていますか」

自分で病状を説明するということは、私の理解力を試しているのか？

「食道がんが３つあり、術前の抗がん剤治療を３クールやってから、手術をすると聞いています」

「うん。で、声のことは何か言われてる？」

これは声帯に近い病状のことだろう。

「はい。藤田先生からは、上のがんは抗がん剤治療で消える可能性があると聞きました。もし、残っても、手術で取り切れると」

「うん」

そう言うと、小島先生は続けた。

「それで、入院は木曜からになることは聞いてます？」

「はい。早ければ今週木曜から入院だと聞きました」

私があえて「早ければ」と言ったのは、入院が確定しているかのような表現をすれば、内科の管轄である抗がん剤治療を、外科医が勝手に入院日を確定したように受け取られるかもしれないと慮（おもんぱか）ったからだ。

私はこの時、外科と内科が仲が悪いのかどうか、慎重に見極めなければと思っていた。がん治療の現場では、手術をする外科が中心になっているといわれている。そのため、内科や放射線科とは対立関係にあるというのが、昔から「日本のがん治療の常識」と囁かれた。

がんセンターは、そうした組織の壁を打ち壊して、各科が連携するところに特徴があると謳っていた。患者を中心にして、内科や外科、放射線科、看護師、薬剤師などがチームとして話し合いながら治療を進めていく、と。がんセンター東病院の理念には、「人間らしさを大切にし、患者さん一人一人に最適かつ最新のがん医療を提供する」「がん克服に向け、診療・研究部門一体となって世界レベルの新しいがん医療を創出し、いち早く患者さんに届ける」と書かれている。

病院が一体となって、個々人に対して最適な医療を提供する——。だが、現実は、組織である以上、部門間の壁は存在するのかもしれない。

この日、小島先生の診察を受けると、不思議な感覚にとらわれた。診察室に入ったばかりの時は、「外科から来た患者」という感覚だったが、時間の経過とともに、「内科の患者」へと変貌したように感じていた。途中から、次第に打ち解けた感じのやりとりに変わっていく。そして、最後はこう言われた。

「じゃあ、入院準備センターで予約を入れていってくださいね。いずれにしても体力が重要ですから、健康に気をつけて」

3階の入院準備センターの受付に行くと、書類に名前や住所、職業などを書き込み、希望する病室を第3希望まで書き込む。

個室は1日につき差額が1万1000～6万6000円と高い。私のように1週間以上も入院する場合、差額ベッド代だけでも数十万円に達する。もちろん、個室ならば静かで快適に過ごせるのだろう。だが、ほかの患者との交流はほとんどなくなる。

4人部屋にいれば、医療情報が一日中、漏れ聞こえてくる。同室の患者が医師や看護師と治療について様々な会話を交わす。治療の様子もカーテン越しだが手に取るように分かる。そこで、病院や治療に関して、多くの知識や情報を得ることができる。これは私にとって、とてつもなく大きなメリットだった。もし、個室にこもっていたら、そもそも東大病院で医療について考えたり、調べ抜くことはなかったかもしれない。周囲で起きている厳しい医療を聞いていたおかげで、常に緊張感を持って自分の治療も見つめ直していた。4人部屋でなければ、ハードルが高かった転院構想は断念していただろう。

何より、4人部屋ならば差額ベッド代がかからない。ただ、東大病院と違って、がんセンターでは窓側と廊下側で価格差がつけられていた。廊下側は差額ゼロだが、窓側は1日3300円かかる。

実は、この程度の差額ならば窓側を希望したかった。というのも、東大病院で廊下側を割り当てられ、外の景色が見えず、外界との断絶感が大きかった。コロナ禍なので、見舞いは禁止されている。本を読んだり、ものを書いたりする体力がある時はいいが、抗がん剤による副作用で、倦怠感や嘔吐、発熱がある時は、何もできないままに時間だけが流れていく。窓からの景色すらないと、孤立感が深まる。

——牢獄や野戦病院にいると、こういう気分なのかな……。

そんな空想も浮かんでくる。

だから、「窓側3300円」というのは魅力的だった。しかし、妻の視線が気になった。差額ベッド代にカネをかけることに、金銭的な不安を感じるだろう。仕方なく、第1希望を「4人部屋・廊下側」、第2希望を「4人部屋・窓側」と記入した。第3希望は……。個室にしなければならないのだろうか。そう思ってペンが止まっていると、受付の女性が「そこまででいいですよ」と声をかけてくれた。

書類を提出しながら、「通路側が患者でいっぱいになって、窓側に回されるといいな」と思った。

帰路、運転する妻の機嫌は直っていない。いつ、入院になるか分からないのだから、本人も追い詰められている。

「もう、私は仕事をこれ以上、休めないよ」

そう言う気持ちは分かる。自分も仕事が忙しければ、入院を1週間も待たされるなんて許容できない。だが、今の私は、いつ入院になっても対応できるように準備して、あいた瞬間にすべり込むしか手はない。

「大丈夫。もう体調が回復してきているから、自分で運転できるよ」

その言葉に、妻は顔をしかめた。

「冗談はやめて。抗がん剤をやった体でクルマを運転できるわけないでしょ」

自分では気づいていないが、妻いわく、私は注意力が散漫になっているという。

それもそうだろう。後で分かったことだが、病院のルールとして、患者が入院にクルマで来てはいけない決まりになっていた。まだ、がん患者という自覚が足りないのかもしれない。

5月13日（水）

東病院から電話がかかってこないまま、正午を迎えた。

――明日の入院はないいな。

そう思っていると、午後1時前に携帯電話が鳴った。

「明日からベッドが取れましたが、入院できますか」

断るはずがない。

「大丈夫です」

「では、11時までに1番窓口に来てください。5A病棟になりますが、ご希望だった通路側ではなく、窓側になるかもしれません」

「それは、逆にありがたい。よろしくお願いします」

そう言って電話を切ると、入院の準備にとりかかる。小さなスーツケースに着替えなど必要なモノを入れる作業はすぐに終わった。その後、バリカンで頭髪を2ミリに刈り上げた。いわゆる「坊主刈り」である。

吉祥寺のスタイリストに短髪にしてもらってからも脱毛が続いていた。頭髪はほぼ抜けていたが、まだわずかに残っている。それを2ミリに刈り上げて入院に臨もうと決めていた。洗面台で鏡の前に立ち、左手に手鏡を持って後頭部を確認しながら、右手でバリカンを操作した。思ったよりも簡単に、「坊主刈り」が完成した。

残された問題は、出版が近づいている書籍の仕事だった。担当編集者に電話を入れる。

「明日から入院することになったんですが、そろそろゲラが出てくる時期ですよね」

「あ、それを昨日送ったところでした。遅くとも、明日には金田さんの自宅に届くと思います。1週間で戻してもらえるといいんですが」

その日程では、入院中にゲラを見て、返送しなければならない。

「それだと入院期間と重なってしまうので、もうちょっと、締め切りを延ばしてもらえませんか」

「5月25日でどうですかね」

それならば、退院してから数日の余裕がある。残る問題はタイトルだ。これが、どうも出版社と意見が合わない。編集者も焦りを見せ始めていた。

「もう、装丁家からカバーも上がってきているし、タイトルを確定させないとまずいですね」

少し話し合ったが、それでも折り合いがつかない。そこは、今後の課題として残したまま、明日、入院することになった。仕事をしながらのがん治療は、思った以上に過酷だ。抗がん剤治療は進んでいくほど、副作用が重くなっていく。

——果たして、副作用の中で、仕事を進められるだろうか。

一抹の不安が頭をよぎる。だが、もう明日からがんセンターでの治療が始まる。悩んでいる余裕はない。とにかく、まず、病室に転がり込んでから考えよう。

5月14日(木)

タクシーに乗り込んで1時間、ようやく柏インターが見えてきた。すでに料金メーターは1万8000円を超えている。

——この料金は応(こた)えるなあ。

だが、仕方がない。免疫力は極度に落ちている。コロナ禍の中、スーツケースを転がしながら通勤時間帯にバスと電車を乗り継いで、2時間以上もかけて東京から千葉に移動するわけにはいかない。

がんセンターに着くと、1万円札を2枚、運転手に渡す。戻ってきたのは小銭で数百円。それをポケットに突っ込んで、エントランスホールに入った。入院カウンターで書類一式を提出して、エレベータで5階の病棟に上がる。5A病棟のナースステーションで名前を告げると、すぐに病室に案内してくれた。

「こちらの手前のベッドです」

510号室。ベッドは廊下側だった。第1希望と書いてしまったから仕方ないのだが、窓側に回ることを期待していただけに、少し気が滅入る。

荷物をベッドに置いて、レンタルのパジャマに着替える。ニット帽を脱ぐと、手で触っても頭髪がほとんどない。はたから見れば、スキンヘッドだ。この入院中はニット帽を被らずに過ごすことを決めていた。少し、この頭髪に慣れておいた方がいい。それに、コロナ禍で見舞いは禁止になっているから、来訪した知人が驚くこともない。

パジャマ姿でベッドに腰掛けていると、入れ代わり立ち代わり看護師がやってきて入院の説明や、血液採取、検査などを行っていく。そのうち、東大病院との違いが見えてきた。

一つは、施設がいたって簡素なこと。本館は1992年の開院以来、建て替えられることなく、そのまま使われている。エントランスホールは壁から天井までガラス張りで現代的な建築物に見えるが、4階から上の病棟フロアは一昔前の伝統的な病室の設計でつくられている。端的に言えば、無機質な病室が並んでいる。

東大病院は改築されたビルで、4人部屋にもシャワー室やトイレが設置されていた。修繕もこまめに実施している。富裕層を意識したような、近代的で豪華な造りとなっていた。

だが、がんセンター東病院の病室は、壁に傷や汚れが残ったままの状態で、トイレや洗面台は共同になっている。洗面台は6台が一列に並んでいて、近くには洗濯機が設置されている。まるで運動部の合宿所に来たような雰囲気だ。

この日、担当の日勤の看護師は4月に配属されたばかりの新人だった。まだ分からない作業が多く、途中で見かねて先輩が助けにやってくることも少なくない。

「ここは、こうやるとうまく作業できるよ」

「なるほど、なるほど」

このドタバタ感が、「合宿」のような雰囲気をより強めていたかもしれない。

――まあ、今日はたまたま新人が担当だったけど、明日からはもう少し落ち着いた治療になるのだろう。

そう思っていると、午後9時になっても、電気が消えない。入院の説明書を読み返すと、消灯時間が東大病院より1時間遅い午後10時となっていた。

――何もかも、カジュアルで自然体な病院だな。自分に合っているかもしれない。

そう思いながら、最初の夜が過ぎていった。

5月15日(金)

「まだ、抗がん剤が届いていないんです」

担当の看護師がそう言ってきたのは、治療がスタートするはずの午前10時のこと。

「下のフロアで抗がん剤を作っていて、そこから上がってくるはずなんですが、今日は数が多いらしくて……」

そう説明するが、結局、抗がん剤が届いたのは予定より1時間半遅れの11時半だった。

ちなみに、今日も私の担当は、昨日とは違う新人看護師だ。わずか30室ほどの5階5A病棟だが、いったい、何人の新人がいるのだろうか。

すでに、昨日から何人もの看護師が私のベッドにやってきたが、この病棟の雰囲気は、東大病院とは明確な違いがある。ベテラン風の看護師が多い東大病院は、規律や統率がとれていて、安定感はあるが融通は利かない。

一方、この病院は比較的若い看護師が多く、和気あいあいと仕事をしている。当初こそ東大病院の看護師に一抹の不安を感じたが、細かいことは言わないし、居心地がすこぶるいい。「プロフェッショナルに徹した東大病院」と、「ゆるキャラ癒やし系のがんセンター東病院」といったところか。

新人を中心に、私のもとには若手看護師が次々とやってくる。たぶん、私が「放っておいても、自分で勝手に動く患者」と見てのことだろう。東大病院の時から、点滴の制御モーターの使い方や、薬の効能・治療法について、看護師や医師に聞きまくっていた。職業柄、次々と質問してしまう習性があるし、そもそも納得しないと治療を受けたくないという性格もある。そのため、新人看護師よりも、治療について詳しいことがある。

抗がん剤の点滴は、5日間、連続で打ち続ける。24時間ごとに抗がん剤のパックを交換するのだが、その際に、制御モーターで血管に送り込む速度を設定する。この速度によって、次の交換のタイミングが変わってくる。

「抗がん剤パックの容量÷1時間当たり投薬量（速度）＝点滴時間」となる。

新人看護師がモーターで速度を設定する。それを見て、私は頭の中で計算している。

「もうちょっと速いスピードにしないとまずいなあ」

「えっ。なんでですか？」

「今の設定だと、明日の看護師さんの交代時間にかかるでしょ」

「ああ、そうですね。じゃあ、少し速めますか」

看護師は午後5時に日勤と夜勤が交代する。その前後は、引き継ぎの会議などが行われるため、多忙を極める。その時間帯に、手間がかかる抗がん剤パックの交換をすることは避けたい。だから、看護師がモーターを設定する数字を横目で見ていて、瞬時に終了時間を計算して、問題がありそうであれば修正してもらう。点滴のスピードを速めるのはリスクを伴う場合もあるので、逆に遅くしてもらうこともある。


こんなこともあった。

点滴のチューブに空気が泡のように発生することがある。血管に空気が入ると体に良くないため、この気泡を上の点滴パックまで戻す作業が必要となる。チューブを指で叩いたり、ひねったりして気泡を点滴パックまで移動させていく。

新人の看護師は、この作業が難航する。中には15～20分も苦闘したが、うまく上に気泡を移動できずに困り果てて、携帯電話で先輩に応援を頼むケースもある。

この気泡を上げる作業を、看護師がいない時は自分でやっていた。だから、看護師が困惑しているると、私も一緒になってチューブを叩いて気泡をパックに追い込んでいく。

「金田さん、うまいですね」

それはそうだ。こっちは点滴がうまくいくかどうかは、自分の命がかかった問題でもある。がんセンター東病院は全国から患者が殺到しているため、看護師は多忙を極めている。ベテラン看護師は重症の患者に付きっきりになると、新人や若手の看護師の面倒を見ている余裕はなくなってくる。そこで、若い看護師たちと、分からない問題は一緒に頭をひねって考えるようになった。どうしても解決できない場合は、ベテラン看護師に応援を頼む。すると、私も治療や医薬の知識やノウハウが身についていく。

——この病棟での治療は、いろいろと勉強になりそうだな。

入院して早い段階で、私は東病院と相性がいいことを感じ取った。


「金田さんは、なんでここに転院してきたんですか」

新人の看護師は、私が東大病院から移ってきたことに興味があるらしい。

「食道がんのことを調べたり、自分の病状を考えると、この病院が一番治りそうだと思ったからですよ」

「自分で選ぶって、すごいですね」

「そうだね。普通はお医者さんに言われるがままに治療が進んでいくよね。私もそうだったから。たまたま、運や偶然が重なって、こうして私にとって〝最高の病院〟に来ることができました」

「そうなんだ。ここが金田さんにとって最高の病院なんですね。ちょっと、うれしいな」

それから、看護師は声を潜める。

「みなさん、ここが一番だと思って、来ているんですかね？」

私も声のトーンを下げる。

「いや、地元の医師から紹介されてこの病院に来ている人がほとんどだから、当たり前のように医療を受けているんじゃないかな」

なぜ、看護師がその質問をしたのか、私には察しがついていた。

同じ病室のO氏は、何かと看護師に文句をつけている。口の利き方から、トイレの清掃まで、とにかく細かい。だが、自分の病状については、ほとんど理解していない。だから、看護師や医師との議論がかみ合わず、O氏はけんか腰になってしまう。

この夜、彼にはベテラン看護師がついて、腫れ物に触るように対応していた。こういう対応になると、O氏の機嫌は急速に回復していく。

「あんた、副師長なのか。どうりで手際がいい。この前の看護婦は、ありゃいかんぞ。ちゃんと教育せにゃな」。そう言って、睡眠導入剤を飲んだ。カーテン越しに、看護師が安堵したことが、声色から読み取れる。同時に、私も安心してベッドの角度を水平に倒した。

今日は静かな夜が送れそうだ。

5月16日（土）

昼すぎ、抗がん剤の点滴パックが空になったが、次の抗がん剤が来ない。

「すいません。土日は抗がん剤を作る部門が人手不足で仕上がってくる時間が遅れるんです」

理由は微妙に違うが、まあ、昨日と同じ状況なのだろう。

結局、点滴をストップして待つことになる。その間に食事をとる。抗がん剤の副作用で食欲が落ちる患者は多いが、私は白米のにおいが耐えられないだけで、食欲自体はあまり落ちない。がんセンターでは、白米を麺に替えることができる。主食としてそばかうどんが用意されるので、問題なく食事を完食する。ただ、運動をしていないため、体重が入院した時より3キロ増えて55キロ台に到達していた。少し、主食を控えた方がいいのかもしれない。

午後1時半にようやく、次の抗がん剤が届いた。およそ1時間遅れで抗がん剤の2本目がスタートした。

抗がん剤の点滴が安定してくると、体力や気分が回復してきて、考える余裕が出てくる。そうすると、私はテーブルの上にパソコンを置いて、食道がん手術と、その後の生活について調べ始める。

というのも、この頃、私は食道の全摘手術に疑問を抱くようになっていた。

食道がんのステージ2～3の場合、標準治療として外科手術が行われる。まず抗がん剤でがんをできるだけ小さくして、手術によって腫瘍を摘出する。だが、食道がんの場合、ほかのがんと違って、腫瘍のある部分だけでなく、臓器を丸ごと取ってしまう。がんがまだ小さいとしても、食道を全摘して胃を引っ張り上げて喉に接合する。

こうした「大手術」をやりたくない人もいる。そのため、手術を回避して、化学放射線治療で対応するケースもある。ちなみに、ステージ4と診断された食道がんは、外科手術ができないとされている。そうした患者も、化学放射線治療が適用される。

――食道を全摘する手術を受けると、ダメージが大きくて、取材活動に復帰するのに時間がかかりそうだ。何とか、大手術を回避する方法はないのか。

抗がん剤の第1クールを終えて、がんが小さくなっている。このまま3クールを受けることができれば、がんがさらに小さくなるはずだ。ならば、残ったがんを放射線治療で消すことはできないのか？　そうすれば、手術で食道を失わず、これまで通り取材を続けることができる。

もちろん、放射線治療にも重い副作用がある。特に、放射線を浴びることによって起きる炎症は、周囲の心臓や肺といった臓器にも及ぶ。

それでも、臓器を一つ失うよりはましだと感じていた。回復する期待も残されている。少なくとも、私の仕事や生活を考えると、手術よりも放射線や抗がん剤の方が合っている気がした。

――第2クールが終わったら、藤田先生に相談してみよう。ただ、そんな話をすれば、「自分の腕を信用していないのか」と受け取って、機嫌を損ねてしまうかもしれない。今後の治療で不利益を被ることはないだろうか……。

そう考えると、不安が襲ってくる。深夜0時すぎ、点滴スタンドを引きずりながらトイレに向かった。暗い廊下を歩き、トイレに着くと、数人の患者が用を足している。昼間でも、これほど混み合うことはない。深夜、しばらく廊下で順番を待つこととなった。

ふと、ほかの病室をのぞいてみると、いくつかのベッドで光が灯っている。みながんを抱えながら、不安や痛みに苛(さいな)まれ、悩み苦しんでいるのだろう。巨大ながんセンターに入院する多くの患者たちは、小さなシーツにくるまって、眠れぬ夜を過ごしている。

暗い廊下に立ち、多くの患者たちに思いを巡らせた。この大病棟には、全国から集められた苦痛と苦悩が詰め込まれている。

高齢の老人がトイレから出てきた。おぼつかない足取りで点滴スタンドを引きずりながら、私の前で軽く頭を下げて、闇の中に消えていく。

そして、重い夜が静かに流れていった。

第五章

疑念

5月17日（日）

朝から隣接する部屋のおばちゃんたちの井戸端会議が聞こえる。自分のがんの状況や、治療について明け透けに話している。

「やだ、廊下に響きわたって、みんなに聞かれちゃってるよ」

「いいのよ、そんなの。みんな、お互いさまよ。ここにいる人は、どうせ同じような境遇なんだからさ」

そんな会話が嫌でも耳に飛び込んでくる。そうだ、自分のことも、周囲には聞かれているのだろう。医師や看護師と、突っ込んだ内容について話し合うことがある。それだけに、私の病状は少なくとも4人部屋のほかの患者には知られている。そういう自分も、ほかの患者が病状や治療法について医師と話をしていると、つい耳を立てて聞いてしまう。だから、今日、消化管内科の若手、N医師と話した内容も筒抜けだろう。

回診に来たN先生に、こう質問した。

「私の食道がんを、手術じゃなくて、放射線治療で治すことはできないんですかね」

医師にとっては、「なにを今さら」という質問だろう。

「うーん、金田さんの場合、もう手術を前提とした抗がん剤治療をやっていますからねえ」

「その抗がん剤治療で、がんが小さくなっているわけですよね」

「まあ、でもがんはT（広さ）が3、N（転移）が1ですから」

「N1……転移はゼロじゃないんでしたっけ？」

「いや、2個見つかりました」

「えっ、そうなんですか。聞いていなかったんですけど」

「そうですか。まあ、ゼロというのは東大（病院）での判定であって、こちらで読影して、2個あることが分かりました」

「読影……。要するに、CTの画像をよく見たら、転移が2個あったということですか。場所はどこですか」

「まあ、食道に近いリンパですけど」

それは聞いていなかった。だとすれば、食道がんのステージは「2〜3」ではなくて、「ステージ3」が確定する。そこには、大きな違いがある。ステージ3となれば、ステージ2よりも5年生存率が半分に下がって25％になる。転移が見つかったのなら、早く教えてほしかったところだ。

N先生は続けて、こう指摘した。

「金田さんは、がんが食道の外に飛び出している状態なので、抗がん剤によって小さくなったとはいえ、がんが残っていますからね。それに、がん細胞は体中に散っているので、それがいつがんとして『再発』するか分からない。まあ、その可能性を、抗がん剤で潰しにいっているわけですが」

「要するに、今から放射線に切り替えるのは難しい？」

「繰り返しになりますが、手術を前提にした抗がん剤を始めているわけですからね。最初に手術と放射線治療の説明を聞いた時、放射線を選んでもらわないと」

「えっ」

「いや、先生、私は放射線の話は聞いたことがないんですよ」

「手術のことしか聞いていないんです。まあ、治療が始まったのは東大病院でのことですが」

N先生は、まずいことを言ってしまったと思ったのかもしれない。しばし、返答に詰まっていた。

「……まあ、手術が標準治療ですから」

そう言って、N先生は東大病院の対応をかばってみせた。だが、私はこのやりとりから、病院側が、選択肢を示すべきだったのかもしれないことを、それとなく知ってしまった。

——そうか。本来ならば、治療に入る前に、手術と放射線の両方の治療法を説明するものなのか。だが、ステージ2や3の場合、標準治療が手術（プラス術前抗がん剤）だから、そのまま詳しい説明をせずに治療を押し進めたのだろう。そもそも、病状すら詳しく説明しなかったわけだし、可能ないくつかの治療法を提示するつもりはなかったのだろう。


このことを知って、私は改めて、自分の対応にも問題があったことを痛感した。東大病院でがんを告知された時に、あっさりと引き下がってしまったことが最初の躓き（つまづ）きだった——。

だが、初めてがんにかかった患者が、あの場面で医師を相手に、「病状をもっと詳しく説明してほしい」「ほかの治療法はないのか」などと食い下がることができるとは思えないが。

逆に言えば、患者は、告知の場面で、ベルトコンベアに乗ってしまえば、そのまま抗がん剤→手術へと流されていく。

これが、現代医療の現実なのだろうか。

夜、この2日間で起きたことを頭の中で反芻（はんすう）する。

これからは、がんとともに生きていくことにしよう。体の一部であるがんが、意識の中の自分に様々な警告を与えてくれているのかもしれない。

自分の体の感覚を信頼して生きていこう。

そもそも、書き手として独立してから、あまりにも過酷な執筆環境に陥っていた。執筆の分量は雑誌記者時代の5~6倍にはね上がっていた。どこかで破綻することは見えていた。

これからは、その日の調子によって仕事のペースを決めていこう。それは、数週間前、沖縄のおばあちゃんが言っていたことの本質かもしれない。

がんに感謝しながら生きる——。

その言葉が少しずつ、心の中に馴染んできている。

5月19日（火）

ようやく体重が、通常の52キロ台まで減少した。食事の時、主食の麺を半分ほど残すようにして、その効果が出ているようだ。

平日になって病棟のスタッフの人数も戻り、点滴も順調に進むようになった。このままいけば、予定通り2日後には点滴針が抜けそうだ。

しかし、点滴が終わった翌日には退院してベッドをあけないと、この病院は押し寄せる患者をさばき切れない。そんな中、隣のO氏が今日も看護師に文句を言っている。

「おい、トイレに虫がいるぞ。何度言ったら分かるんだよ。10分もいてみろ、あっちこっちからゾロゾロ出てくるぞ」

おっしゃる通りではある。東大病院では、床にモノを落とすと、「汚いから捨ててください」と言われる。病棟の床には化学薬品や患者の皮膚・体毛が落ちている。衛生面に気を使い、万全の感染予防をしていた。

一方、がんセンターにはそんな余裕がない。患者は点滴スタンドを引きずって共同トイレに行くが、電源コードを引きずったまま歩いている。

当初は気になったが、いつの間にか慣れてしまった。正直、東病院の方が性に合っている。合宿気分――3日後に退院するが、またここに入院することが、ある意味で楽しみになってきた。抗がん剤が効いている実感があることも大きい。また、看護師は結局、新人4人が入れ代わり立ち代わり担当になった。まだ右も左も分からないだけに、ほかの患者ならば嫌がるのかもしれない。だが、彼女たちと一緒に考えながら、治療を続けたことで、こちらも多くのことを学ばせてもらった。

翌20日、新人が点滴針を抜くことになった。同期の新人看護師が見学にやってくる。ベテラン看護師も「見守り役」として付いてきた。ベッドを取り囲むように看護師が集まる中、第2クールの点滴針が抜かれる。

「では、抜きまーす」

新人看護師がそう言うと、私は点滴針から目を背けた。右腕に鈍い感触があり、周囲の看護師から「おお」という感嘆が漏れる。

「お疲れさまでしたあ」

傷口に絆創膏が貼られた。私は、そのままシャワー室に行って、久々に体を洗い流した。

これで、ようやく抗がん剤が残り1クールまで来た。どこまでがんが小さくなっているのか。恐らく手術はできるだろう。だが、この入院中に発覚したリンパ節転移が気になる。

ステージ3……。浴室の鏡に映る自分の体を眺めながら、その体内の病状の重さを改めて感じた。

5月21日（木）

ついに退院の日が来た。

10時が退院時間なので、9時すぎには私服に着替えて、久々にニット帽を被って過ごす。9時半に妻が迎えに来る。

「あれ、まだベッドにいるんだ」

「薬が届いてないんだよ」

この日、手違いで睡眠導入剤が半分しか処方されていなかった。こうなると、医師から処方箋を出し直してもらわなければならない。だが、医師はもう午前の診察に入っている。かなり時間がかかることは目に見えていた。

妻は「ロビーで待ってる」と言って病室を出て行った。45分遅れでようやく薬が届き、妻と病院を後にする。駐車場に向かう途中、目の調子がおかしいことに気づく。

――そうか、今回も廊下側のベッドで過ごして外の景色を見ることがなかったから、遠くに目の焦点が合わなくなっている。入院2度目で、さらに視力が落ちたようだ。

この時、入院の8日間で、体力も大きく減退していると感じた。東大病院と違ってリハビリがないため、歩くこともほとんどなかった。

家に戻ると、出版社から届いたゲラが玄関に置かれていた。本当ならば、病院に持っていくはずだったが、自宅に届くのが遅れて、入れ違いになってしまった。来週月曜までにチェックして戻さなければならない。

そして、月曜にゲラを返送したら、その足でまた柏のがんセンターに検査に行くことになる。火曜日に血液検査、木曜日にＣＴと内視鏡検査が予定されている。

――コロナ禍なのに、なんで週に2度も通院しなければいけないんだ。1日にまとめることはできないのか。

がんセンターまでタクシーで2往復すれば8万円ほどかかる。結構、痛い。こういう悩みは、病院や医師には想像だにしないことなのかもしれない。だが、患者からは「1日にまとめてもらえないか」とは言い難い。そこには、医師と患者の間にある、圧倒的な立場の差が立ちはだかっている。

5月25日（月）

出版社に原稿ゲラを送り返すため、分厚い封筒を抱えて近所のコンビニに行く。そこで宅配便を出すと、そのまま三鷹駅に向かった。

明日、がんセンターの検査が控えている。

明日の朝にタクシーで移動するよりも、今日から前泊でホテルに泊まった方が安上がりだ。コロナ禍で旅行客がめっきり減っていることもあり、柏一帯の宿泊料金はどこも５０００円程度になっている。

三鷹駅始発の総武線に乗って秋葉原に行く。平日の昼間だから、1両に数人しか乗車していない。これならば、コロナ感染のリスクは限りなく低い。

秋葉原からつくばエクスプレスに乗り換える。こちらも同じように車内はガラガラだった。そのまま、柏の葉キャンパス駅まで混み合うことなく到着する。

――そうか、平日の昼間なら、電車でも安全に柏まで移動できるな。

駅から歩くこと10分、目当ての6階建てのホテルが見えてきた。明日の検査が始まるのは朝9時半だ。当日に自宅から向かうと、通勤ラッシュに乗り合わせることになるが、前泊しておけば、駅前からバスに乗れば10分で病院に着く。

陽が落ちる頃、ホテルの部屋を出て、コンビニまで歩いた。新築の家々に電気が灯り、それぞれの生活が息づいている。それを感じながら歩いていると、かつて取材で見知らぬ土地を訪ね歩いた頃の感覚を思い出す。

――また、自由に街を歩くことができた。

東大病院でカフェテリアから見ていた不忍池を思い出す。あの時、二度と街を自由に歩く日が戻ってこないかもしれないと不安を感じていた。

あれから1カ月がすぎて、こうして思うように動くことができている。その感慨に浸っていた。ホテルの部屋で、窓越しに見える柏の住宅街の風景を見ながら、ひとり、コンビニで買ってきたハンバーガーを食べる。

これからも、知らない土地を歩き続けたい――。久しぶりの街を歩いた感触が残っている。ベッドに入っても、いつまでもその余韻に浸っていた。その夜、眠ることができないまま、明け方を迎えることになった。

5月26日（火）

雨の予報がはずれ、なんとか天気は持ちこたえていた。そこで、バスに乗らずに、がんセンターまで歩くことにした。だが、iPhoneの地図アプリに表示されている道が通行止めになっている。大きく迂回して歩くことになり、病院まで1時間近くかかってしまった。その影響ではないだろうが、血液検査の結果がよくない。

「ちょっと、免疫が下がってますね。白血球を増やす注射を打ってから帰ってください」

内科の診察室で、小島先生は検査結果のデータを打ち出して、私に渡した。

「白血球が回復しないと抗がん剤は投与できないので、また木曜日の朝に採血してください」

抗がん剤で白血球が落ちることは覚悟していたが、抗がん剤治療が遅れることになるとは思わなかった。

帰路、秋葉原から総武線に乗ると、深い眠りに落ちた。前夜、眠れなかったことに加えて、抗がん剤治療が遅れるかもしれないことが分かり、心身ともに疲労がたまっていたのだろう。

あさってまでに白血球が回復すればいいのだが……そうしないと、またしても抗がん剤治療が遅れることになる。

5月28日（木）

妻に送ってもらって9時すぎにがんセンターに到着する。私は玄関前でクルマを降りると、そのまま妻には帰ってもらった。今日は終了時間が遅くなることが予想される。朝の血液検査に始まってCT→内視鏡検査→小島先生外来診察→歯科診察と続く。午後3時半に歯科の診察があるのは、手術で口から様々なチューブが挿入される際に、歯がぐらついていると医療事故が起きる危険があるからだ。歯科治療を終えてから、手術日を迎える必要があるという。

内視鏡検査が終わったところで、エントランスホールのドトールで昼食をとるつもりだったが、時間が押して、何も食べることができないまま午後1時からの小島先生の診察に入った。

「うん。白血球は回復しましたね。では、来週木曜日に入院してもらいます」

――よかった。これで、治療が予定通りのペースで受けられることになった。

「では、入院予約をしてから帰ってください。ただ、今は混んでいるので、入院が遅れるかもしれません。前回と同じように、前日に確定の電話が入りますので」

――前回も同じことを言われたが、本当にベッドがあかなくて、これ以上、抗がん剤治療が遅れることがあるのだろうか。5A病棟は内科のフロアだから、小島先生の患者ならベッドが用意されるはずだが……。

そう自分に言い聞かせながら、入院準備センターに向かう。今回は、窓側を第1希望にして、第2希望に廊下側を指定した。これ以上、窓がない病室で過ごしたら、さらに視力が落ちてしまいかねない。

だが、病院を出ての帰路、ふと不安がよぎる。

窓側を希望すると、もしかしたら希望者が多くてベッドがあかず、入院が遅れることはないだろうか。とにかく、予定通りに抗がん剤治療が進んでいくことを祈るばかりだ。

5月31日（日）

携帯電話が鳴って、懐かしい名前が表示された。

吉野源太郎。先輩記者で、彼が論説委員時代に一緒に企画をやってから、親しく付き合っている。お互い超夜型で、酒が離せない生活スタイルも似ているため、朝まで編集部で議論した。日が昇ってから、ワインのボトルを開けて飲み始めることもあった。

「どうも、吉野さん、お久しぶりです」

「おお、どうしている」

——どうしてるって、こっちの状況を知っているから、電話をしてきたに違いないのだが、そうはストレートに言わないのが吉野さんらしい。

「いやあ、食道がんになっちゃいました」

「えっ、そうなのか。実はオレも去年、食道がんになったんだよ。奇遇だな」

吉野さんが大病を患ったことは聞いていた。だが、何の病気か知らなかった。

「吉野さんも食道がんとは知りませんでした」

「で、金田は手術したの？」

「いや、まだ抗がん剤治療をやってます。手術は7月ぐらいだと思います」

「そうか。で、食事はとれるのか」

「今は大丈夫ですが、そもそも、食事が喉につっかえてがんが見つかったんですけど……」

「あっ、そう。それじゃあ、オレと同じだな。オレも何も食べられなくなってさ、それで近くの大学病院に行ったら誤診されたんだ。ひどい目にあったよ」

彼の話によると、自宅近くの大学病院で耳鼻科に回されて、「嚥下障害」と診断されたそうだ。そこで1カ月ほど治療したが、一向に回復せず、たまりかねて近くにある別の大学病院に駆け込んだところ、食道がんが見つかったという。私と同じステージ3の進行がんだった。抗がん剤をやってみたが、小さくならないために、すぐに手術することが決まる。そして10時間を超える大手術となった。

「その病院に食道外科があったから、オレは命拾いしたんだよ」

「そうですか。じゃあ、私とほとんど同じですね」

「まあ金田さ、これからが大変なんだよ。問題は手術した後だからな。オレは18キロも痩せたからさ」

「えっ。18キロ痩せるって……。私がもし18キロ痩せたら体重は35キロになるんですけど……」

電話の向こうで、吉野さんのニヤッと笑う顔が見える。

「まあ、ちょっと今日は時間がないから、また今度、ゆっくり話すよ。まあ、壮絶ですよ」

そう言うと、電話が切れた。

――そうか、吉野さんも食道がんのステージ3だったとは……。彼の話は、自分の治療にも役立ちそうだ。この人とは何かと縁がある。それにしても、「壮絶」とはどんな状態なのだろうか。

6月3日（水）

明日から入院のはずだが、東病院から電話がかかってこない。

前回の入院では、前日の昼すぎ、午後1時前に入院確定の連絡があった。だが、時計の針は午後2時を回っている。すでに、スーツケースに着替えや薬を詰め込み、入院の準備はほぼ整っているのだが。

午後2時33分、ようやく東病院の5A病棟の看護師から電話が入る。

「申し訳ないのですが……」

そのひとことで、悪い予感が的中したことが分かる。

「ベッドがいっぱいで明日からの入院は延期になります」

「それで、いつになるんでしょうか」

「そうですね、月曜日は入院する人が多いので、火曜日以降になると思います」

「来週の火曜日以降……。それって、どこまで延びる可能性があるんですか?」

「来週木曜日までには入れると思います。小島先生が『できるだけ早く入れるように』と言っているので」


結局、翌週の6月8日(月)になっても、9日(火)になっても東病院からの連絡はなかった。もし、明日の10日(水)に電話がかかってこなかったら、看護師が電話で言っていた「木曜日までには入れる」という期限すら過ぎてしまう。

——もし、明日、入院確定の連絡がなければ、いよいよまずいな。そうなったら、こちらから電話をかけて入院日を決めるように迫るしかない。

6月10日(水)

午後1時を回っても、東病院から連絡は来ない。意を決して、1時半に東病院に電話をかける。すると、入院する予定の5A病棟に電話が回される。そこで、思いがけないことを告げられる。

「明日から、6階の6B病棟で入院することが決まっています」

6階と聞いて驚いた。食道がん手術を受ける患者が入院している外科の病棟だ。内科の病棟は、1週間たっても入院することができなかったわけだ。

なぜ、6階なのだろうか。まあ、明日になればすべてが分かる。

6月11日（木）

タクシーで東病院に到着する。入院カウンターで書類を出すと、受け付けの女性からこう告げられる。

「今回は、6A病棟になります」

「えっ、昨日は6Bと聞いたのですが」

「今日、6Aに変わったようです」

ベッドの調整が難航して、変更になったのだろうか。6階に上がると、今回は窓側のベッドが用意されていた。大きな窓から病院の建物と、その先に柏の工場群が見渡せる。しかも、ベッド回りのスペースが廊下側に比べて2倍近く広い。やはり、窓側にして正解だった。

隣には、この日、高齢の男性Uさんが入院してきた。付き添っている奥さんと話をしている。カーテンが開け放たれているので、「隣に入院しました金田です。よろしくお願いします」と挨拶する。

「Uです。こちらこそ、よろしく」

穏やかで、感じのいい人だった。挨拶したことがよかったのか、その後、いろいろと話をしてくれた。東北在住で、食道がんになって、地元の病院で陽子線治療を試みたという。だが、副作用で喉に近い場所に狭窄が起きて、食べ物を飲み込むことが難しくなった。東北の病院では対応できないため、がんセンターを紹介されて、内視鏡で喉を広げる処置を受けるという。それほど難しい治療ではないだろう。少しうらやましく思う。


看護師がやってきて、明日からの抗がん剤の点滴に備えて、針が刺される。だが、今までと違って、刺した後も痛みを感じた。

「痛みはありますか?」

看護師に聞かれる。

「痛いっすね」

そう言うと、看護師は針の角度を変えてみる。

「どうですか?」

「少し痛みが治まったような気がします」

「では、これで様子を見ましょう」

少し不安になるが、時間がたてば慣れるかもしれない。そう思っていたが、深夜、痛みが走って起きてしまう。

——午前2時か。この時間だと、点滴針を交換してもらうこともできないな。

結局、朝まで眠れずに過ごした。

6月12日(金)

今日の担当は、新人の看護師Rさん。

——この病棟でも、新人が当てられたか……。

だが、前回の入院で、新人看護師には慣れている。新人だからこその慎重な対応もある。

「金田さん、針が痛むんでしたら、交換した方がいいですかね」

「いや、耐えられない痛みではないので、このままやってみますよ」

そう言って生理食塩水の点滴を始めたが、抗がん剤を打ち始める時間になって、Rさんが意を決してこう言ってきた。

「やっぱり点滴針を替えましょう。抗がん剤が漏れたら大変ですから」

そう言うと、ベテラン看護師に頼んでくれて、昼食前に針を交換してもらった。嘘のように痛みが消える。新人Rさんの慎重な判断に助けられた。

6月13日(土)

今日も担当は新人のRさん。同じ人が連日、担当することは珍しい。Rさんは何事にも前向きだから、面倒なことも頼みやすい。

「金田さん、今日はシャワー浴びますか?」

点滴中にシャワーを浴びるためには、いったん点滴を外して、針の周りをテープで覆ってもらわないとならない。看護師の手を煩わせるために、頼みにくい。

だが、Rさんは自ら申し出てくれた。

「はい。じゃあ、昼すぎにお願いします」

午前中、出版社から原稿ゲラが病室に届く。締め切りは来週木曜日、つまり入院中にチェックして送り返さなければならない。

届いた分厚いゲラの束を、赤ペン片手にチェックしていると、Rさんが珍しそうに眺めている。まあ、入院中にゲラチェックをする患者は少ないだろう。持ち込んだ資料や取材メモを引っくり返しながらの作業が続く。ベッドやテーブルには、書類が散乱する。窓側の広い病室でよかった。廊下側だったら、書類の整理などがかなり難航したに違いない。

シャワーの時間になり、Rさんがやってくる。新人だからだろうか、かなり厳重に点滴針の周りを、テープで巻いてくれた。まあ、慎重で丁寧な処置をしてもらえるし、悪い気はしない。新人を当てられると、意外に得なことが多い。

6月14日（日）

寝不足のまま朝を迎える。

昨晩、夜中に何度も制御モーターの警報音が鳴ったからだ。寝返りを打つとチューブが圧迫され、抗がん剤の流れが悪くなる。それが「閉塞」と判断されて、警報音が発せられる。看護師が懐中電灯を持って、忍び足で近づいてくる気配がある。私は起き上がって、カーテンが開くのを待つ。

「すいません。鳴ってしまいました」

モーターが警報音を発しても、本当に問題が起きているケースはほとんどない。抗がん剤は放射性物質を含んでいるため、もし漏れるようなことがあれば大事故となる。そのため、ちょっとした変化でも反応するように設定されている。

昨晩は22時、午前3時半、4時、5時と4回も鳴ってしまい、恐らく4人部屋のほかの患者たちも、そのたびに起こされたに違いない。

看護師の朝の回診で、同室の患者が「昨夜は眠れましたか？」と聞かれると、みな押し黙っている。私は申し訳ない気持ちになる。

今日も、私の担当看護師は新人のRさん。これで3日連続となる。はっきり言って異例のことだ。病室のほかの患者には、ベテラン看護師が日替わりで担当についている。だが、今の自分には、Rさんの方が気兼ねなく過ごせていい。ベッドに横になると、窓越しに柏の青空が広がる——穏やかな時間が過ぎていく。

6月15日(月)

週末の静かだった病棟が、月曜になると、また喧噪の中に突入していく。多くの医師が回診し、週末に起きたことに対応する。

廊下側のベッドのカーテンを開け放ってマンガを読んでいるTさんが、いつもの呑気そうな雰囲気とは打って変わって、深刻そうに会話をしている。どうやら、肺の状態が思わしくないようだ。

Tさんは営業の仕事をしながら放射線治療を続けている。近く重要なアポが入っているようで、「それまでに退院したい」と訴え続けている。

「先生、この仕事に行かないとまずいんですよ」

だが、主治医は退院の許可を出そうとしない。それどころか、状態が良くならないため、ついにこう切り出した。

「ちょっと手術をしますか」

若い医師からそう提案されて、Tさんは困惑と苛立ちを隠せない。

「いや、簡単に言うけど、もう、仕事が入っていて、戻らないとまずいんだよ。あとさ、簡単に手術って言うけどさ、先立つものがないわけだ」

要するに、手術代が用意できないということだ。

「それ（カネ）をどこから持ってくるか。そういう問題が、こっちにはあるんだよ」

考えてみれば、その通りである。医師はがんを治療することに意識が集中していて、できる治療はすべて施そうとする。だが、患者からしてみれば、カネや仕事への影響を考えざるをえない。そこには、患者それぞれの事情がある。

「ですけど、このまま退院してもらうわけにはいきません。ポンプを持って退院しますか？」

「えっ、これを抱えて客先に行くってこと……」

Tさんは巨大なポンプを眺める。これを引きずって客先に行けば、相手が驚くに決まっている。大事な商談が破談になるリスクすら考えられる。

だが、はたで聞いていても、Tさんの病状では、仕事に復帰することは危険だと思われる。肺から空気が漏れていて、何かあれば生命に関わる事態もありえる。

結局、Tさんはこの日、手術を受け入れることになる。彼がオペに行っていたのは数時間だったろうか。緊急手術からベッドに戻ったTさんは、思ったより調子がよさそうだった。

そこに医師がやってくる。

「Tさん、あの問題だった影ですが、がんでした。だから、手術のついでにガッツリ取ってきました」

違う手術の目的で切開したら、気になっていた別の場所にがんがあった、ということらしい。

Tさんはがんが新たに見つかったことに言葉が出ない。だが、それでも退院を急ごうとリハビリに必死だった。

それぞれの人生を抱えて、がん病棟の慌ただしい一週間が始まる。

午前11時、隣のベッドに高齢の患者Cさんがやってきた。あさってに食道がんの手術をするという。病院側から手術の説明が始まる。私が1カ月後に受けることになる食道全摘手術である。なので、自分が受けるつもりでイメージトレーニングとして聞いていた。

「荷物はまとめて、ICUのロッカーに入れておいてください。当日はロボットを使った手術となります」

「えっ、ロボット……」

「ロボットを先生が操作して手術します」

「それって、大丈夫なのか……」

東大病院でも食道がんの患者を見ていたが、自分が受ける手術のやり方を事前に調べている人はほとんどいない。ロボット手術がどういう施術か分かっていない。そもそも、ロボットが手術を支援することすら知らない。

「手術時間は9時間になります」

「あれ、6時間と聞いていたけどなあ」

「朝9時に始まって、午後6時に終わります。ただ、手術中は麻酔をしていますので。酸素などは鼻から管で入れます。尿は膀胱から管をつないで排泄します。点滴がつながれますし、ロボット手術の器具なども体に入れますので、その管がいくつか挿入されます。あと指や足にも器具が装着されます」

要するに、全身に管が取り付けられた状態になるわけだ。この説明だけで、いかに大手術かが想像できる。

「ICUに2泊してもらいますが、手術の翌日からリハビリが始まり、立ち上がって歩いてもらいます。1週間もたつと、だいぶ管が体から抜けてきます」

私はすでに知っていることではあるが、何度聞いても壮絶な経緯を辿ることを、思い知らされる。

「手術後は食事のとり方が変わります。そこは、また栄養士も含めて説明しますので、練習していきましょう」

手術後、まずは水や流動食を摂取することから始まる。食道をすべて摘出して、胃を引っ張り上げて喉につなぐため、水ですら飲み込み方が変わってくる。食事もこれまでのように食べることはできない。もちろん、Cさんはそんな予習はしていないだろう。

だが、ネットで検索すれば、個人が書き込んでいる「食道がん日記」のようなサイトも数多く見つかる。30代で食道がんの全摘手術を受けた人のブログでは、5年以上たってもカレーやとんかつを食べるとダンピング症状を起こして、嘔吐してしまうと書かれていた。

こうした具体的な回復過程は、手術前に病院側が詳しく患者に伝えることはまずない。少なくとも、私はそうした場面を見たことがない。手術の方法すらよく分かっていない患者が多いし、当然ながら、手術の先のことなど予想だにしていない。

こうした病院側の患者への接し方を横で見ていて、いつも思うことがある。

すべてを詳しく説明したら、果たして高齢の患者たちは、食道全摘手術を受けるのだろうか。

6月16日（火）

今日の担当看護師は新人のＩさん。ついに、私の元にやってきた6人目の新人となる。ここまで来ると、もう驚きはない。

新人が担当となると、シャワーを浴びやすいというメリットがある。逆に、忙しいベテランが担当だと分かると、蒸しタオルをもらって、体を拭いて済ませていた。

「今日はシャワーをお願いします」

そう言うと、Ｉさんは「分かりました」と笑顔で答える。ところが、シャワーの時間になって、防水テープを貼ってくれるのかと思ったら、やってきたＩさんは「処置室にお願いします」と言う。

ナースステーションに併設されている処置室に行くと、ベテラン看護師がやってくる。Ｉさんはまだテープを巻いたことがないため、ベテラン看護師に指導を受けながらの作業となった。

——これじゃあ実験台だなあ。

そう心の中でつぶやいたが、まあ、これも経験である。医療の理解に役立つし、悪いことではないと思い直した。ベテランは処置のコツや注意点を教え込む。こうして新人とともに施術を覚えてきたため、がん治療の知識はかなり蓄えることができた。それを、詳細にノートに書き取る。ちょっとした知的財産ができたかもしれない。

6月17日（水）

早朝、看護師がベッドにやってきて、いきなり起こされる。何事かと思って眠い目をこする。

「採血をやってもいいですか」

「え、今ですか？ まあ、いいですけど」

時計を見ると、まだ5時半だ。起床時間にもなっていない。今日、点滴の針が抜ける予定で、この血液検査にパスすれば、明日には退院できる。まあ、少しでも早く採血をして、結果が分かるならばいいか。

それにしても、思いのほか早く起こされてしまった。

明日、病院1階のコンビニから郵送しなければならない原稿ゲラの最終チェックをする。昨日までに2回の精読を済ませていたので、ざっと全体に目を通せば十分だろう。

赤ペンを握って原稿と格闘していると、朝食前の静かな廊下から、退院する老人と若い看護師の会話が聞こえてきた。

「本当にありがとうございました。ここのおかげです。もう病院に足を向けて眠れません」

「いいえ。治った後が大事ですから。リハビリダンスをして、健康でいてくださいね」

朝の会話が、廊下に響いている。

もしかしたら、私は感謝の気持ちが足りないのかもしれない――。

この病棟にいる患者の中では、私は若い部類に入る。なんとか、がんになる前の体に戻りたい、戻れるはずだと思ってもがいている。

だが、食道がんのことを調べるうちに、20～30年前の医療だったら、もう死に際に追い込まれていてもおかしくないことが分かってきた。

これから先は、本来ならなかったはずの〝余命〟と考えた方がいいのかもしれない。医療の進歩が、この病状から回復することを可能にしてくれた。だが、完全にがんを消し去り、かつての体に戻ることはできない。

人生を転換する――。もう、かつての自分は死んだのだ。

現代医療のおかげで、もう一度、生きる機会を得ることができた。それなら、日々、できることに集中しよう。

昼すぎ、原稿ゲラをチェックしていると、またRさんが珍しそうに眺めている。

「入院しながら原稿を書く人って珍しいですね」

散乱しているゲラや資料、iPadなどを見渡す。確かに、ちょっと不思議な空間ではある。

「そうなんだ」

「うーん、まだここに来たばかりだから分からないけど、見たことないですね。本を書いたんですか」

「いや、ここで書いたわけじゃないけど、印刷する前の原稿をチェックしているんですよ」

そう言うと、原稿の束をまとめて、ドンとテーブルに置いた。

「まあ、ほぼ仕上がりました」

「おめでとうございます」

それにしても、1週間ほどの入院で、4日間をRさんに担当してもらったことになる。

「明日、退院ですね」

「おかげさまで、楽しく過ごすことができました」

「そうですか。明日、最後のご挨拶ができるといいんですけど」

「まあ、明日も担当なんじゃないの」

「いや、明日は退院だから、たぶん、違うと思います」

そうか、退院日は複雑な手続きがあるから、ベテランが担当するのだろう。

午後5時、Rさんが夜勤と交代する時間に、挨拶をして別れた。

「また、来るんですよね」

「次は手術で来ます。1カ月後ぐらいかな」

「では、また」

そうだ。次の入院は、もう手術を受ける時なのだ。Cさんは、無事、手術が終わっただろうか。2日前、手術をどう受けるかも知らなかったCさんは、今頃ICUで、体中に管が付けられた状態になって横たわっているだろう。その姿を想像した。それは、1カ月後の自分でもあった。

6月18日（木）

退院の日は、いつも、ちょっと後ろめたい気分になる。

朝から、退院の手続きが続く。慌ただしく看護師や薬剤師がやってきて、書類にサインしたり、処方薬を受け取ったりとバタバタする。

だが、4人部屋には、これからも闘病が続いていく患者たちがいる。一緒に苦しい治療をしてきたのだから、同時にみな退院できればいいのだが、そんなことはまず起こらない。1人ずつ抜けていくのは仕方のないこととはいえ、どこか居心地が悪い。

残った患者で、退院のメドが立っている人はまだいい。決められた通りの治療が終われば、自宅に帰ることができる。

だが、がんを再発して、治療を医師と話し合いながら、手探りで進めている患者も少なくない。病状が悪化していく患者が隣にいると、医師との会話や処置の音が聞こえてくる。隣にいる私の方が緊張に震えることも少なくない。

午前10時。退院日にベッドを後にする時間である。多くの患者は、早く家に帰りたいからか、朝食が終わるとすぐに着替えて、帰り支度を始める。

私はギリギリまで私服に着替えないことにしている。なぜなら、ジーパンにTシャツ姿になると、病室で浮いた存在になるからだ。

退院の手続きにやってくる看護師や病院の関係者は、「こいつ、退院する気はあるのか」と怪訝（けげん）な表情を浮かべる。なにせ、ベッドはまだ資料が散らばっていて、テーブルにもモノが山積みになっている。

9時30分、ようやく着替えを始めて、一気にスーツケースに荷物を詰め込み、ほかの患者に挨拶して病室を後にする。

10時ちょうどにナースステーション前を通りすぎようとした時、廊下で作業をするRさんがいた。

「あ、金田さん、退院ですね。お気をつけて」

「はい。本当に、ありがとうございました」

そう言いながら手を振って、通りすぎた。Rさんとは、この朝、どこかで必ずすれ違うような気がしていた。なぜかは分からないが、確信に近いものがあった。

1階に降りて、コンビニで原稿ゲラを出版社に郵送した。そして、正面玄関につけているタクシーに乗り込んだ。

「三鷹の方なので、高速に乗って大泉インターで降りてください。あとは、私が案内します」

そう言うと、シートにもたれかかった。疲れがどっと襲ってくる。これまでの抗がん剤治療の後と違って、明らかに副作用が強く出ている。

自宅についてスーツケースを置くと、近所の喫茶店に行って、トマトパスタを注文する。病院食では、こうした味の濃い食事は出てこない。ここのトマトパスタはお気に入りなので、退院して最初に食べることにしている。

だが、一口食べて衝撃を受ける。味がいつもと違っている。うま味を感じない。というか、苦みのような感覚が混じっている。最初は、味を変えたのかと思ったが、そんなはずはないだろう。

手が止まった。フォークに巻きついていたパスタが、するりと抜け落ちていく。

――このまま、味覚が変わってしまうのだろうか。

言い知れぬ不安が襲ってくる。見慣れた喫茶店の風景の中で、自分だけが急速に変化している。その時間の流れのギャップに耐え切れず、席を立った。

店を出る。6月の太陽がまぶしく降り注ぎ、頭の中にフラッシュをたいたような閃光を感じた。足が止まった。一瞬、どこに向かおうとしているのか、帰るべき場所が分からなくなった。

6月22日（月）

今週は、火曜日と木曜日にがんセンターで検査があるため、今日から柏のホテルに3連泊することにした。

昼すぎの総武線は予想通りガラガラだった。しかも、三鷹駅は始発駅なので、すでに車両がホームに止まっていて、待つこともない。都心を抜け、柏の葉キャンパス駅の駅前に立った時、時刻はちょうどチェックインの午後3時になっていた。

駅前には巨大ショッピングセンター「ららぽーと」がそびえる。その右手に、今回の宿泊先である三井ガーデンホテル柏の葉が見える。徒歩2分でフロントに着く。

6階の部屋には、大きな窓が設置されていて、つくばエクスプレスの電車が眼下に見える。夜、部屋で休みながら、行き来する電車を眺めていた。高架の上を走る列車は、車内の光で輝いて見える。そして、帰路につく人々で混み合っている。

人の数だけ人生がある。彼らは、もう少しで自宅に着くのだろう。それぞれの家庭と生活が、この地に息づいている。

ひとりホテルの部屋で頬杖をついていると、幾度となく満員電車が通りすぎていく。そのたびに、世界が少しずつ遠くに離れていくように感じた。

6月23日（火）

朝、駅前からがんセンター行きのバスに乗る。10分ほどで病院に到着する。混み合う車内のおよそ半分はがん患者だろうか。

がんセンターに入って再診機に患者カードを入れ、その日の日程表と呼び出し端末を受け取る。まずはエスカレータで2階に上がり、血液検査を受ける。

朝の時間、血液検査室は多くの患者でごった返す。整理券を受け取って、イスに座って順番を待つ。すると、携帯にメールが入ってくる。送信者は、能楽師の宮内美樹さん。会社員から能の世界に転じ、伝統に縛られていた世界を変えるスターとして注目を浴びていた。彼女がシテ（主役）を演じると、国立能楽堂のチケットが完売となる、新進気鋭の女性能楽師だ。

友人に紹介されたのは半年ほど前のこと。それから、彼女の半生記を書くために取材を進めてきた。よく、吉祥寺で飲みながら、延々と5～6時間、取材をした。そんな中、3カ月前に私が食道がんになると、「東大病院なら近いので、何かあったら用事を申しつけてください」と言ってくれた。ちなみに、彼女は都心に自宅と稽古場を持っている。

その宮内さんからのメールが届いた。

「金田さん　その後、抗がん剤投与はいかがですか。お身体への差し障りを心配しています」

そう始まったメールを読み、指でスクロールした次の瞬間、目を疑った。

「実は、私も大腸がんになってしまいました」

親しい知人が同時にがんになる。そんなことがあるのか……。

だが、驚くのは早かった。それに続く文章は、にわかに信じられない内容だった。

「K病院にお世話になっていましたが、現代医療ではなく、自然治療で行くことにしました。今、その一環で断食中です。ステージはかなり進んでいるらしいのですが（「らしい」というのは、即手術前提の正式告知前に辞してしまったからです）、自分自身で決めたことなので、今後どんな状況になっても粛々と受け止めようと思っています」

その衝撃のメールに、自分の検査のことを忘れて、頭を抱えた。

――これは現実なのか……。

少し冷静さを取り戻してから、メールを打ち返す。

「宮内さん　驚きです。お決めになったことを信じて、お互いに頑張りましょう。今日、少しでも電話でお話しするお時間ありますでしょうか？　もしご都合のよろしい時間帯があれば、よろしくお願い致します」

すぐにメールで返信があり、いつでも電話に出られるという連絡が入った。

「検査が終わって病院を出たら、こちらから電話します」

そう返信して、携帯電話をポケットに突っ込んだ。

――それにしても、「手術前提の正式告知前に辞してしまった」とは、どういうことなのか。医療を放棄したということか……。

不安が頭の中を覆っていく。

血液検査を終えると、10時半から小島先生の外来診察を受ける。血液検査の結果、白血球や好中球の数値が低く、免疫力が落ちていると指摘された。抗がん剤治療が続いて、薬剤の蓄積で体に負担がかかっているのだろう、確かに倦怠感が増している気がする。

だが、正直に言うと、この日の診療はほとんど記憶に残っていない。とにかく、早く終えて、ホテルに戻って宮内さんに電話をかけようと、そればかりを考えていた。

バスで柏の葉キャンパス駅前に戻ると、ホテルの部屋に荷物を放り投げ、携帯電話とパソコンを持って駅前のタリーズに入る。窓側の席に座ってパソコンを立ち上げ、大腸がんについて一通り、病気の概要や治療法をチェックする。調べる限り、大腸がんはステージ3まで進行していても、手術さえすれば5年生存率は76・6%と高い。食道がんと違って、開腹さえすればメスが大腸に届くので、肋骨を折ったり、片肺を潰すような必要はない。

――これなら、宮内さんは大丈夫ではないか。

少し大腸がんについて知識を得たことで、気持ちが落ち着いてくる。

携帯を持って店の外に出て、電話をかける。数コールで宮内さんが出た。

「宮内さん、お久しぶりです」

「金田さん、調子はいかがですか」

「いや、調子って、私はもう治療しているので大丈夫ですが、それより宮内さんこそ、調子はいかがですか」

「はい、おかげさまで。K病院の治療はお断りして、自然治療にしたら良くなってきました」

「……K病院はなんと言っているんですか」

「手術をして、その後に抗がん剤治療をすると言っていましたね。手術の日程まで示されたんですが、お断りしました」

「でも、大腸がんで手術ができる状態ならステージ3以下だから、治りますよ」

大腸がんの標準治療では、ステージ4ならば手術は行わず、放射線と抗がん剤治療で経過観察するはずだ。手術を提示されたということは、ステージ3以下だと医師が判断していると思われる。ならば、寛解する可能性は高い。

「でも、ちょっと進め方が強引で。あと、抗がん剤をやったら能の活動にも影響があるので」

「いや、でも現代医療をやめるのは、どうかと思いますけど……。私も東大病院から転院したので、大病院の課題は理解しているつもりです。患者のことを考えてないところは気になりますよ。でも、宮内さんは現代医療を否定しているわけじゃないですよね？」

「私は普通に受けてきました」

「でしょ。それなら、セカンドオピニオンをがん研で受けたらどうですかね。場所も有明だから近いですよ。あと、がんセンターの築地でもいいかと思います」

とにかく、自然医療だけでがんに対処するのはリスクが大きいと思った。現代医療との併用ならば、まだ話は分かる。

何度か押し問答が続いたが、最後には宮内さんが折れた。

「分かりました。がん研に行ってみますね」

そう言って電話が終わった。

ほっと一息ついて、店内に戻って席についた。氷がほとんど溶けたアイスティーで渇いた口を潤した。

——しかし、本当に宮内さんはがん研にセカンドオピニオンを受けに行くだろうか。

頑固で、一度決めたら意志を貫き通す。その性格が、能の世界では古い慣習を打破する突進力としてプラスに働いた。だが、現代医療に不信を抱いたとすると、もしかしたら、同じ場所に戻るのは容易ではないかもしれない。

一抹の不安が頭をよぎる。

6月25日（木）

三井ガーデンホテルをチェックアウトする。初夏の光が差し込むガラス張りのロビーフロアは、晴れやかな気持ちにさせてくれる。外に出ると若い人が駅前にあふれている。バスでがんセンターに向かう車内にも、学生らしき若者が多く乗っている。恐らく、がんセンターに隣接する東大大学院の学生たちだろう。

かつてゴルフ場だった場所につくばエクスプレスが開通し、三井不動産が新駅の周辺を大規模開発した。すべてが新しく設計された街で、駅とららぽーとを囲むように高層マンションが建ち並ぶ。さらに、駅の西側には千葉大学、東京大学のキャンパスが広がり、その先にがんセンターが位置する。

街には学生や若い家族が多く、老人の姿がほとんど見られない。高齢化が進む日本では珍しく、若くて活気のある空気がみなぎっている。

バスが病院に着くと、がん患者と東大大学院生が下車する。一方は病院の建物に吸い込まれ、もう一方は隣のキャンパスに向かって逆方向に歩き出す。

いつものように血液検査から始まり、ＣＴと内視鏡検査を受けて、11時半から小島先生の外来診察となった。

「うん。上と下のがんは消えてますね」

内視鏡の画像を見ながら、小島先生は表情を変えずに、そう言った。

「えっ、消えたんですか」

「そうですね。ただ、表面上は見えなくなっただけで、抗がん剤でがんが完全に消滅することはないとされています。だから、手術で取ることに変わりはないんですが」

そうは言っても、とりあえず内視鏡で見えなくなったことは、一安心ではある。抗がん剤が効いて、がんが小さくなってきていることは間違いない。

午後1時、外科医の藤田先生の診察があった。久々に、執刀医である藤田先生と会うことになる。抗がん剤治療中は、内科の病棟に藤田先生が回診に来ることはなかった。そもそも、年間170件の食道がんの手術を、藤田先生と若手医師の2人体制で担当している。「休日もオペをしている」とも言われるほど多忙を極めるため、病棟を回診する時間的余裕がないだろう。だが、診察で向き合うと、患者の話を最後まで聞き、話を途中で切り上げるようなことはしない。そこが、患者から信頼されるポイントだと分かっている。

「抗がん剤でがんが小さくなっていますね」

藤田先生は満足そうに、内視鏡とCTの画像を見ていた。

「では、予定通り、1カ月後ぐらいに手術ということでいきましょう」

そこで、かねてから気になっていたことを聞いてみる。

「先生、ロボットを使って手術をしてもらえるんでしょうか」

藤田先生はちょっと考えるような表情になった。

「その予定です。でも、手術の日が決まらないと、その時にロボットがあいているかどうか、分かりませんので」

――そうか。ロボットを使う手術は食道がんだけではないから、今から私の手術に使うと明言できないわけだ。しかし、ロボットが使えるかどうかで、手術のやり方や、傷の残り方、その後の回復が大きく変わってくる。

それでも、入院日が決まらないことには、ロボットの使用は確定しない。もどかしいが、これればかりは待つしかない。

「では、今日は入院準備センターで説明を聞いてから帰ってください」

この日、手術の日程は示されなかったが、次回の藤田先生の診察が2週間後の7月9日木曜日と決まった。その日には、入院日程が示されるはずだ。

入院準備センターでは、外科病棟の看護師が、手術前の入院に必要なものを一つひとつ解説する。ＩＣＵに持ち込む「おしりふきティッシュ」や「マジックテープつき腹帯」などを、実物を見せてくれた。

「すべて1階のコンビニで売っています」

それをiPhoneで撮影しながら、こうした準備が必要になるＩＣＵ入院と、そのベッドに横たわっている状況を想像した。

こうした光景を想像するたびに、少し背筋が寒くなる。そんなことを考えていたからだろう、1階の売店で入院用品を購入することを忘れて、帰路についてしまった。三鷹駅まで戻ってきて、ようやく思い出した。

――まあ、手術前にもう一回、病院に行くのだから、その時に買えばいいか。

そう思いながら、意識の底に、治療に抵抗している自分の存在に気づく。心のどこかに、この治療でいいのか、疑念を抱いているもう一人の自分がいる。

6月26日(金)

ここ数日、能楽師の宮内さんと連絡がとれない。

メールで、がん研のセカンドオピニオンが進んでいるか尋ねたが、返信がない。悪い予感がうずく。

11時半、ようやく宮内さんからメールが送られてきた。

「こんにちは。自然治療の一環で新たに始まった『金の延べ棒療法』への対応でバタバタしており、K病院にまだ連絡していません(汗)。金田さんご自身大変な時なのに、お気遣いありがとうございます」

――金の延べ棒療法? そんながん治療が効果が高いのか。聞いたことがないな。

メールに治療院のURLが貼り付けられていたので、早速、クリックしてみる。画面には、「邪気を見つけ、取り去る」と書かれている。都内マンションの一室で、金の延べ棒をかざして、がんなどの難病を治療するという。

――この治療法だけで大腸がんを治すつもりなのか……。

これまで抱いていた嫌な予感が、現実のものになった。

すぐに宮内さんに電話をかける。宮内さんは、私が何を言ってくるのか予期していたのだろう。自ら話し始めた。

「金田さん、すいません、バタバタしてしまって返信が遅れてしまって」

少し緊張感のある早い口調で、忙しい状況を伝えようとしている。

「いや、それはいいんですけど、もうメールにあった治療は始めているんですか」

「はい。ここ数日、通っているんですが、とても効果が出ているんです。便にゼリー状のものがドバッと出てきて、それが今まで見たこともないものだったんです。それを先生に話すと、『それががんです』と。『医療界では理解できないことが実際には起きる。だが、彼らは信じようとしない』って」

「……」

電話で、宮内さんは興奮した様子で、複数の自然療法の〝効果〟を話していく。そのうちのいくつかの療法は、私も実際に調べたことがある。彼女の話が終わると、私はそのうちの一つについて、こう話した。

「金の延べ棒療法は、私が調べたり取材したわけではないので、よく分かりません。でも、宮内さんがやっている一つについてはよく知っています。それについては、私は詐欺だと思っていますから」

「……」

今度は、彼女の方が沈黙した。

「宮内さん、余計なことを言ってすいません。ただ、私は自分が調べて辿り着いた結論があるので、言っておかないと、私が後で後悔しそうなので」

「金田さんのご心配されていることは分かりました」

そう言って電話は切れた。

たぶん、宮内さんは今の治療法を続けるのだろう。彼女の意志の強さはよく分かっている。

それにしても、効果が立証されていない様々な治療が、この世の中にあふれている。がんをはじめとした難病にかかった人は、現代医療の限界を感じると、そうした治療に救いを求めていく。また、現代医療を受けながらも、さらに高い治療効果を願って、そうした世界に足を踏み込んでいく人も少なくない。

それを止めることは難しい。ジャーナリストとして活動してきても、すべての代替治療を「効果なし」と言えるほどの調査・取材ができるはずもない。

これは、現代社会における必要悪なのか――。

無力感が静かに頭の上にのしかかってくる。うなだれながら、電話が切れたiPhoneの黒い画面をしばらく見つめていた。

6月28日(日)

朝起きて携帯を見ると、深夜の午前2時に、能楽師の宮内さんからメールが届いていた。恐る恐る、スクロールして読み始める。

「金田さん　夜分恐れ入ります。

手術を受けることに決めました。明日29日、K病院に頭を下げてがん研への紹介状をお願いしてきます。金田さんがずっとご心配くださっていたことが、頭の隅で引っかかっていて、決め手になりました。ご自身が大変な状態なのに私のことをお気遣いくださって、本当にありがとうございました。詳しくは後日お電話にて。宮内」

心に重く引っかかっていたものが、この瞬間にすっと降りた。返信を書く。

「本当によかったです。なんか宮内さんが悩んで決めているのに、失礼なことを言っている自分に幻滅しておりました。とにかく、手術がうまくいくことを祈っております。K病院もがん研も、手術を受けたいと言えば、それなりにプロの対処をするはずです。行き詰まったらご連絡ください。

私は一昨日にゲラを脱稿し、まったくの暇ですので、いつでもお電話ください。お待ちしております」

そうメールを打つ。しばらく考えて、宮内さんに直接、電話をかけることにした。宮内さんはすぐに電話に出た。

「よかったですよ。よくK病院に戻る決断ができましたね」

「金田さんの言葉が後押しになりました」
「いや、それだけではないでしょう。いろいろな人が、現代医療に戻ることを勧めたんじゃないですか」
「はい。お弟子さんたちから、涙ながらに訴えられました」
——やはり、多くの人がK病院から飛び出して、自然療法に走ったことに驚いたに違いない。彼女は職業柄、多くの著名人と親交がある。その中には有名な医師もいるようで、手術を受けるように強く説得されたという。

翌日の午前11時45分、メールが入った。

「金田さん、病院終わりました。7月6~9日にかけてCT、内視鏡検査等をし、7月10日に手術について相談、という段取りになりました。宮内」

K病院は、「出戻り」の宮内さんを受け入れて、すぐに日程を組み直してくれたようだ。最善の対応をしていることがうかがえる。

「いやあ、早期に対応してもらえてよかったです。ちなみに、同じ頃の7月9日に、私も手術の日程が決まります。お互い頑張りましょう」

しかし、不思議なものだ。つい半年前、彼女がシテ（主役）を演じた国立能楽堂での能舞台が大盛況のうちに幕を閉じ、翌日、青山の寿司店で祝杯をあげた。そうしながら、彼女の半生を描くための取材を進めていた。その時、半年後に2人とも進行がんを患っているとは夢にも思わなかった。

組織から飛び出して、表現の世界に生きる――。

互いに通じるものがあり、重圧と苦しみは共有している。それだけに数奇な運命を感じざるをえない。

第六章

大転換

6月29日(月)

食道がんになってから、人から電話がかかってくることが少なくなった。治療で苦しんでいる人に電話をしてはいけない、という心理が働くらしい。そうした中で、わざわざ電話をかけてくる輩(やから)は、なかなかの強者だ。私も病気について聞かれると、ついすべてを話し伝えようとしてしまう。だから、電話は非常に長くなる。

電話で会話が始まると、私は自宅を出て、近くを流れる川辺の遊歩道を歩くことにしている。ちょっとした運動にもなる。

午後2時すぎ、携帯電話が鳴り、「吉野源太郎」と表示された。食道がんの手術で18キロも体重が落ちた話を聞いたのが1カ月前のことである。「今度、ゆっくり話すよ。壮絶ですよ」と言って電話を切って以来だ。

これは長くなる。自宅の書斎で原稿を書いていたが、すぐにニット帽を被り、マスクをして遊歩道に向かった。

電話口で〝吉野節〟が始まった。

「いやさ、それは壮絶な話ですよ。そもそも、手術をして病室に戻ったら、主治医が『吉野さん、よく生きて戻ってきたね』って言うわけだからさ」

「かなり、食道がんが重かったってことですか」

「重いもなにも、かみさんは『死体が歩いているようだった』って言うぐらいだからさ。食事もできなかったんだよ」

食道がんが見つかり、まずは抗がん剤を始めたという。だが、その効果が見られず、すぐに手術台に送られて10時間を超える手術を受ける。

「手術が終わったら、もう食欲がないんだよ。だから、むりやり食事を口に押し込んでいるわけですよ。もう、食べることが楽しみじゃなくなった。たまに、テレビでステーキを食ってい る番組が流れるけど、そもそもステーキなんて食べられないんだよ。食っても一口でおしまい。それ以上は食べられない」

「じゃあ、外食はどうするんですか？」

「金田くん、分かってないな。そもそも外食なんてすることは、ほとんどないわけ。だって、食事を1人前も食べられないんだから。ちょこっと手をつけて、あとは『ごめんなさい』をするわけだ」

「そうすると、出張は……」

「できませんよ。そもそも、横になって眠れないんだから。寝ていると、胃酸が上がってきてしまう」

――そうか。出張先でホテルに泊まると、病院のように上体が上がるようなベッドではないから、横になって眠ることができないわけだ。これは、取材活動に大きな制約となる。

「もう外に出るだけでも大変なんですよ。近くの小学校に歩いていくのも一仕事なんだから」

体力の回復もままならない、ということか。もしかして、ロボットや胸腔鏡を使った手術ではなくて、体に負担の重い開胸手術をしたのだろうか。

「吉野さん、そもそも、手術は胸腔鏡を使ったんですか？」

「ん？」

――もしかして、胸腔鏡を知らないのか。

「いや、開胸だったんですか……。あの、胸を開いて手術したのかっていう……」

「……まあ、手術は10時間以上かかったわけですよ」

「それだけ時間がかかっていると、胸を開けたんですかね」

どうも話がかみ合わない。吉野さんはこう続けた。

「それで、手術が終わって自分の体を見たら、傷だらけで無残なわけですよ。それで、医者に『いったい、どうなったんだ』って聞いたら、図を描いて説明されて、それを見て、『何をしてくれたんだ』って」

傷がひどいということは、開胸手術だったのだろう。それにしても、新聞社の論説委員まで務めた吉野さんをしても、事前に食道がんの手術を調べなかったのか。恐らく、食事もとれない状態で、余裕がなかったに違いない。ならば、患者が何の予備知識もなく手術台に上がるのは、仕方がないことなのかもしれない。

だからこそ、病院側が患者にかみ砕いて、病気のことや手術方法、そして術後の回復を説明するべきではないか。手術が終わってからでは、すでに食道は摘出されていて手遅れだ。もう、後戻りはできないのだ。

もしかしたら、それが狙いなのかもしれない。手術さえしてしまえば、もう患者はあきらめて、現状を受け入れて生きていくしかない……。

「金田さ、問題は手術の後だから。それはもう壮絶ですよ」

電話の最後、吉野さんは、再びそのフレーズを繰り返した。

今回は、その意味が痛いほど理解できた。

電話を切って、そのまま川辺を歩き続けた。

――このまま手術を受けたら、その後の取材活動は大きく制限を受けることになる。それでいいのか……。

何度も自問していく。そのうちに、ある思いが固まってきた。

――手術をやめることはできないのか。抗がん剤でがんが小さくなってきたのなら、あとは放射線で治療する。それで、がんが残っても、あとは「天命」と受け止めて、与えられた時間を思うように取材・執筆した方が自分らしい人生になるのではないか。

吉野さんからの電話は、がんに対する私の向き合い方を決定づけることになった。

6月30日（火）

手術をやめて、放射線治療に切り替える――。

昨日の決意を、早く病院側に伝える必要がある。すでにがんセンターでは、手術に向けた準備が進んでいる。

主治医の藤田先生が、日本一の食道がん執刀医であるという信頼感は変わらない。だが、食道全摘という手術自体が、自分の人生に合っていないのだから仕方がない。

では、どう伝えるか。

直接、藤田先生に話せば、慰留されるかもしれない。実は、がんセンターには「がん相談支援センター」という窓口が設けられている。患者が困っていることについて、医師やソーシャルワーカーが相談に乗るシステムだ。「がんに関する情報について調べたい」「先生から病気のことを説明されたが、難しくてよく分からない」といったケースで相談できると謳っている。つまり、主治医に話しにくい場合に、代わって話に乗ってくれる相談窓口である。

電話をかけると、女性が出た。

「食道がんで手術をする予定の患者ですが、放射線治療について、まだ話を聞いたことがないので、一度、説明を受けてみたいのですが」

そう言うと、まず、こう返答があった。

「セカンドオピニオンを受けたいということですか？」

「いや、ほかの病院で聞きたいのではなくて、東病院の放射線医師にうかがいたいのですが」

「なるほど。そうなると、まず主治医の先生に相談していただくことになります」

「このまま、放射線科に取り次いでもらうことはできないんでしょうか？」

「そうですね、まずは主治医の先生にお話しいただくことになります」

「それで、先生の機嫌を損ねることが怖いのですが」

「うーん。それは、ないと思いますがね」

病院としては、そう言うしかないだろう。

ここまで電話でやりとりをして、今から藤田先生に電話を回してもらってもいいのではないかと思った。私が相談センターに電話をした事実は残る。そうなれば、藤田先生の性格からしても、患者の思いを受け止めるはずだ。ならば、今から電話を回してもらえば、思うように放射線の話が聞けるだろう。

「分かりました。私の担当は、食道外科の藤田先生なのですが」

「藤田ですね。今から取り次いでみますが、よろしいですか」

「はい。お願いします」

さすがに緊張する。放射線治療の話を聞きたいと言ったら、どんな反応をするだろうか。自分の治療を信用していないと思われるのではないか……。

だが、再び同じ女性が電話口に戻ってきた。

「藤田につながらないようです。明日の朝8時半に藤田のオペがあるようなので、その時間に電話をいただけませんか」

「えっ。手術の前にこんな話をしても大丈夫ですかね」

「大丈夫です。ただ、ちょっと電話に出るかどうか分かりませんが」

それはそうだろう。手術前の緊張した時間帯に、ほかの患者からの相談に乗れるのだろうか。しかも、こちらとしても「放射線治療の話を聞きたい」と切り出しにくい。しかし、病院から言われた以上、明日の朝に電話をかけるしかない。

翌7月1日水曜日の朝8時30分、時間ぴったりに相談センターへ電話をかける。男性が電話を受けるが、用件を伝えると、藤田先生に転送してくれた。だが、つながらない。

「今は出られないようです。昼12時に休憩に入るはずなので、もう一度、その時間に電話をいただけませんか」

もう、言われたようにするしかない。だが、昼に電話をしても、やはり藤田先生は電話口に出なかった。

相談センターの担当者は、こう言ってきた。

「すいません。藤田の方からかけ直すそうです」

「いや、手術の途中で電話をいただくのは申し訳ないので、こちらが病院にうかがいますので、あいている時間を聞いていただけませんか」

「分かりました。ちょっと聞いてみます」

その後、相談センターから折り返しの電話があった。

「明日の午後1時半にアポが入りました。外来で藤田を訪ねてください」

「ありがとうございます。では、明日うかがいます」

そう言って電話を切る。緊張感が高まってきた。明日、どう切り出すか。だが、電話で話すよりも、対面で話す方が、相手の表情が分かるし、こちらの思いも伝えやすい。少しずつだが、前進していると感じた。

7月2日（木）

昼すぎにがんセンターに到着する。アポの時間まで、エントランスホールのドトールで昼食をとりながら、藤田先生にどう切り出すか、何度も頭の中でシナリオを描いてみた。

——とにかく、これまで放射線治療について、話を聞いたことがない。そもそも、東大病院で説明を受けるべきだったのだろう。だが、手術という一択で、ほかの選択肢を知らないまま、ここまで来てしまった。しかし、考えてみたら食道全摘手術という治療が、うまくいったとしても、生き方と合致していない気がする。

そうだ。自分のライフスタイルと一致しないということが、最大のポイントだ。

そうしているうちに、呼び出し端末が鳴る。

診察室に入ると、藤田先生はいつもと変わらない落ち着いた雰囲気で座っていた。

「それで、放射線の話を聞きたいと」

藤田先生から話を切り出した。

「はい。ちょっと、これまで放射線の話を聞いたことがなくて。本来は、東大病院で聞くべきだったのでしょうが」

「分かりました。それでは、放射線科の前に、内科の小島先生と話してください。この後、すぐに呼ばれますから、外で待っていてください」

「内科の小島先生ですか？」

「内科が、放射線科と外科の両方を見ていますから」

なるほど、手術と放射線の２つの治療法の中間にいる内科医が、客観的に判断できる立場ということだろう。

「まあ、放射線治療は、金田さんが想像されているように楽じゃないんですけどね」

藤田先生は、やんわりと指摘する。

「いや、楽かどうかというよりも、仕事に合っているかどうかを考えていまして。手術を受けると、当分は前のように動けなくなるので、仕事に支障があるかな、と」

そう言うと、藤田先生は画面の情報を見ながら、こう言った。

「金田さん、肉体労働でしたっけ？」

「はい。肉体労働的要素が強い仕事です」

執筆自体は事務作業のように見えるかもしれないが、取材は肉体労働と言える。特に、海外で貧困地区に入ったり、デモや紛争地帯に足を踏み込むと、身体的危険を感じる場面が少なくない。執筆も深夜に及び、徹夜が続く。体力勝負の仕事であることは間違いない。

それでも、藤田先生は手術に絶対の自信があるのだろう。そのメリットを強調する。

「手術をしても、中長期のＱＯＬ（生活の質）は放射線と変わらないんですけどね。手術をしてから、スキューバダイビングを楽しんでいる人もいますし、フルマラソンを完走する人もいます」

私がイメージする回復とは少し方向性が違うとは思ったが、藤田先生の手術への自信は揺るぎないものがあると感じた。でなければ、患者教室などを開催できるはずがない。

一通りの話が終わると、診察室を出て、内科の受付の前で待った。1時間ぐらいたった午後3時、呼び出し端末が鳴り、診察室に入る。

小島先生はすでに用件を知っていた。

「放射線ですよね」

「はい。手術をした場合、その後、仕事のやり方を大きく変えなければいけないと思って、ちょっと放射線の話も聞いてみたいと思いまして」

「どういうお仕事でしたっけ」

「ものを書いているので、取材で歩き回ったり、出張が多い仕事です。手術を受けると、当分はそういう活動が難しくなるのかなと思いまして。小島先生にやってもらった抗がん剤がかなり効いているので、この後を放射線でやることはできないでしょうかね」

小島先生はこちらに向き直した。

「可能性はあります。放射線は28回やるんですけど、その間に抗がん剤を2クールやります。

ただし問題は、がんが明らかに残ってしまった場合です。カンファレンスで検討して、手術をしなければいけない。その際に、放射線治療によるヤケドがあるので、手術が難しくなります。あと、ヤケドがひどくて、手術することが難しい場合は、定期的に様子を見ていく形になります。まあ、がんが消えるかどうかは五分五分です。そこをどう考えるかですね」

なるほど、放射線をやってみても、がんが残ってしまえば、より難しい外科手術をしなければならないわけだ。

「要するに、ヤケドなどの副作用が大きいんですね」

「これは放射線の先生の考えを聞いてみないと分かりませんが、がんがあったところすべてに（放射線を）当てることになるかもしれない。金田さんは3つがんがあったので、そこに当てるとなると、副作用が大きく出るかもしれない。だから、難しいんですよね」

喉から胃の近くまで、ほぼ食道全体に放射線を当てるということなのだろう。確かに、上半身の大部分が被ばくするようなものかもしれない。こちらの不安を感じ取ったのか、小島先生はこうフォローを入れた。

「まあ、全部当てるとしても、耐えられるとは思いますけどね」

「そこまで広い範囲に放射線を当てる人はあまりいないんですか？」

「そうですね。でも、まったくいないわけではないけどね」

ゼロではないが、珍しいケースなのだろう。

「あとは、金田さんが、どこまで手術をしたくないかですね。どうしても手術をしたくないのならば、放射線は〝あり〟ですけどね」

この、「どうしても手術をしたくないなら」という言葉は引っかかった。裏を返せば、手術が嫌でないなら、放射線ではなくて手術でいった方がいい――そんなニュアンスが読み取れる。

――やはり、放射線ではがんを治療することは難しいのか。

しばし、返答ができなかった。すでに15分ほど経過している。小島先生は、こう口を開いた。

「どちらでもいいと思いますけどね。それぞれ一長一短がありますから。今日、決めなくてもいいですよ」

確かに、今すぐ手術の道を閉ざすことはリスクが大きすぎる。放射線のリスクとリターンがはっきりとしない。治療法や副作用、過去の治療実績を詳しく聞いてみないと判断できないことだ。

「放射線に切り替えた場合、5年生存率はかなり下がるんでしょうか?」

「(がん治療の)最初から化学放射線治療を選んだ場合、(手術より)5~10%ぐらい低いですかね。これは、過去のデータですけどね」

微妙な数字である。この程度の差ならば、リスクを取る価値はありそうだ。少なくとも、術後の生活は、放射線の方が自分の仕事に合っている。

あとは、最先端の放射線治療についても聞いてみる。がんセンター東病院は陽子線という、元素の原子核を加速させた最新放射線治療の施設を持っている。

「先生、陽子線という選択肢はないんですか」

「〝あり〟ですよ。ただ、陽子線は部分的な治療が得意なので、金田さんのように広い範囲に食道がんがあると、当てることができるか分かりません。そこは、放射線の先生に聞いてみないと」

確かに、これまで陽子線や重粒子線といった最新の放射線治療も調べてみたが、局部的ながんには有効だが、広い範囲に照射することは難しいとされている。だが、聞いてみる価値はあるだろう。

「じゃあ、金田さん、この後放射線の先生の話も聞いてみますか」

「できるのであれば、お願いします」

小島先生はパソコンの予定表を確認する。

「では、来週木曜日の11時に放射線の先生の時間を取りました。そこで話を聞いて、終わったら、また僕のところに来てください」

手帳で日程を確認すると、木曜日の午後1時半に藤田先生の外来診察の予定が入っている。この日に手術日程が決まるはずだ。ふと不安が頭をよぎる。

「ちなみに、放射線の話を聞くことで、手術の予定が遅れることはないでしょうか？」

小島先生のパソコンを打つ手が止まった。

「もう手術の予定が入っているんでしたっけ」

「いや、まだ決まっていません。たぶん、来週木曜日に手術の日程が決まるんだと思います。ただ、放射線の話を聞くことで、手術の日程が遅れたりしないかな、と」

「藤田先生に『手術はやめました』と言うまで、（手術が）キャンセルされることは、ありません」

この回答は、私の質問から微妙にポイントがずれている。私が気にしているのは、放射線医師のアポを取ったことで、手術を後回しにされるリスクだった。だが、小島先生が言う「キャンセルされることはない」という回答は、外科医が患者リストから外すかどうか、という話だ。まあ、小島先生が外科医の胸の内を答えられるはずもない。すべては、藤田先生がどう判断するかにかかっている。そもそも、私の質問自体に無理がある。

だが、放射線医師の話を聞くチャンスを逃す手はない。

「分かりました。では、来週、放射線の話をお願いします」

そう言って立ち上がる。

「いずれにしても栄養をとってください。体力を維持することが重要ですから」

そう声をかけられる。頭を下げて、診察室を後にした。がんセンターの正面玄関を出て、外に出た瞬間、得も言われぬ開放感が湧いてきた。

——ついに手術をしない道が拓けた。

これほど気分が晴れるとは思ってもみなかった。心の奥底で、全摘手術に対する疑問がくすぶっていたのだろう。自分に合った治療法を探し当てた——そう確信した瞬間だった。

7月4日(土)

自宅近くの喫茶店で、会社勤務時代の先輩記者Mさんと会った。最初に仕事をしたのは、もう30年近く前のことだ。当時は、まだ女性記者が珍しい時代だったが、彼女は夜討ち朝駆けの取材を厭(いと)わない気骨があった。会社を辞める直前まで、四半世紀もの間、一緒に仕事をした間柄だった。

そのMさんから携帯電話に連絡があったのは数日前のこと。

「金ちゃん、病気で大変なところを申し訳ないんだけど、会うことってできないかな」

「もちろん、大丈夫ですよ。ただ、免疫が下がっているので、自宅近くの駅まで来てもらえると助かるんですが。駅前の喫茶店で話ができますけど」

「そう。じゃあ、悪いんだけど、編集部の人たちからお見舞いを預かっちゃったから、時間をもらいたいんで、いつだったら大丈夫?」

——見舞い? それって、会社の上司が、Mさんに「お使い」を言いつけたということだろうか。

すでにがんになったことは3カ月前にサイトで告知しているので、今さら見舞いが来るとは思ってもみなかった。

だが、喫茶店でテーブルに座るなり、差し出された「お見舞い」の袋と、46人のリストを受け取って、衝撃を受けた。そこに並んでいたのは、編集部の若い世代を中心とした人たちの名前だった。

私はリストをテーブルの左端に置いた。目に入らないようにしないと、かつて一緒に仕事をした時のことが頭を巡るからだ。

コーヒーが運ばれてくる頃には、私の治療の話題になっていた。これまでの経緯を、初めて一気通貫に話した。東大病院からがんセンター東病院に転院したことや、放射線治療に可能性を見いだしたことも……。そして、気づくと2時間が過ぎていた。

店を出て駅の改札まで行き、Mさんの姿が見えなくなるまで見送った。

その夜、書斎で差出人リストの名前を眺めていた。46人、それぞれに思い出がある。

そして、ひとことコメントの一覧も添えられていた。

「金田さんの記事を拝読したいです」「お世話になった後輩として1日も早くご回復されることを祈念し、読者として再び健筆を振るわれる日を楽しみにしています」

そんなコメントが並んでいる。何度も読み返していて、ふと気づいた。そうか、わざわざ46人が見舞いをくれたのは、早く記事を書け、というメッセージなのか……。また、取材しまくって文章を綴り、読ませてくれ、と。

そう思うと、やはり手術ではなく、放射線で治療して、以前と同じように取材・執筆できる状態を取り戻すべきだと思った。単純に、5年生存率が高い治療を選んではいけない。

――このリストは「お守り」だな。

そう感じ取ると、コピーをとって、常にカバンに入れておくことにした。原本は大切にファイルに保管した。そして、これを届けてくれたMさんにお礼のメールを送った。

翌朝、Mさんから返信メールが届いた。

「昨日は長時間ありがとうございました。疲れませんでしたか？

実は、手元に『世界一やさしいがん治療』という本があります。ママ友の夫で、大船中央病院の放射線医師が書いた本です。がん治療の選び方などについて言及していて、参考になるかもしれません。『大学病院を過信するな』など、昨日の金ちゃんの話に合致する記述も多いので、もし興味があれば駅まで届けます。私は時間があるので、気にしないで」

なるほど、放射線医師が書いたものならば、読んでおく価値がありそうだ。がんになってから、多くの人ががん関連書を紹介してくれるが、内容は玉石混交と言っていい。中には、「がんは治療するな」といった、医学的エビデンスが希薄な内容の書籍も少なくない。だが、この本は参考になりそうな予感がする。

「これは読みたいです」と返信すると、すぐにMさんからメールが戻ってきた。

「じゃあ、午後4時30分以降なら駅で手渡し可能です」

――それは、さすがに申し訳ない。彼女の自宅は山手線の内側にあり、郊外の駅に来るには30分近くかかる。

「アマゾンで買えそうなので大丈夫です。Kindle版もあるし」

「そうですね。参考になれば」

そんなメールのやりとりを終えると、すぐにKindle版をダウンロードし、一気に読破した。

この本によると、日本人はがん治療に対する「思い込み」があるという。「手術をしないと治せない」「標準治療を選べば間違いない」「がんは取り切れば安心」といった考え方は、思い込みでしかないと指摘する。そして、こう記す。

「患者さんの価値観も多様化しています。患者さんは治療選択肢の中から、自分のライフスタイルに合った治療法を選ぶ時代が来ているのです」

まさに、我が意を得たり、といった内容だった。著者の武田篤也さんは、放射線医療を専門とする現役の医師だ。慶應大学医学部を卒業後、慶應大学病院や防衛医科大学校病院を経て、大船中央病院に放射線治療センターを開設して、センター長を務めている。こうした専門医が、手術至上主義の問題を指摘していることは、自分の治療を選択する上で心の支えになる。

Mさんにメールで感想を送る。

「すごく勉強になりました。放射線と手術、迷うところです。今は自分の中で五分五分、いや、ほんのちょっと放射線に傾いているかなあ」

すぐに返信が来る。

「参考になったなら、よかったです」

「はい、非常に参考になりました。標準治療を鵜呑みにしなくていい、という言葉に勇気をもらいました」

「よかった。がんばって」

この週末で、放射線治療に切り替える決意が、いよいよ固まっていった。

7月9日（木）

がんセンターの放射線科の診療室に着いたのは、予約時間の少し前のことだった。いつものように再診機に患者カードを入れると、1日の予定表が打ち出された。それを見て、「おや」

と思った。午後1時半に入っていたはずの、外科の藤田先生の予約が消えている。予定されている診察は、午前11時の放射線科と、午後1時の内科の小島先生だけだった。

――放射線科の話を聞く以上、一度、外科の予約は消えるのだろうか？　しかし、小島先生は、「藤田先生に『手術はやめました』と言うまで、キャンセルされることはない」と言っていたはずだが……。

不安が頭をよぎる。放射線科の診察室の前にあるイスに座って順番を待つ。

放射線医師の話を聞く準備はできている。武田さんの著書だけでなく、ほかの書籍やサイトにも目を通し、放射線治療については一通り調べてきた。

――様々なメリットとデメリットが出てくるだろう。だが、放射線治療で多少のリスクや副作用に苦しむことは覚悟している。5年生存率も手術よりは低くなるが、術後の状態はいいはずだ。すべてを聞いた上で、放射線医師に今後の治療をお願いしよう。

そう考えているうちに、呼び出し端末が鳴る。目の前のドアを開ける。

「金田です。よろしくお願いします」

「えーと、放射線治療ですが……」

放射線治療科のＩ医師は、Ａ４の面談票を出して図解していく。

「ＩＭＲＴという方法で28回、放射線を当てます。23回は食道全体に当てて、残りの5回はがんがあるところに当てます」

そう言うと、がんと思われる黒い丸印を描いて、四方から放射線を当てるように矢印を描いていった。

そこまで言うと、今度は「副作用」と書いた。

「ただ、金田さんのがんは食道の上から下まで広がっているので、副作用が強く出る可能性があります。まず、放射線を当てた皮膚がヤケドをします」

そう言って、面談票に「皮膚炎」と書いた。

「問題は、食道がひどいヤケドになることがあり、ものが食べられなかったり、水も飲み込めなくなるかもしれません」

面談票に「食道炎」と書いて、括弧付きで「つかえ感、嚥下時痛」と書き加えた。

「あと、これだけ広く放射線を当てると、食道の周辺にある肺や心臓にも当たってしまいます。そうなると、肺炎や、心不全で亡くなる危険があります」

放射線治療のデメリットが次々と並べられていく。まったく質問をする余地がない。

「やはり、食道全体に当てることになるので、副作用が大きく、リスクが高い。ちょっと今朝、放射線科でも話したんですが、これは手術だろう、と」

この言葉を聞いて、愕然とした。

——もう、がんセンターの放射線科としては、私は患者として受け付けられないと決めている。このまま手術をせよ、ということか……。

頭の中が真っ白になった。

すっかり、放射線治療に切り替えるつもりで、この日を迎えていた。かなり厳しい治療や副作用の話をされる覚悟はあったが、内科の小島先生から「可能性はある」と言われていたため、こうした話の展開になることは予想していなかった。

「放射線は難しいということですか……」

「そうですね」

沈黙が続いた。

先生から面談票が渡され、診察が終了する。私は呆然と立ち上がり、一礼をして部屋を出た。その時、医師の横で面談記録を取っていた看護師が、一緒に部屋を出た。

廊下に出て立ち尽くす私に、看護師が声をかける。

「大丈夫ですか」

「いや、次にどうしていいか分からなくなってしまって……」

午後にあるはずの藤田先生のアポも消えている。手術の日程も白紙になったのかもしれない。

「ちょっと、どこか部屋で話をしましょうか？」

「いや、ここで大丈夫です」

先ほど、診察を待っていた廊下のイスに看護師と並んで腰掛ける。看護師がこう話し始める。

「やはり、食道がんに放射線を当てるとヤケドになるので、かなりきついみたいですからね。食事が喉を通らなくて、そうすると栄養を点滴するんですけど……」

いかに食道がん患者が、放射線を受けると過酷な状態に陥（おちい）るのかを話していく。

「ということは、手術を受けるしかない、ということですよね」

「そうですね」

「でも、外科の先生の診察が午後1時半に入っていたはずなんですが、予定から消えてしまっているんです」

「先生は誰ですか？」

「藤田先生です」

「ちょっと待ってください」

看護師は携帯で食道外科に連絡を入れている。数分ほど話をすると、電話を切ってこちらを振り返った。

「午後の診察は復活しました。時間通りに診察室に行ってください」

「助かりました。ありがとうございます」

——本当に、この看護師がいなかったら、どうなったのだろうか。放射線医師から治療を半ば断られて、気がつけば外科のアポも消えている……。

病院から放り出されたような感覚だった。

診察室から呆然として廊下に出た瞬間のことは、この先、一生忘れることはないだろう。

午後1時。小島先生の診察はアポの時間ぴったりに始まった。

診察室に入ると、小島先生が「どうでした」と聞いてきた。

「はい、手術を……」

そう私が言った瞬間に、小島先生が割り込んできた。

「いいんじゃないですか」

私は面食らった状態になったが、すぐにこう切り返した。

「いや、手術しかないのかと思ったんです。放射線科の先生の話では、副作用が強すぎて（放射線を）当てられないというので」

「で、手術にしますか」

「それしかないですよね」

ステージ3の食道がんを放置するわけにはいかない。だが、今朝まで放射線治療にすると心が固まっていただけに、気持ちの整理がつかない。私はこう抵抗してみた。

「本当に放射線ができないんでしょうか。セカンドオピニオンを取ることはできますか？」

「うん、できますよ。中央病院ですかね」

中央病院とは、東京・築地にあるがんセンター中央病院のことを指す。

「いや、系列の病院では忖度（そんたく）するでしょうし、同じ結果が出るだけのような気がします。それよりも、がん研有明ですかね」

がん研とがんセンターはライバル関係にある。小島先生はこう提案してきた。

「慶應病院や東大病院はどうかな？」

「いや、東大病院には、今さら戻れませんよ」

そんな話をしながら、ふと思った。

「小島先生、セカンドオピニオンを取るにも、この病院からの紹介状が必要ですよね。それは、藤田先生に書いてもらうことになるんですか？」

「まあ、藤田先生になりますね」

それを聞いて暗澹たる気持ちになった。藤田先生に紹介状を頼むということは、「もう、がんセンターの食道外科には戻ってこない」と思われるのではないか。思い返せば、東大病院の医師たちは、私にセカンドオピニオンの紹介状を渡す時、がんセンターに転院すると確信していたように見えた。

30分後に藤田先生に会った時、「セカンドオピニオンを受けたい」と言うには、もうこの病院で手術を受けることはできなくなると覚悟した方がいい……。

もちろん、転院覚悟でセカンドオピニオンを依頼する手もある。だが、がん研有明病院の放射線治療が優れているのかどうか、今はその判断材料を持っていない。

——わずか30分後に、こんな重い判断を下すことは不可能だ。

小島先生の診察を終えると、すぐに藤田先生のアポの時間となった。

診察室に入ると、藤田先生はマスクをして座っているが、いつもより晴れやかな表情のように思えた。

「どうでした？」

「はい。放射線は副作用が強すぎるみたいです。結論から言うと、手術かな、と」

藤田先生はパソコンの画面を向いて、こう切り出した。

「実は、金田さんの手術の予定はすでに入れていまして、22日になっています。ロボットも予約できました」

22日とは、もう再来週に迫っている日程ではないか。しかも、前の診察の時には、使えるのか分からなかったロボットも、きっちり用意されている。これは、手術を受けるしかない……。

「金田さん、この日程でよろしいですか？」

「……お願いします」

すると、藤田先生はパソコンを打ち込み始めた。手術日程を確定させているのだろう。

「では、この後、入院準備センターに寄って予約を入れて帰ってください」

そう告げられると、一礼して診察室を出た。入院の予約をしてから病院を出る。

やはり手術を受けなければならないのか……。1週間前とは逆で、気持ちが落ち込んでいる。帰り道、つくばエクスプレスに乗りながら、後輩記者のZ氏にメールする。食道がんが発覚してから、携帯メールでやりとりしてきたので、経緯をよく知っている。私が放射線治療に切り替えるか迷っている時に、「放射線治療は金田さんらしい選択だと思います」と背中を押してくれた。それだけに、逆の結末になったので、報告しておかなければと思った。

「今、診察が終わりました。手術することになりそうです」

すぐに返信メールが届く。

「お疲れさまでした。そっかあ。やっぱり、手術の方がよさそうなんだ」

いや、よさそうだとは思っていない。今朝まで放射線がいいと思って病院にやってきた。だが、急転直下の展開で動揺している。いきなり、手術を受け入れる気持ちに切り替えられるはずがない。

電話をかけたかったが、電車の中なのでメールを続けるしかない。

「放射線のリスクが高すぎるという話でした」

「そっか、そっか。でも、いい先生に出会えて、手術前提で考えてきたし、手術するまで別の可能性も考えられてよかったのでは。これで後悔なく手術できるよ」

「ちょっと、放射線に傾いていただけに、気持ちの整理が難しい」

「うん。そうだよね。放射線のメリットをたくさん考えちゃったもんね。内科の先生も、ありだって言ってたし……」

「うーん。まあ、手術前提でがんセンターに来たので、仕方ないのかな。ほかの病院のセカンドオピニオンを取る相談はしてみたけど」

「そうだね。ほかの病院に話を聞いてみるのはいいよね」

「でも、セカンドオピニオンを求めるには、がんセンターの外科医に紹介状やデータを揃えてもらう必要があって、そこまでやるべきか迷っています。がんセンターの放射線科が、副作用リスクが高すぎるから手術の方がいい、と言っているのだから、もう十分なのかもしれない」

「そうか。外科医の先生、これ以上、機嫌を損ねたくないもんね。でも、『後悔なく先生の手術を受けたいから、セカンドオピニオンを受けて納得してから受けたいんです』って言ったらどうかな。それで、戻ってきた時に、手術を断るってことはないだろうし」

「断ることはないかもね。でも、手術が遅れるだろうなあ」

「そうかあ。難しいね」

Z氏はこれまでの経緯を知っているだけに、私が動揺していることを見抜いている。絶妙に寄り添いながら質問をしてくる。そのため、私は今日の心の揺らぎを反芻する形となり、胸が苦しくなってきた。

ここは、手術に決めたことを、はっきり言おう。

「もう、がんセンターで22日に手術すると決まっているんだ」

「そうなんだ。なら、22日に手術をする前提で、セカンドオピニオンに行くのはどうかな?」

え、そうきたか……。無茶を言うなあ。そう心の中でつぶやいた。

「そんな短期間で、紹介状やデータを揃えて、ほかの病院に行くのは厳しいよ。まあ、個人的なツテを辿って、放射線医師の意見を求める手はあるかもしれないけど」

「それ、いいじゃん」

「そうだね。ただ、そんな知り合いはいませんが……」

その時、ふとMさんが紹介してくれた本のことを思い出した。あの著者である武田先生に話が聞けないだろうか。「ママ友」と言っていたし。

「一人だけいるなあ。ちょっと、知り合いの知り合いになるから、話を聞けるかどうか分からないけど」

「いいじゃん。がん治療の勉強にもなるし」

「そうね。やってみるわ」

メールがまだ続く中で、電車が終点の秋葉原駅に着いた。

総武線に乗り換えるために、メールを中断して、携帯電話を尻のポケットに突っ込む。

総武線のホームで三鷹行きの電車を待つ。思った通り、電車はすいていて座ることができた。ポケットから携帯電話を取り出して、メールの続きを打つ。

「今、秋葉原駅で総武線に乗り換えました。昼間なのでガラガラです。で、ホームを歩きながらちょっと冷静に考えてみたんだけど、がんセンターの放射線医は、手術前提でやってきた患者を、今さらリスクを取って、放射線治療に切り替えさせるのは怖かったのかもしれない。内科医はそもそも中立だから、まあ、どっちに転んでもいい、というスタンスかも」

思っていることをそのまま打ち込むと、すぐに返信が来た。

「それはあるだろうね。金田さんを放射線科が受け入れたら、外科から患者を奪ったことになるし、それで結果が出なかったら責任が問われるもんね。外科医の先生が素晴らしいだけに、その患者を奪ってまでも放射線をやるには、相当自信がないと。普通は日和(ひよ)っちゃうよね」

「まあ、そうだとしても、22日の手術は、タイミングもいいし、ロボットも予約できているから、まあ外科医の先生はベストに近い内容を提示してくれたんだけどね」

「うん、なかなか難しいね。病院だって都合があるから、100%患者さん全員の気持ちを尊重できないし。でも、目の前のできることを一つずつやるのみだよ。時間が足りなくて22日の手術を受けることになっても、それは運命かもしれない。いろいろな事情や偶然があって今につながっているから、とにかく22日まで、できることをやってみるしかないよ。最後は自分が納得できるかどうかだもん」

最後まで調べ続けて、考え抜く――。Z氏はそう言いたいのだろう。

これまで、そうやって原稿を書いてきたことは確かだ。でも、自分の医療でも同じことができるかというと、話は簡単ではない。食道がんという病気を抱えて、しかも手術は再来週に迫っている。ほかの医師に話を聞くといっても、コロナ禍の中で、高名な医者にアポが入るとは思えない。そもそも、私には通っている病院があるし、主治医もいるのだ。セカンドオピニオンでほかの病院に行くならともかく、ツテもない中で、できることは限られている。

後輩記者に言われた手前、「もう無理だよ」と弱音は吐きたくない。でも、正直言って、精根尽き果てている。今から、放射線医師を探して、転院する時間も気力も残っていない。

——とにかく、Mさんが「ママ友」つながりだという武田先生に、話ができないか頼んでみよう。それ以上は、もう思いつくことがない……。

2時間かけて自宅に着くと、妻がキッチンで料理を作っていた。

「やっぱり、手術をすることになったよ」

「えっ」

「放射線は副作用が強すぎるらしい」

「……」

やはり、妻もいきなり手術に戻ったことに動揺を隠せない。何か、頭の中で思いを巡らせているようだ。

「できないことはないと思うけどね」

「えっ」

「うちの病院に来てる放射線の先生が言ってたけど、放射線治療は機械が良くないとうまくいかないって。医師が直接、何か治療をするわけじゃないから。アメリカに圧倒的に優れたメーカーがあるんだって。そこの最新の機械を持っている病院じゃないと、放射線治療はダメらしいよ」

「どこのメーカー?」

「忘れた。JR病院にはあるらしいよ。そこに聞いてみたら?」

「なるほど。ちょっと調べてみるわ」

2階の書斎に上がると、さっそくパソコンを立ち上げる。「JR病院」と打ち込むと、検索のトップに「JR東京総合病院」が表示された。新宿駅の南口を出て、JR東日本のビルの裏手にある総合病院だ。前に見た覚えがある。その時は、「老朽化した建物だな」という印象だけが残った。ホームページを見る限り、今は近代的なビルに建て替えられているようだ。その地下3階は、ほぼ全フロアが放射線科で占められている。

ホームページには、米Varian社製の高精度放射線治療装置を導入していることが記されている。このVarian社は米カリフォルニア州パロアルトにある放射線医療機器メーカーで、日本ではあまり知られていないが、シリコンバレーの名門企業の一つに挙げられている。

――妻が言っているメーカーは、このVarian社に違いない。

そう思いながら、今度は武田先生が率いる大船中央病院・放射線治療センターの情報を検索する。すると、2019年3月に、Varian社の最新鋭機を国内で最初に導入したというニュースが報道発表されていた。

――これは、Varian社の機械を使っている病院で治療を受けるしかない。もし、武田先生と連絡がつけば、食道がんで放射線治療が可能かどうか、道筋が見えるに違いない。そのまま大船中央病院に転院するのも悪くない。わずかな希望の光が見え始めた。

7月10日(金)

午前中、Mさんにメールを送る。

「Mさん　お世話になっております。先日は近所の喫茶店までご足労いただき、ありがとうございました。

現在、がんセンターで手術か放射線か、決定の岐路にあるのですが、放射線医師が『副作用が大きい』と言い出して、ほぼ放射線治療に傾いていた状態から、また元の状態に戻ってしまいました。

本当に放射線治療はそれほど副作用が大きいのか、ちょっと判断に迷っております。そこで、ご紹介いただいた本の著者である武田篤也さんをご存じでしたら、もし可能なら電話でも結構ですので、少しお話をうかがう機会がいただけないかと思ってメールしました」

あまりにも時間がない中で、難しいことは承知でメールを打った。すぐにMさんから返信が戻ってくる。

「了解です。取り急ぎ、確認しますね。また連絡します」

これほど、あっさりと引き受けてくれるとは、予想していなかった。本当に近い関係なのだろう。

夕方6時すぎ、今度は能楽師の宮内さんから、久しぶりのメールが来た。

「金田さん、こんばんは。今日、主治医たちがずらっと並ぶ部屋に呼ばれて、『大腸がん、これまでの検査結果によるとステージ4でした。肝臓と腹膜に転移があります』と言われ、まずは大腸がんの開腹手術、その後抗がん剤治療で、というお話になりました。宮内」

読みながら強い衝撃を受けた。なぜ、今頃になって、これほど大きな転移が見つかったのか。K病院の告知を一度キャンセルしていたが、その時に、すでにこの事実を病院側は分かっていたのだろうか。もしかしたら、再検査で分かったことかもしれない。

大腸がんの手術は来週15日に予定されているという。その手術で、転移したがんは取り切れないという意味なのか。頭の中が疑問でいっぱいになった。

私は、努めて冷静な内容で、メールを返信した。

「なるほど。お互い、思ったようにいかないものですね。でも、さすがK病院、すぐに転移を発見し、今後のスケジュールを即座に決定したんですね。ステージ3ともなると、転移によってステージ4になるのはいつでも起こりうることだと思ってます。私もリンパ節転移が2つ見つかっています。

宮内さんの転移がんは、抗がん剤だけで治療するということですか？　放射線はやらないんですかね。まあ、K病院の主治医の先生方がよく考えてくれているのでしょうから大丈夫でしょうが、たまに口走ってみると、思わぬ展開が見える可能性もゼロではないので、主治医の先生方と話し合いながら進められるといいですね。

何の足しにもなりませんが、大腸がんステージ4は、食道がんステージ3と5年生存率がほぼ同じなので、『やっと金田に追いついた』程度に思っていただければよろしいかと。若い分、そして運動をしている分、宮内さんの方が回復力が高いと思うので、私も負けないようにがんばります（って、何を競っているんでしょうかね、ほんとに）」

治療中にがんのステージが悪化していくと、精神的なダメージが大きい。私自身も、東大病院で「ステージ2〜3」と言われていたのが、がんセンターで入院中に「転移がある」と知らされて「ステージ3」が確定した時は、少なからぬ衝撃を受けた。

宮内さんのメールは冷静な文章で綴られているが、私の返信に対して、いつになく迅速にレスが返ってきた。恐らく、同じがん患者の意見を待っていたのだろう。かなり動揺しているに違いない。それは、昨日の自分の姿とダブって見える。

夜になって、今度はMさんからメールが届いた。

「明日、武田先生が連絡をくれるそうです」

本当に、話を聞くことができるのか――。明日は土曜日だが、彼は休日返上で勤務しているのかもしれない。

翌日11日、Mさんからの連絡がない。夜になり、正直、あきらめていた。すると、午後9時半、Mさんから携帯メールが入る。

「今、携帯番号が来ます」

そんな短いメールの後、武田先生の携帯電話の番号が送られてきた。

「スタンバイしてくれています。『遠慮なく』とのことです」

送られてきた電話番号にかける。すぐに、武田先生が電話をとってくれた。

「先生、休日にお疲れのところをすいません」

「話はだいたい聞いています。食道がんだったら柏は日本一ですから、ラッキーですよ」

第一声、がんセンター東病院を褒め上げるところから会話が始まった。確かに、自分もそう思ってがんセンターに転院した。だが、「日本一」は食道がんの外科手術のことであり、放射線治療となると話は別だろう。

「いや、放射線治療を受けようと思ったら、副作用のデメリットを強調されて、できないようなんです」

「そうなんですか。先生は誰ですか」

「I先生です」

「私はI先生は存じませんが、秋元先生はよく知っています。彼に話を聞いてみたらどうですかね」

急いで、パソコンで放射線科のスタッフを調べる。いた。スタッフ一覧のトップに放射線治療科長の秋元哲夫医師が記載されている。

「秋元先生は知りませんでした」

「彼に聞いたら、放射線治療が本当にできないかどうか分かると思いますけどね」

——なるほど。だが、I先生は「放射線治療科で話した」と言っていた。秋元先生も「できない」という判断をしているのかもしれない。

「ところで武田先生、一般論として、私のように喉の近くから胃の近くまで、3つもがんがあると、食道に放射線は当てられないんでしょうか？」

「いや、できると思いますよ。ロングTという方法がありますから」

「ロングT」とは、喉のあたりに放射線を横に当てて、そこから胃にかけて縦に長く当てる方法だ。「T」の字のような形になるので、そう呼ばれている。

「ロングTは大船中央病院でもできるんでしょうか」

「私は専門ではありませんが、食道がんに詳しい研修医がいますから、もし金田さんがうちに来るんだったら、彼を担当にして、秋元さんとも連携をとりながら対応しますけどね」

この言葉を聞いて、私は大船中央病院に転院することに大きく傾いた。それを感じ取ったのか、武田先生はこうアドバイスしてきた。

「金田さん、まず秋元さんに会うことです。食道がんの場合、放射線治療でも柏（東病院）が日本一です。患者の数が多いから、経験が蓄積されているんですよ。秋元さんは第一人者なので、彼に会って、『先生が私のような食道がんだったら、手術を受けますか』と聞くべきでしょう。それで『もちろん、私だったら手術を受けます』と言ったら、その言葉に従った方がいい」

なるほど、それは理想ではある。だが、すでにI先生に話を聞いているのに、どうやって放射線トップの診察を受ければいいのだろうか。

「秋元先生に、どうやったら会えるんでしょうか？」

「それは、自分で考えてもらわないと」

それはそうだ。あわよくば、紹介してもらえると思った自分が浅はかだった。

「とにかく、秋元先生に会うことです。そして、『先生だったら手術を受けますか』と聞くことです」

「分かりました。ありがとうございます」

この電話で、どうすべきかが明確に見えてきた。私のような食道がんでも、放射線治療は可能なのだ。だが、私が外科手術を前提として転院してきて、しかも抗がん剤治療まで終えているから、簡単に放射線科も受け入れられない。

だが、武田先生との会話で、今の状態でも、放射線治療に切り替えることが可能だという確信に近い感触を持った。専門医が躊躇（ちゅうちょ）なく「ロングTでできる」と言っているのだ。ならば、自ら「放射線治療でいきます」とがんセンターに宣言すればいいのではないか。振り返ってみれば、病院は「放射線治療は絶対にやりません」と断言しているわけではない。デメリットだらけの説明だったが、私が「それでも放射線に決めました」と言えばいいのだ。その決断を患者側が腹をくくってやっていないから、病院側はリスクを取ってまで、手術から放射線に切り替えられない。

リビングに下りて、妻に「放射線でいくと決めた」と言うと、急に表情が強ばった。

「あのさ、そんなこと言ったら、今度こそ病院を追い出されるよ。どこも受け入れてくれなくなるから」

「まあ、覚悟はできてるよ」

――それで追い出されたら、武田先生に相談することにしよう。実際に、大船中央病院に受け入れられるかどうかは何の保証もないが、武田先生との会話で「放射線でいけるはずだ」という確信は得た。

妻は私が強情なことはよく分かっている。

「まあ、自分で決めてください。私が何か言うと、後で何かあった時、怒られるから」

そう言って、テレビのスイッチを入れた。私はリビングから出て、2階の書斎に向かう。階段を上がりながら、あさっての週明け、がんセンターに「宣言」をすることで頭がいっぱいになっていた。

7月12日(日)

がんセンターに「放射線でやる」と伝えるまで、まだ24時間の時間が残っている。本当に、放射線でいいのか、最後まで考え抜く必要がある。

午前中から、がんセンター東病院の放射線治療について、調べ直してみた。米Varian社の放射線機械を4台保有している。設備的には、かなり充実しているから問題ないはずだ。

さらに分かったことがある。食道がんにおいて、手術と放射線による5年生存率の差異を調査したのは、がんセンター東病院だった。ということは、食道がんの放射線治療を、相当数こなしてきたことになる。それならば、ほかの病院に転院するよりも、がんセンターで放射線治療に切り替える方が、うまくいく確率が高いはずだ。

もちろん、明日、私が「放射線でやりたい」と宣言しても、すんなりと放射線治療に切り替えてくれるかどうかは分からない。

だが、午後になって、放射線治療を選ぶことを、後押ししてくれる言葉があった。

一人は、後輩記者のZ氏。昼すぎに電話がかかってきた。昨晩の武田先生とのやりとりをメールで伝えていたからだ。

「放射線でやることを決断できてよかったですね。金田さんらしい決断だと思います」

やはり、Z氏もこれまでの話を聞いていて、放射線の方がいいと思っていたのだろう。だが、私が手術に戻されそうな状況だから、はっきりと「放射線がいい」とは言いにくかったに違いない。

「まあ、武田先生と話ができるとは思わなかったから、ラッキーだったよ。つないでくれた先輩に感謝するしかないね」

「このタイミングで放射線の権威をつかまえられたって、すごいことですよ。最後まで粘った甲斐がありましたね」

確かに、手術が目前に迫った状態で、よく武田先生の話を聞く機会を得ることができた。

夜になって、自宅の廊下で、18歳の次男とすれ違った。一通り、手術と放射線治療のメリットとデメリットを話して、「迷っているんだよなあ」と言ってみた。すると、次男は迷いなく、こう言った。

「それは、放射線でしょ」

「なんで？」

「いや、僕は長く生きるよりも、自分らしく生きたいから」

その反応を聞いて、自分の説明が「放射線寄り」だったのかと思った。

「実は、放射線にしようと思っているんだよなあ。だから、放射線のいいところを強調していたかもしれない」

「そんなことないと思うけど。今の説明を聞いて、僕なら放射線にすると思っただけっすよ」

たぶん、世の中の大半の患者は、手術を選ぶだろう。そう思っている。5年生存率が高いのだから、その選択は「正解」だと言っていい。だが、手術を受けた場合にも、術後の食事のとり方や生活の変化、傷の残り方など、デメリットもある。

もちろん、放射線にも多くのデメリットがある。5年生存率が低いことに加えて、被ばくによる副作用がある。皮膚炎や食道炎といったヤケドを負い、さらには周辺臓器の肺や心臓にも大きな負担がかかる。

だが、世の中には、いかに人生が短くなろうが、残された時間を思うように活動したい人もいるはずだ。

人にはそれぞれの人生観がある。そして医療界は、すでに多くの治療法を確立している。ならば、患者を中心にして、そうした施術を専門医が出し合って、一緒になって話しながら治療を決めていくことはできないのだろうか。なぜ、そうしたやり方を回避して、医療界が治療を決めてしまうのか。それほど医者と患者との間に、判断能力の格差があるのだろうか。

7月13日（月）

がんセンターに「放射線でいく」と宣告する日がやってきた。

午前8時半に病院の電話受け付けが始まる。だが、すぐに電話するのは避けた。業務が始まった直後は、患者が一斉に押し寄せ、電話も鳴りっぱなしになる。

少し頭の中でイメージトレーニングをして、気持ちを落ち着けてから電話をかける。「放射線でやる」と言って、病院側から反対される可能性はあるだろうか？　様々な反対理由を考えて、それに対するこちらの切り返しの言葉も考えた。

病院が「それはできません」と言ったら、セカンドオピニオンか転院の紹介状を書いてもらおう。宛先は、「大船中央病院」だ。

携帯電話を手に、深呼吸をしてから電話番号を押す。業務開始から少し時間がたっていたからか、スムースに藤田先生に電話がつながった。

「先生、先週はありがとうございました。で、その後、週末に家族や周囲の人と話し合いまして、すいませんが、放射線治療でやってみようという結論になりました」

しばし沈黙があって、「そうですか」という声が聞こえた。

「分かりました。では、木曜日の午後2時に来てください」

あっさりと了承され、電話が切られた。

——これで放射線治療を受けることができるのか。

念のため、内科の小島先生に電話をかける。

「はい、小島です」

電話口に出てきたが、特に変わった様子もなく、いつも通りの冷静な口調だった。まだ、藤田先生から情報が伝わっていないのだろう。

「先週、放射線治療と外科治療の話を聞かせてもらったので、週末にそれを家族で話し合い、放射線治療でやろうということになりました。先ほど、そのことを藤田先生に伝えました」

「じゃあ、放射線治療ということで、進めていいわけですね」

「はい。お願いします」

「藤田先生には会うの?」

「木曜日の午後2時にアポをもらいました」

「ふーん」

小島先生は日程表を確認しているのだろうか、少し間があって、「それでは、木曜日の午前中に僕のところにも来てくれるかな」と切り出した。

「はい。もちろん大丈夫です」

「11時でいいかな」

「はい」

「じゃあ、そういうことで」

電話を切ると、固く拳を握った。

すべては決まった。ようやく、自分が求めている治療に行き着いた。そう実感した。

だが、次の瞬間、藤田先生のことが気になった。これまで、がんセンターに移って、抗がん剤などの治療を前向きに進められたのは、彼の信頼感ある診察や言葉があったからだ。そもそも、藤田先生の施術を避けようと思ったわけではない。もし、食道がんの手術を受けるならば、間違いなく彼に執刀を頼む。その信頼は変わらない。

そのことを伝えておくべきだろう。すぐに便箋と筆を取り出して、毛筆で手紙をしたためた。

藤田武郎様　前略、大変お世話になっております。患者の金田です。先ほどは電話で失礼致しました。数カ月前の4月、藤田先生とお会いした時から、私も妻もその人柄に惹かれて、「こんな先生に巡り会えたのは奇跡のようだ」と思いました。その気持ちは今でも変わらず、妻は今回、放射線治療を選ぶに当たって、「日本一の先生にやってもらえるのに、そんな機会はない」と逡巡しておりました。妻は医療機関勤務なので、藤田先生が腕だけでなく、患者とのコミュニケーションにも優れているのが分かっており、最初にお会いした直後に「1000

人に1人もいない先生だ」と漏らしていました。

今回の判断は、私があまりにも仕事への復帰を急ぎすぎていること、また手術後の体と仕事のかみ合わせを危惧しすぎていることがあるかもしれません。放射線の強い副作用も東病院の先生方に告げられて、かなり悩み抜きました。藤田先生のお人柄もあって、本当に最後まで選択を迷いましたが、藤田先生の存在があったから2つの治療の問題も吟味することになり、厳しい治療になる覚悟を持って放射線に臨むことができました。

藤田先生に感謝しております。もう、これほどの腕と人柄を兼ね備えた先生に人生で出会うことはないと思っております。もし、現在の病状から少しでも回復することがありましたら、藤田先生のおかげだと思っております。出口が見えないセカンドオピニオンで、私の治療を引き受けてくださった瞬間は忘れません。東病院に光を見いだせた瞬間でした。

今後とも多くの悩める患者を救ってください。いや、そんなことを私が記さなくても、藤田先生はこのままぶれることなく自分の道を進まれるのだと思います。

陰ながら、私も藤田先生のご活躍を垣間見ながら、自らの執筆活動にもこれまで以上に全力で取り組んで参りたいと考えております。

お体にお気をつけて。私も養生に務めます。有り難うございます。

草々不乙

金田信一郎拝

7月16日（木）

「放射線宣言」をしてから、初めてがんセンターに行く日が来た。

今日の診察は、午前に内科の小島先生、午後に外科の藤田先生と続く。すでに、放射線治療への転換を電話で伝えているが、もしかしたら、もう一度、病院から反対されることも考えられる。

――何が起きるか分からない。心して臨もう。

早めにがんセンターに到着して、小島先生の診察室に呼ばれる順番を、ドトールで待つことにした。本来ならば、内科受付の前に置かれたソファで待つのだが、薄暗い廊下で1時間以上も待つことがある。ならば、ガラス張りのドトールで待っていた方が、精神衛生上、はるかにいい。

そもそも、患者が持たされる呼び出し端末は、病院内ならばどこでも電波が届く。内科の受付までは、ドトールから歩いて30秒もあれば着く。そこで、私は順番待ちの時間をドトールで過ごすようになっていた。

ほどなくして、呼び出し端末が鳴る。カップをゴミ箱に突っ込んで、診察室に向かう。

――果たして、小島先生はどんな対応をするのだろうか。

だが、診察室に入ると、あっけない展開が待っていた。

「じゃあ、金田さん、放射線治療でいくということでいいですね」

「はい。お願いします」

するると、小島先生は放射線科に電話をかける。

「あ、先生、先週に診察を受けられた患者の金田さんが、放射線での治療を希望されているので、お願いします。はい、そうです。途中まで手術を予定されていた患者さんです。で、いつから放射線を開始できますかね」

次々と治療日程が決まっていく。電話の相手は、先週、「副作用が強すぎて治療ができない」という話をしていたI先生のようだ。

――果たしてI先生は、あきらめたはずの患者が「それでも放射線でやる」と言い出していることを、どう受け止めているのだろうか？

だが、小島先生の声が診察室に響くばかりで、相手方の声は聞こえない。電話が終わると、小島先生はこちらを振り向いて、淡々と今後の予定を話し始める。

「では、前にもお話ししましたけど、放射線は28回当てることになり、その間に2回、抗がん剤治療をやります。あと、放射線治療の準備として、内視鏡検査とＣＴシミュレータをやるんですが、明日の朝から来れます？」

――明日から始まるのか。あまりに急な展開だったが、ありがたいことではある。今夜はこのまま駅前のホテルに泊まって、明日の朝からまた戻ってくればいい。

「はい、大丈夫です」

「じゃあ、明日の9時から検査をやりましょう」

小島先生はそう言うと、パソコン画面を見つめる。

「抗がん剤治療ですが、再来週の28日の火曜日から入院できるかな?」

「もちろん、大丈夫です」

「じゃあ、入院の手続きをしてから帰ってください。ただ、ちょっと混んでいるので、少し遅れるかもしれません」

また、抗がん剤治療は遅れるのか……。どうも、内科病棟は相性が悪い。まあ、実際にベッドがフル稼働で回っていることは確かだが。

「分かりました」

「では明日、放射線の先生と治療について話してください」

「はい、了解しました。ところで、放射線の先生って、先週のI先生ですか?」

小島先生は大きく目を見開いたまま、少し間をおいて返してきた。

「うん。そうなりますね」

私は努めて表情には出さないようにしたが、複雑な心境だった。

――あれだけ、放射線治療が難しいと言っていた先生で大丈夫なのだろうか。まあ、あの時の話は、患者の覚悟を試すために、仕方なく厳しめに言った言葉なのかもしれない。いざ、放射線治療をやるとなれば、腕も実績もあるから、問題なく治療してくれるに違いない。

「がんセンター東病院は、放射線の食道がん治療でも日本一」。大船中央病院の武田先生は、そう言っていたのだから大丈夫だ……そんな思いが頭を巡っていると、武田先生のアドバイスを思い出した。「秋元さんに会った方がいい」。そうだ、ダメ元で頼んでみよう。

「小島先生、この病院の放射線科には、秋元さんという有名な医師がいると聞いたんですが、ちょっと話を聞く機会っていただけないでしょうかね？」

秋元先生に会うことができれば、がんセンターの放射線治療で、自分のがんが本当に治療できるのかどうか、見通しが立つと思った。そして、I先生が放射線治療を担当するとしても、側面からチェックしてくれるという期待もある。

ただし、いきなり「秋元先生に話が聞きたい」と言って、応じてもらえる可能性は低いと思っていた。

ところが、小島先生は意外な反応を見せた。

「秋元さん？　放射線科長の秋元先生ですか。よく知ってますよ。聞いてみましょうか？」

そう言って、電話をかけた。

「あ、秋元さんですか。今、僕のところに、これから放射線治療を受ける患者さんがいて、先生と話がしたいということなんですが……。もともと手術の予定だったんですが、放射線を希望されて先週にI先生の診察を受けている方で……。はい。今から大丈夫ですか。金田信一郎さんといって、ＩＤ（患者番号）が……」

電話を切ると、イスを回してこちらに向き直った。

「今日、これから来てＯＫということなんで、放射線科の受付に行ってみてください」

これほど、あっさりと会うことができるとは思わなかった。小島先生に礼を言って、診察室を出て、外来棟の奥にある放射線科に向かう。迷路のように曲がりくねった廊下を進み、受付に着くと「秋元さんに約束をもらっている患者です」と言って診察ファイルを出した。

「前のイスにかけてお待ちください」

１週間前、この待合のイスで、絶望に暮れていたことを思い出す。行き場を失い、看護師と隣り合わせに座っていた。

その時、１週間後に放射線科のトップと会うことになるとは思ってもいなかった。

首から下げていた呼び出し端末が鳴る。目の前の診察室に入るよう指示が表示された。

立ち上がってノックし、ドアを開ける。そこに、落ち着いた雰囲気の秋元先生が、すでに私の情報を画面に出して見ながら座っていた。

「どうも、金田さんですね。小島先生から話はおおまかに聞きました」

「はい。手術にするか、放射線治療にするか迷って、いろいろと調べたり、話を聞いているうちに、秋元先生の名前を知りました。ある先生が『東病院はこの分野で日本一だ。そのトップの秋元さんに会うべきだ』とアドバイスをくれたので、少しお話をうかがえればとお願いした次第です」

「そうですか」

武田先生が推薦したことを話すべきか、この瞬間まで迷っていた。秋元先生は、誰が自分を推薦したのか聞いてこなかった。それならば、特にこちらから話さない方がいいだろう。

「ちょっと、I先生とは話をさせていただいたんですが、いくつか聞き漏らしてしまったポイントがあるので、秋元先生にうかがえればと思いまして」

「はい、どうぞ」

「まず、私のように手術を前提にした抗がん剤治療をやった後に、放射線をやるデメリットって何があるんでしょうか」

「通常、放射線治療をやる人は、最初から抗がん剤をやらないんですよ。その副作用が出ますし、腎臓の機能を損なうこともありますから。そこに、さらに抗がん剤と放射線をやらなければいけないので、かなり体の負担が増すということですね。ただ、実際には（抗がん剤治療でがんが）小さくなる人もいるので、最初に抗がん剤をやっても大丈夫な人もいます。金田さんのように小さくなっている場合は、（抗がん剤の）効果が分かっているので、そういうメリットもある。今の段階であれば、これから放射線をやることも適用の範囲内なので、心配ないと思いますよ」

いきなり質問を投げかけても、秋元先生は的確に答えていく。これまでの経験と実績に裏打ちされた自信を感じる。

「それで、私のように抗がん剤をやってから放射線に切り替えて、過去にうまくいった人はいますか?」

「いらっしゃいますよ。ただ、すべての方というわけではなくて、まあ食道がんの場合、金田さんはステージが3期なので、外科手術をしても再発する確率もそれなりにあるし、生存率も決して高くないということで、簡単な状況ではないことは確かですが、まずは（術前）抗がん剤治療が終わっているので、これからしっかり化学放射線治療をやるということですね」

秋元先生の話を聞いて、自分の病状の重さを再認識させられる。そうだ、手術だろうが放射線だろうが生存率は低い。その現実は何も変わっていない。だから、副作用が大きい放射線治療をやらなければならないわけだ。

「ロングTはあまりやらないんでしょうか」

「それは場所によります。がんが（食道の）上か下か、場所によって（放射線を）かける位置が違ってきます。個々の患者さんの状態で決まるということですね」

「で、私の場合は、放射線をかなり広い範囲にかけることになる？」

「そうですね。上の方から、下まで（がんがある）ということなので。そうすると、治療によって白血球が下がる可能性はあると思います。一時的に食道炎になる方もいます。でも、また良くなってくるので、治療中がんばってもらえばいいかな、と」

秋元先生は画面を見つめながら、落ち着いた口調でそう言って、こちらを振り返った。やはり、治療には自信を持っているように感じる。

「最後にもう一つだけ質問させてください。この病院にはアメリカのVarian社の機械が4台ありますが、私の治療にはVarianの機械が使われるんでしょうか」

「そうなりますね。しかし、よく調べてますね」

秋元さんはそう言って苦笑した。わずか5分程度の面談だったが、これによって、がんセンターでの治療がうまくいくという確信が高まった。

軽く一礼して診察室を出る。受付の看護師にも礼を言って、エントランスホールに向かって廊下を歩いていく。1週間前に途方に暮れて立ちすくんだ場所が、まったく別世界のように感じられる。

午後2時、藤田先生の診察室に入る。

もう、放射線治療に切り替えることは決まっている。最後の挨拶、といったところだろうか。

「金田さん、話は一通り聞かれましたね」

「はい」

「今のところ、抗がん剤はよく効いてますからね。今後の放射線治療もしっかりした形でできるんじゃないかなと思います」

「本当にありがとうございました」

「それで、なるべく仕事にも支障が出ない形で治療が進んだらいいかなと思います。では、放射線治療、がんばってください」

そう言うと、こちらの目を真っすぐに見る。彼の独特の表情であり、患者に対して真摯な態度で臨んでいることがストレートに伝わってくる。

——この先生に出会えてよかった。

手術をするなら、こういう先生でなければ、とてもではないが、自分の体を任せられない。

藤田先生は、私が送った手紙を思い出したのか、最後にこう声をかけてくれた。

「あまり思い詰めないように。放射線でも、金田さんの場合、治りますから」

「ありがとうございます」

「では、がんばりましょう」

がんばりましょう――。その言葉は強く心に残った。そうだ。たとえ治療法が変わり、担当医師が変わっても、この病院で治療を受けていることにはなんら変わりはない。

それにしても、彼の存在がなければ、この病院に来ることはなかっただろう。その不思議な巡り合わせに心が震えた。


病院を出ると、急遽、駅前のホテルの一室を押さえる。部屋のテーブルに座り、武田先生に携帯メールを送った。

「週末、電話で失礼しました金田です。がんセンターで秋元先生にも会い、ここで放射線治療を受けることになりました。本当にお忙しい中をありがとうございました」


すぐに返信が戻ってくる。

「がん東（がんセンター東病院）なら、そこで治療するのがよいと思います。納得して治療を受けられそうで、僕もよかったなと思います。秋元先生によろしく」

「はい。武田先生にお話を聞いて、自信を持って放射線治療を選ぶことができました。感謝してもし切れません」

携帯電話を手に握ったまま、仰向けにベッドに倒れ込む。長い1日だった。

ホテルの窓からは、隣のビルの光が差し込み、暗い部屋の壁をほのかに赤く染めている。何を考えるでもない。だが、至るべき場所に辿り着いたという充実感に浸っていた。そのまま、眠りに落ちるまで、静かに時間が流れていった。

第七章

再々検査

7月17日(金)

朝から内視鏡検査を受ける。がんセンター東病院には、別棟に内視鏡検査専門のフロアがある。この病棟も日が差し込むように壁の多くがガラス張りになっていて、待合室にいても心地よい時間が過ごせる。そして、体調や検査内容に合わせて、最適な麻酔を打ってくれる。

検査終了後、看護師がベッドを押して、検査室から休憩ルームに移してくれる。そこで、麻酔が切れるまで1時間ほど休む。

徐々に麻酔が薄れて、意識がはっきりとしてくる。この瞬間、至福の時間が流れる。まだ、麻酔がわずかに効いているため、全身の痛みが消えていて、健康だった時の感覚が戻っている。

――もしかしたら、もう少し生きることができるかもしれない。

がんセンターで初めて検査を受けた時、この休憩ルームで意識が戻ってくると、そんな実感が込み上げてきた。

その瞬間から、このガラス張りの病院が、心地のいい空間に思えてならない。

いや、初めてここに足を踏み入れた時から、その感覚はあった。光が差し込むエントランスホールの雰囲気と、病院スタッフの柔らかい対応が、言葉にできない心地よさを感じさせてくれる。

この日、内視鏡検査では、いつもと少し違って、「クリッピング」と呼ばれる施術が行われた。放射線手術をするために、3つあるがんの場所に小さなクリップを設置する。それを目印にしてCT検査をして、その映像を基に放射線治療を計画し、コンピュータ制御で実施していく。もうすでに、放射線治療の準備が始まっているのだ。

そして、1週間ぶりに放射線科のI先生に会う。

前回と同じ診察室で、同じように机のパソコン画面に向いているI先生の横に腰掛ける。

1週間前の緊張感はもう、そこにはなかった。何事もなかったかのように事務手続きのようなやりとりが始まる。

「先生、食道炎がひどくなって、食べられなくなるのはいつ頃からですかね」

マスク越しのI先生はこちらを振り向いた。

「たいていは治療の後半に起きますが、症状は人によって違いますから」

「そうすると4~5週目あたりですかね」

「まあ、食べる時に痛みが出てきたら、薬を処方しますので。とりあえず、入院中に放射線の1回目が始まることになりますから、何かあったら言ってください」

1週間前とは違い、大きな副作用に苦しむといった内容の話はもう出てこなかった。

I先生の診断の後、CTシミュレータによる治療計画の作成が行われた。治療台に横たわり、CT装置によって体内の断面画像を撮影し、治療する病巣の位置や範囲を把握して、3次元シミュレータによって治療計画が作成される。このデータを基に、最適な放射線量を算出し、照射方法が決定されることになる。

同時に、放射線治療中に頭部を固定するマスク（お面）が作成される。さらに、胸部の放射線を当てる場所にマークを付ける。

「これを消さないようにしてくださいね」

放射線技師は、そう言って私の胸の上部と下部に、黒いマジックで十字マークを描き付けた。

——ここにがんがあるのか。

そこを指で触れてみる。特に痛みもなければ、しこりもない。単なる落書きのようにも見えるので、これを目印にして正確な放射線治療ができるのか、少し不安も感じる。

いずれにしても、これで準備は整った。ついに、放射線での治療が始まる。

7月19日（日）

能楽師の宮内さんが15日の手術を終え、ようやくメールを本格的に打てるまで回復したようだ。手術の後、16日の午前6時半には「いまめがさめました。だいじょうぶです」という、平仮名の短いメールが来ていたが、この日は長文をやりとりすることができた。

昼すぎ、まず術後の状態を記したメールが届いた。

「とにかくお腹が痛くて、痛み止めで終日朦朧（もうろう）としています。今日から三分粥が出ますが、まだ食べられないです。金田さんは方向性が定まりましたか」

まだ手術から4日目だというのに、大腸がん患者は食事ができるようだ。回復の早さに驚かされる。

「手術後に痛みがあるのは当然でしょう。この時期は痛み止めを使って抑える方が、ストレスをためずに、治療がスムースにいきます。無理せず、鎮痛剤を使った方がいいです。経過は良好ですか。退院や今後のスケジュールは決まりました？

私の方は、28日から入院して、化学放射線治療でいくことにしました。仕事への復帰を早めることを優先して、若干のリスクを取る決断をした次第です。

宮内さんは焦らず、とにかく休養をとってください。そうすれば若いので回復は早いと思います。お互いがんばりましょう」

「モルヒネの類も使われているようです。まずは7月末まで回復に専念して、退院してから通院で抗がん剤治療と言われました。

ここには終末ケアの部署があり、さっき阿佐ヶ谷姉妹みたいな人が薄ら寒い笑顔で来ました。きっとイリュージョンか何かでしょう。

28日から入院なのですね、お見舞いに行きますね。とにかく、うまく運ぶことを祈ります」

退院後も、抗がん剤治療を受けるということだろうか。これで、現代医療に復帰することに

なり、一安心ではある。だが、「終末ケア」という言葉が気になる。少し、治療の内容を尋ねるメールを送ってみる

「手術は、前におっしゃっていたように大腸がんの摘出だけで、肝転移や腹膜転移のがんには手を付けてないいんですか。すいません、立ち入ったことをうかがって。手術をしたのだから、根治に向けた治療ができるわけですよね？
宮内さん、私の見舞いなどより、ご自身の治療を優先してください」

「はい、今回の手術では肝転移や腹膜転移があまりに広範囲すぎて、手を出せなかったそうです。退院後かなりのハイペースで抗がん剤投与をするそうで、これまでのように能はできないかも、ということは言われましたが、具体的にはまだ話はありません。私は抗がん剤にどうしても抵抗があるのと、能舞台に立てなければ何の意味もないので、放射線治療で行こうかなと考えています」

抗がん剤は避けるということか……。放射線治療だけで、効果が見込めるのだろうか。不安は残るが、あまり後ろ向きのメールを送ることもためらわれる。

「宮内さん、ご返信をありがとうございます。ステージ3での術後抗がん剤とは違って、ス

テージ4から根治を目指す少し強いものになるのでしょうね。能ができない、ということは、人生観に関わってくるので、これは様々な治療法を探りながら、最適なものを選んだ方がいいと思います。

放射線治療は副作用もありますが、活動には大きな支障は出ないかと思います。私も、取材・執筆に早く戻ることを考えて、化学放射線治療を選びました。とにかく、まずK病院で放射線のすべての可能性を、放射線医師に提示してもらいましょう。能舞台と両立させる道はあるはずです。ちょっと私も調べます」

こうして、宮内さんと互いのがん治療についてやりとりをしたが、この後、彼女から治療についての情報が伝わってこなくなっていく。

私は私で、27日に東病院から電話で「ベッドがあきません」と入院の延期が伝えられた。

——また延期か。

そんな不安を察してか、電話口で看護師はこう弁明した。

「今週中には金田さんが入院できるようにします」

「いや、もう睡眠導入剤が切れてしまうんです。処方していただきたいんですが、それは、どうなるんですか？」

電話口の看護師も苛ついている様子が口調に出ている。

「それも考慮してみます」

そう言って、看護師は電話を切った。

相手を苛つかせてしまったことは、もしかしたら裏目に出るかもしれない。だが、おとなしくしていると、さらに優先順位を下げられる気がしていた。

すでに、治療は全体的に遅れている。週内に入院できない事態だけは避けたい……。

7月29日（水）

午前9時すぎ、倦怠感が強く、ベッドから起き上がれずにいると、携帯が鳴った。がんセンターからの電話だった。

「ベッドがあきました。明日から入院できますか？」

看護師の言葉に、「もちろん、行きます」と答える。すでに、入院予定日だった28日は過ぎている。これ以上、延期されてはたまらない。看護師が手続きについて説明を始める。軽い頭痛を覚えながらも、体を起こしてバッグからメモを取り出した。ベッドの上で、看護師の説明を書き取る。今回は久々に5A病棟、つまり内科の病棟に入ることになるようだ。

これが、抗がん剤治療の通算4クール目になる。食道がん患者の場合、通常、抗がん剤治療は多くても3クールで終わる。私は放射線治療に切り替えたため2クールが追加され、合計5

クールを受けることになる。体力の限界に近い量が投与されるだろうと予測していた。

もう4クール目にもなると、入院準備は慣れたものだ。必要な着替えやウェットティッシュの量も分かるし、食欲が落ちた場合の補助食も準備している。

唯一、悩むのが、入院中に読み込む資料の選定だ。抗がん剤治療で朦朧（もうろう）とした意識の中で、原稿を執筆することは難しい。そのため、次作の構想を考えるようにしていた。そのために病院で読む資料を、書棚から選定していく。普段は読む時間を取りにくい古典を中心に病室に持ち込んで、読み込みながら、構想の断片を付箋に書き込み、大判のスケッチブックに貼り付ける作業を繰り返していた。

明治から昭和にかけての日本文学や詩歌集、さらにギリシア悲劇や19～20世紀英米文学の原文と日本語訳、といったあたりが多い。さらに、世界地図と年表も持っていく。これらを病院のベッドのテーブルや、窓際の机の上に積み上げるので、病室は異様な光景となる。

この「持ち込み資料」の選定が、入院前の楽しみになっている。スーツケースに入る冊数しか持っていかないので、かなり悩み抜くことになる。その作業によって、入院中に自分の頭の中で繰り広げられる古典の世界が変わってくる。どの本を持ち込むか、考えているだけで少なからぬ興奮を覚える。

正直に言って、がんセンターに入院することが楽しみになっていた。これまで、現地を歩いて取材することが「情報インプット」の中心だった。資料の読み込みは、あくまでも現地取材の予習と復習であった。それが、入院では1週間程度のまとまった資料読みだけの時間が取れる。しかも、黙っていても規則正しく食事が提供される。今までの人生で、これほど恵まれた「資料インプット環境」はなかった。

このように、入院を前向きに捉えることは、治療効果にも結びつくのではないか――。そんなことも感じ始めていた。

7月30日（木）

朝、妻の運転で柏に向かう。クルマに次男が一緒に乗り込んできたことで、妻とつまらない言い争いをすることもなく、車内は静かな時間が流れた。

11時、入院受け付けを済ませると5階の病棟に上がる。今回も4人部屋の窓側のベッドだった。看護師は、2カ月前にも担当してもらったことがある新人だ。前回は、やることなすことすべてが初めてで、先輩に付き添ってもらっての勤務だった。しかし、わずかな期間で身のこなしも板に付いてきている。

隣に入院してきたのは、大手企業の幹部だった白髪のTさん。すでにリタイアして70代になるが、豊富なビジネスの経験を持ち、社会の裏側も知っている。互いに話題が尽きないので、すぐに打ち解けて、食事のたびに窓に向かってテーブルを並べて、しゃべりながら過ごすようになった。

廊下側の2人はカーテンで仕切られていて顔はまだ見ていないものの、声質から高齢の患者と思われる。ほとんど音も立てず、静かに過ごしている。

——これは、快適な部屋になったな。

だが、そう思ったのも束の間、翌日、部屋の空気が一変する。

7月31日(金)

今日から抗がん剤が始まるとともに、放射線治療の1回目もスタートする。

早朝6時、点滴が始まると、小島先生と部下のJ先生が相次いで回診に来て、様子を見て帰っていった。

10時半、担当の新人看護師がやってくる(ちなみに、昨日の新人とは別の看護師である)。

「金田さん、放射線科から電話があって、『今から来てください』ということです」

ついに、放射線治療がスタートする。点滴スタンドを引きずりながら1階に降りる。平日の午前中、がんセンターの1階は外来患者であふれている。その人混みの間を縫って、迷路のような放射線科へと続く廊下を進んでいく。

受付でリストバンドのバーコードを読み込んでもらう。すると、「リニアック3」という部屋の前で待つように指示される。廊下のソファに座っていると、若い放射線技師がカルテのような書類ファイルを持ってやってきた。

「放射線治療の前に、簡単に説明をさせていただきます」

ざっと放射線の当て方などを、CT画像なども交えて解説していく。

「食道にモノが入っていない状態で放射線を当てるので、食事と治療は3時間以上あけます。なので、明日以降も11時頃に呼んでいいですか」

「分かりました」

「それで、これから土日を除いて28日間連続で治療していきます。担当は、私も含めて3人です。名前は覚えなくてもいいですが、顔はなんとなく覚えておいてもらえると助かります」

その間に盆や夏休みの時期になるが、彼らは休暇を取らないのだろうか？ まあ、3人体制ならば、交代で休めるのかもしれない。いずれにしても、放射線技師が途中で変わらずに担当してくれることを知って、安心感が増す。

——なるほど、最後まで同じチームで対応してくれるのか。

説明が終わって、5分ほど待っていると番号が呼ばれた。放射線治療室の厳重な扉が自動開閉し、中に入ってから着替え用のカーテンの奥で、パジャマを脱いで上半身裸になって治療室に入る。機械はやはりVarian製だ。治療台に横になる。すると、頭の形に合わせて作られたマスクを被せられて、頭部を治療台にきつく固定される。

それから技師たちが部屋から出ていき、電灯が消される。技師は隣のコントロール室に移って、画面を見ながらコンピュータ制御で放射線を当てていく。

真っ暗になった部屋に横たわっていると、治療台が動き出し、しばらくして放射線が発するブーンという機械音が聞こえてくる。暗闇の中、Varianの機械が、照射の位置を変えるために細かく動いている。当てている時間は5～10分程度だろうか。終わると部屋に電気が灯り、技師が入ってきてマスクが外される。

3人の技師チームはみな若いが、連携がスムースにとれていて、それなりに経験を積んでいることがうかがえる。食道がん患者も多く担当してきたのだろう、判断に迷ったり、戸惑うような場面はない。大船中央病院の武田先生が、食道がんの放射線治療で「日本一」と褒め上げただけのことはある。

病室に戻ると、抗がん剤の中でも、副作用がきついシスプラチンの投与が始まった。スタンドにぶら下がっている点滴剤パックの成分表示を確認する。前回よりも多い量のシスプラチンを打つようだ。

この投与にあたって、いつものように腎臓機能を守るため、自動販売機で500ミリリットルのミネラルウォーターを10本近く購入する。ベッドサイドの冷蔵庫に詰め込んでおいて、1日2リットルの水分を取るようにした。

だが、さすがに4クール目の抗がん剤は、副作用の蓄積で初日から倦怠感が強く襲ってきた。

そんな中、新たな患者が4人部屋にやってきた。Tさんとカーテン1枚をはさんだ廊下側に、公務員のOさんが別室から移ってくる。そして、ベッドで延々と携帯電話をかけ続ける。職場の同僚に、片っ端から電話をしているようだ。

「あ、Oですけど、ご無沙汰です。お加減いかがですか。……あ、そうですか。実は私、がんになりまして、今、柏におります。……はい。がんセンターで、暇で死にそうです。胃を取っちゃいまして、何も食べられないんです。いや、食べたいんですけど、食事を出してもらえなくて。……あ、お忙しいですよね。まあ、何かあったらお電話ください。何もないでしょうが……」

同じ内容の電話が延々と繰り返される。相手も仕事中とあって、ほとんどが数分で終わってしまう。

夜になっても、Oさんの電話は続いていた。午後9時、消灯まであと1時間というタイミングで、Oさんの点滴に睡眠導入剤が投入されたようだ。しばらくして、Oさんは睡魔に襲われて静かになった。

深夜1時、部屋に大音響が響き渡った。思わずベッドから上半身を起こして、暗闇の部屋を見渡す。斜め前のOさんのベッドから、壁を何かで打ちつけるような音が聞こえる。

——やれやれ。これは、えらい住人と一緒になったな。

枕元に残していた睡眠導入剤1錠を口に入れ、ミネラルウォーターで流し込んで、ベッドに倒れた。

8月1日（土）

朝から部屋が騒々しい。看護師とOさんが何やらもめている。

――夜もうるさかったが、起きたらまたすぐにこれか……。

逃げるように病室を抜け出して、1階に新聞を買いに行く。今日の全国紙に、発売になった自著の広告が掲載されることになっていた。5階のホールでエレベータを待っていると、そこにOさんと看護師が現れた。Oさんは長身で痩せ形、黒縁のメガネをかけていて、見るからに神経質そうな表情をしている。一緒にエレベータに乗り込んで、1階に行く。「開」ボタンを押して、2人を先にエレベータから降ろす。すると、行く方向は一緒のようで、私が点滴スタンドを押しながら、2人の後をついていく形となった。

ほどなくして、1階のコンビニ隣にある新聞販売機に着いた。そこで、Oさんの指示で、看護師がスポーツ新聞を購入している。看護師は振り返ると、私に一礼して、エレベータに戻っていった。私は、一瞬、あっけにとられていたが、販売機で2紙を購入して、まだ閑散としている早朝の病棟フロアを抜けてエレベータに乗った。

病室に戻って新聞を広げて、広告を確認する。写真入りで大きく扱ってくれていた。

――思ったよりも目立つ形にしてくれたんだな。

ベッドの上に2紙を並べて、感慨にふけっていると、ベテラン看護師が怒鳴り込むように病室に入ってきた。

「Oさん、朝の忙しい時間帯に、看護師に新聞を買いに行かせるのはやめてもらえませんか。もうちょっと、遅い時間ではダメなんですか」

どうやら、Oさんは、これから毎日、朝一番でスポーツ新聞を買ってくるように看護師に言いつけたようだ。だが、早朝はまだ夜勤看護師が担当の時間帯のため、スタッフの人数が少ない。起床時間が過ぎると、患者の状況確認などで多忙を極める。1階に新聞を買いに行っている余裕はない。

だが、Oさんは強く反抗している。結局、朝の時間帯に出勤してくる看護師が、途中で購入して病棟に上がってくることになったようだ。

「スポーツ新聞を指定して、代金も前もって渡してください」

ベテラン看護師がそう言うと、Oさんはぶっきらぼうに答える。

「それは当たり前でしょ」

だが、そもそも、スポーツ新聞を朝一番に買いに走らせること自体が、「当たり前」ではない気がするのだが……。

昼すぎ、能楽師の宮内さんからメールが入ってきた。

「退院できました。やっぱり娑婆(しゃば)はいいです。

あれから病院側がたくさん選択肢を提示してくれて、結局、今後は放射線治療のみでいくことにしました。その都度、身体の具合や体調と相談しながら、やってもらうことにしていただきました。セカンドオピニオンはせずに、K病院にお世話になることにします。身体が落ち着いたら、お見舞いにお邪魔したいです。宮内」

これは朗報だった。K病院とも良好な関係に戻ったようだ。抗がん剤を拒否していることは気にはなるが、K病院の医師が放射線治療単独でいけると判断してのことだと信じたい。すぐに返信を打つ。

「退院おめでとうございます！　食事は普通のモノに近づいていますか？　K病院の放射線でいくとのこと、いいと思います。宮内さんが呻吟と熟考の末に決められたこと、ベストだと思います。しかも歩いていけるし！　能と両立するには最高の選択ですね」

あえて、抗がん剤を断念したことには触れなかった。その判断には、能で舞台に復帰することを優先するギリギリの判断があるのだろう。私自身も、手術でなく化学放射線治療に切り替える決断をしたが、その判断に「なぜ、標準治療を受けないのか」という否定的な見方をする人もいた。だが、個々人が医師や医療スタッフと話し合って、熟考した上で決めた判断ならば、それを他人がとやかく言う筋合はない。

病室では、大企業出身のTさんと様々な話題で盛り上がった。打ち解けるうちに、Tさんが長くがんを患っていることも分かった。10年近く前に大腸がんが見つかったことが始まりだった。その時は、内視鏡で切除できたという。また、前立腺がんを陽子線で治療したこともあるようだ。

だが、今回は食道にがんが見つかって、地元の病院では手に負えなくなり、がんセンターにやってきた。すでに抗がん剤を1クールやって、腫瘍の大きさが3分の1に縮小したらしい。白血球の回復を待って、来週火曜から抗がん剤の第2クールを開始する予定だという。主治医は「若い医師」というので、たぶん藤田先生の部下の医師だろう。

「僕は朝からビールを飲んでいまして、それが下剤みたいなもんです。まあ酒の飲みすぎなんですが、それで膵臓炎になって、入院してモルヒネを打たれていたんだけど、1時間しか効かなくて激痛が走ったんですよ。それで唸っていたら、ほかの患者から『うるさい』と怒鳴られましてね。声を押し殺してのたうちまわったんです。あの経験から、普通の痛みは『痛い』と思わなくなりましたよ」

そういうTさんは、朝から缶コーヒーを飲んでいる。食道がんなのに大丈夫なのかと思うが、ビールよりはましかもしれない。さらに、納豆も冷蔵庫に入っていて、朝食時に登場する。

我々は食事の時間になるとカーテンを開け放って、会話をしながら食事をしていた。

Oさんには食事が出されない。水分を取ることだけが許可されていたが、「アイスクリームはダメなのか」としつこく聞いていた。「溶ければ液体じゃないか」と。

そのOさんは、食事になるとそわそわしてベッドから立ち上がって、廊下に運ばれてくるワゴンを眺めている。

「今日はメロンがある」などとつぶやいている。もちろん、Oさんの分はないのだが……。

「暇だ。暇だ」とつぶやいて、スポーツ新聞を読み終わると、やることがない。本は読まない。

看護師が「テレビを観たらどうか」と言っても、「おカネがかかるから」と言って、病室の入り口にぼうっと立っている。その不気味な姿に、通りかかる看護師が「座ったらどうですか。疲れませんか」などと声をかけるが、「いや、ここにいます。何か問題ですか」と言って聞かない。

「ど暇……」。そう言うと、また携帯電話をかけ始める。

「あ、Oですけど。ご無沙汰です……」

延々と続く携帯電話だが、看護師は誰も注意しようとしない。その理由がなんとなく分かってきた。まだ、携帯をしている方がましなのだ。下手に注意すれば反抗する。やることがなくなれば病室の入り口に立ち、廊下を行き来する看護師や患者に不気味な視線を送る。

がん病棟4人部屋――様々な人生模様が交錯している。

8月2日（日）

朝、いつものようにTさんと食事をしながら話をしていると、私の食事を見てこう言われた。

「金田さん、いつもそばやうどんを食っているけど、好きなんですか」

「いや、好きなわけじゃないんですけど、抗がん剤をやるとごはんのにおいがダメなんですよ。最初はおかずをごはんの上にかけて、においを消してかき込んでいたんですが、この病院では代わりに麺類を出してくれると分かったので、お願いしているんです。でも、正直言って、冷めていてまずいっす」

「そうですか。じゃあ、9階の食堂に、山菜うどんを食いに行きませんか。これが、うまいんですよ」

「9階の食堂？　行っていいんですか」

「もちろんですよ。じゃあ、午後に行きましょう。ご案内しますよ」

そういうわけで、昼食のうどんには手を付けずに、午後2時、Tさんと9階に上がった。食堂の入り口には、食券販売機がある。私は入り口のメニューを見て、なぜかラーメンが食べたくなった。

「あれ、金田さん、山菜うどんじゃないの」

「はい。どうしてもラーメンが食いたくなって」

そう言うと、窓際のカウンター席に並んで座った。目の前には広大な公園とスタジアムが見える。この食堂は気分転換にいいかもしれない。

ラーメンの味は、思った以上に濃く感じた。薄味の病院食に慣れたので、舌が敏感になっているのだろう。だが、もともと濃くて脂っこい味が好きなだけに、食べ始めると止まらなくなり、一気に完食した。

「いや、ここはうまいですね」

これから、たまに使うことにしよう。入院の楽しみがまた一つ増えた。

夜、Tさんが私のベッドにやってくる。頭のあたりで、指をクルクル回している。

「おかしいよ」

そう言うと、声を潜める。

「Oが、ワゴンにある僕の食事を開けて見ているんだよ」

「えっ。マジですか」

私が驚くと、Tさんは眉をひそめた。

「念のため、看護師にも伝えておいたけどね」

そう言って、Oさんのベッドの方をチラッと見た。彼はたぶん、病室にはいない。

「まあ、かわいそうではあるんだけどね」

「そうですね、食べることができないし」

「違う病院で胃を全摘されたみたいだね。それでも転移があって、この病院に来たらしいよ」


――そうか。たぶん、胃を全摘した後にどうなるのか、分からないままに手術を受けたのかもしれない。彼の行動を見ていると、冷静に病気について調べるようなことはやりそうもない。がんの告知で気が動転しているうちに、手術台に送られたのかもしれない。

「食いたいのに、食えないのはつらいよなあ」

Tさんはだんだん、彼に同情してきたようだ。私も小さくうなずくと、Tさんは少し気持ちが落ち着いたようで、ゆっくりとベッドに戻っていった。

その夜もOさんの奇行は続いた。病室の電気を突然消したかと思うと、またつけて、また消す……。さらに、病室のドアを閉めてしまう。

看護師が驚いてやってくる。

「Oさん、ドアを閉めないでください。危ないですから」

何を思っているのかは分からない。だが、何かに追い詰められている。どうにもならない何かに。

8月3日（月）

11時、放射線治療の2回目に呼ばれる。点滴スタンドを引きずりながら、1階の外来患者が行き交うフロアを歩いて、放射線治療室に着く。すでに数人の患者が待っていたが、私が入院患者だからか、すぐに番号が呼ばれた。点滴スタンドには、モーターが2台取り付けられていて、充電池は長くはもたない。そのため、点滴中の患者を優先して治療しているのだろう。

「金田さん、木曜日に退院される予定ですが、放射線治療はこれから1カ月以上続きます。ご自宅が遠いようですけど、通院は大丈夫ですか？」

「その間は柏のホテルに泊まって通うつもりで、もう部屋を予約してあります。マンスリーマンションよりも安いので助かりました」

「それなら安心ですね。で、通院になってからは、もう少し早い時間に治療しますか？」

——そうか。それも相談して決められるのか。

「今のまま、11時でお願いします。夜型なので、その方が助かります」

「なるほど。では、食事をせずに来ることができますね」

がんセンターとしても、東京から通勤ラッシュに揺られて通ってきてほしくないだろう。コロナ感染者が出てしまうと、今でさえギリギリで回っている病院が、途端にパンクしてしまう。

放射線治療を終えて病室に戻ると、入り口にOさんが立っていた。軽く一礼して、横を通り抜けて窓側のベッドに向かう。

——一日中、入り口に立っているのは、何を思ってのことなのだろうか。廊下を通りすぎる看護師や医師、そして患者たちを見ているのだろうか。

多くの看護師が、Oさんに声をかける。

食事のトレイが運ばれてくると、またもOさんはそわそわし始め、ワゴンに近づいていって献立をチェックして、病室に聞こえるように「今日はうなぎです」などと口走っている。

看護師がやってきて声をかける。

「どこか、つらいところがありますか」

Oさんは食事の詰まったワゴンを見つめながら、か細い声でつぶやく。

「ぜんぶつらい」

「全部？」

「ごはんが食べたい」

「そっかあ。ごはん、まだ食べられないんだよね」

「ごはん、出してくれない」

「そうね。先生に、いつから食べられるか聞いてみましょうね」

「ごはん、食べられない人を集めたらいいのに」

「えっ？」

「ごはん、食べられない人だけ集めた部屋をつくればいいのに……」

その言葉を聞いて、思わず箸が止まった。そうか。周りで食べている音やにおいが、Oさんを苦しめているのか。食事トレイを見つめる。申し訳ないと思った。彼の奇行の原因は、彼の心の中だけにあるのではない。そのことに気づかなかった。

東大病院の食堂から見えた不忍池を思い出した。夜、そこを散歩する人影を見ると、思うように街を歩けないことに胸が詰まるような息苦しさを感じた。もう、再び、彼らのように、自由に街を歩くことができないかもしれない……と。

Oさんも、もう二度と以前のように食事がとれないと思い始めている。ほかの患者が普通に食事をとる姿に、心を痛めているに違いない。もう、自分が思うままに食事を楽しむことはできない……。

それは、喪失した者にしか分からない〝永遠の闇〟のような絶望である。

8月6日(木)

退院の日を迎えた。10時にはベッドをあけないとならない。放射線治療は、いつもよりも2時間以上早い8時半に済ませる。

病室に戻り、退院の準備を始める。この時間が、やはり好きになれない。退院する患者は、朝から慌ただしく荷物をまとめ、はずむような声で家族と電話で連絡をとり、早々に普段着に着替えて、迎えを待っている。看護師がリストバンドにハサミを入れた瞬間に、家族とともにスーツケースを転がして慌ただしく去っていく。

私はこの日、迎えに来る家族はいない。今日は退院しても自宅に帰らず、柏の三井ガーデンホテルに直行して、明日金曜日の11時に放射線治療を受ける。それからタクシーで自宅に戻り、週末に荷物をまとめて、また週明けから三井ガーデンホテルに滞在する。

私は9時頃にベッドに戻ったが、パジャマのままコンビニで買ってきたピロシキを食べていた。窓の外には、8月のうだるような暑さの柏の景色が広がる。

今回の入院は、つらさの中にも、楽しさが入り混じった時間を過ごすことができた。それは、病室の〝仲間たち〟のおかげだった。Tさんとは最後の瞬間まで昔話や与太話を続けた。Oさんはお騒がせ患者だったが、どこか純粋なところがあって、がんと生きることについて深く考えさせられた。

そうして感慨にふけっていると、様子を見に来た看護師が、ノートや資料が散乱するベッドを見て、「金田さん、今日、退院ですよね」と眉をしかめる。

「はい。あっという間に片付くので、ご安心ください」

Tさんとたわいもない話をしながら、夏の午前の日差しが強くなっていく中、ゆっくりと荷物をまとめ始める。そして、あとはスーツケースに詰め込むだけ、という状態になって、ようやくパジャマから私服に着替えた。

あと10分を切った。そろそろ、出ていかないと、看護師が次に入ってくる患者のための準備に取りかかれない。

「Tさん、ありがとうございました。といっても、私は明日からもここに通院してきますから、どこかで会うでしょうね」

「私もまだ抗がん剤をやってますし、来月ぐらいには手術で入院しますから」

「じゃあ、また病室を訪ねます。お互い、治療が一段落したら飲みに行きましょう」

「いいですね。金田さんと飲むのを楽しみにがんばっていきますよ」

そう言って、互いの連絡先を交換して、ベッドのTさんに手を振りながら後にした。

入り口にはOさんが立っていた。私は一礼して「ありがとうございました」と言葉をかけた。

「また病院で会いましょうって……」

そう言って、口元に笑みを浮かべている。私とT氏の会話が面白かったようだ。

「そんな挨拶って聞いたことないですね……」

Oさんはそう言ってまた笑った。私も笑顔で再び礼をしながら、彼の横を通りすぎた。

きっと、彼にとっても、騒がしい病室の数日間は印象に残ったに違いない。

4人部屋の患者は、多くの人々とベッドをともにする。病室はわずか数日で患者が激しく入れ替わっていく。手術や施術が終わって誰かが去っていくと、すぐに病状が悪化して運び込まれてくる者がいる……。

いずれも、いつかはベッドを去っていくが、テレビドラマの一場面のような「めでたい退院」という姿ばかりではない。がんセンターは、それぞれの地域の病院で手に負えなくなった重病者の集まりでもある。とりあえず症状を抑えて退院しても、また、いつ再発するか分からない綱渡りの人生を送っていく。

その4つの人生が、1つの部屋に集まって、数日間をともにする。カーテン1枚を隔てるだけで、医師や看護師との話はすべて漏れ聞こえてくる。それぞれの病に思いを巡らせ、自分の境遇と照らし合わせて、天井を見つめながら思案する。

Oさんの奇行の裏にある思いは、日を追うごとに深く私の心に浸みていった。

だから、こう思えた。

Oさん、ありがとう――。

あなたの苦悩に隣り合わせたことを誇りに思う。

8月7日(金)

千葉・柏の葉。この街で朝を迎えるのは、まだ数回目のことだ。だが、すっかりこの場所を気に入ってしまった。駅西口にはバスやタクシーが乗りつけるロータリーがある。駅を出てロータリーを右から回っていくと、コンビニ、マクドナルド、郵便局、タリーズが並んでいる(このコーヒーショップが私の仕事の拠点である)。さらにロータリーを行くと、東大サテライト校舎が続き、その横に宿泊する三井ガーデンホテルがある。そしてショッピングセンター「ららぽーと」の北館、そして本館と続いて、ぐるりと一周して駅に戻る。わずか2分ほどのロータリーの輪の中で生活が完結する。

ホテルの裏には池があり、周囲は遊歩道になっている。その池の中央にある橋を渡ると、巨大な蔦屋書店があり、店内にはスターバックスコーヒーが出店していて、コーヒーを飲みながら本や雑誌を無料で読むことができる。東大や千葉大の学生らしき若者が、書店内のあちこちの机を占拠していて、本やテキストを読み、パソコンをいじっている。ちょっとした自習室である。

テラス席に出ると池が一望できる。その向こうに宿泊しているホテルが見える。40度近い猛暑だったので、テラスにはほとんど人がいない。電話をかけるにはちょうどいい。誰の迷惑にもならない。

来週からここに1カ月間滞在して、放射線治療を受けることになる。それが、何か充実した時間になる予感がしていた。

この巨大な蔦屋書店があって、駅前のららぽーとにも巨大な書店がリニューアルオープンしたばかりだった。若いファミリーや学生が多い街だから、こうした施設が充実するのだろう。ほかの日本の都市とまったく違う様相を呈している。だが、若い客層だからといって騒がしさは感じない。みな、静かに本を読んだり、小さな声で会話をしている。

この日、放射線治療を受けてから、一度、帰宅することになる。そのため、朝にはホテルをチェックアウトしてスーツケースを転がして、がんセンターに向かった。11時少し前に病院に着くと、ロッカーに荷物を放り込んだ。そして、いつものように放射線治療を受けると、再びロッカーからスーツケースを取り出し、そのままタクシーに乗った。

「高速の大泉インターを降りて、三鷹駅の方まで」

そう言うと、運転手は高速の入り口に向かう。明らかにベテランのドライバーだ。

「お客さん、まだ若いよね」

「いや、50代ですから、若くはないですね。でも、がんセンターの患者の中だと、若い部類かもしれませんが」

「やっぱり若いよ。私は60代でしてね。実は2年前に東病院で胃がんを手術したんですよ」

「そうだったんですか」

「多くの患者さんを乗せているじゃないですか。それで話を聞いているうちに、この病院の先生たちはすごいなと思って、もし自分ががんになったら、絶対に東病院で治療を受けようと決めていたんですよ」

「でも、いきなりがんセンターには入れてくれないでしょう」

「そう。だから、まず地元の医者に行ったの。そうしたら、もう切りたがっちゃってさ。それで、『先生、いったい何人、切ったことがあるんだ』と聞いてやったの。1年に数件だって言うから、『そんなの、数のうちに入んないよ』って」

そう言って運転手は笑った。結局、地元の医者は、東病院への紹介状を書いてくれたという。

「一つしかない体だからね。自分で守らないと」

こういう人が、この日本にもいる。だが、多くの患者は考えて選択するチャンスがない。いや、治療法を選ぶという発想すら持っていない。もし、少しでもきっかけがあれば、自分の体のことについて、また治療方法について、真剣に考えるはずなのだが。

高速の上から多くのマンションや住宅が見える。この人々のうち、2人に1人はがんにかかる時代になっている。いったい、そのうち、どのくらいの人が自分で治療を理解して決めることができるだろうか――。

8月10日（月・祝）

今日から、1カ月間に及ぶホテル生活が始まる。妻にクルマで三井ガーデンホテルまで送ってもらうことになっていたが、大きいスーツケースを転がして、クルマに積み込もうとすると、長男が手伝ってくれた。暇つぶしに持っていくギターのケースは、次男がクルマに積み込んだ。助手席に座ると、息子2人が後部座席に乗り込んできた。どうやら一緒に送ってくれるようだ。

こうして家族4人で揃って出かけるのは、いったい、何年ぶりのことだろうか。2年ほど前、長男の成人を祝って吉祥寺の店で食事をしたことがあった。だが、その時は、みんながバラバラに店に集まってきて、食事が終わると現地解散した。4人でクルマに乗ったのは、もう5年ぶりぐらいのことになるかもしれない。

外環道から常磐自動車道に入って、柏インターを降りれば、すぐにがんセンターに着く。自宅から40～50分で到着する。だが、妻が柏インターで降りるのを忘れ、そのまま利根川を渡ることになる。次の降り口は、谷和原インターだった。

見慣れない街の風景が広がった。後部座席の息子たちは、「どこだ、ここは」と言って笑いながらスマホを調べる。「あ、茨城県か」。

街道沿いには全国チェーンの外食店がずらりと並び、その派手な看板が通りすぎていく。やがて、一般道で利根川を千葉県に向かって渡る。川岸は鬱蒼（うっそう）とした森のようになっていて、一瞬、小旅行に来たかのような気分になる。

——もしかしたら、妻はわざと柏インターを通りすぎたのではないか。

そう思った。

これから1カ月、家族に会うことはない。会社勤務時代から、遅くなると都内のホテルに泊まったり、勝手に出張に出ていった。どこに行くとも、いつ帰るとも言ったことはない。だから、私が家に帰らないことは、我が家の日常だった。海外出張すら、何も言わずに出かけていった。

だが、1カ月もの間、家をあけることは初めてだ。しかも、この数カ月間、抗がん剤治療で繰り返し入院して、確実に体力が衰えてきていた。2度目の入院で頭髪はすべて抜けて、変わり果てた姿で帰宅し、以来、スキンヘッドのまま夏を過ごした。

今回は1カ月という長期間で、しかも放射線と抗がん剤をダブルで浴びることになる。副作用で食事がとれなくなると、かなり体重が落ちての帰宅になるだろう。これぱかりは、やってみないと分からない。

もう、かつての自分に戻ることはない。

息子たちは、街道沿いの外食店を見ながら、どこで食事をして帰るか、話し合っている。そうしているうちに、クルマは整然と区画された柏の葉キャンパス駅に到着した。駅前のロータリーにクルマを止めると、次男が降りて荷物を運び出すのを手伝ってくれた。

私はスーツケースを引きずりながら、「じゃあ、また」と手を上げる。

「気をつけて」

次男はそう言って、応えるように手を振る。クルマに乗り込むと、ゆっくりと動き出し、ロータリーを回っていく。私はクルマが視界から消えるまで、その場で立ち尽くした。

8月11日（火）

ホテルから放射線治療に通う日々が始まった。

ホテル前のロータリーに出ると、がんセンター行きのバス停がある。10分間隔で出ているから、待つこともなくバスに乗ることができる。

予定の11時よりも少し早く着く。待ち時間は、スマホで放射線治療について調べる時間に使う。ちょうど、廊下の壁には米Varian社の4台の放射線照射器について、詳しい解説文が貼られている。それを、読み込むことから始めた。解説を何度も読み込んで、分からない用語などはスマホで調べる。こんなことをしている患者はまずいない。

そうしているうちに、受付番号が呼ばれて、予定よりも早く治療が始まった。

「金田さん、今日は7回目の治療ですね。ホテルは今日から滞在ですか？」

「いや、昨日のうちにチェックインしたので、今朝はゆっくり来ました」

「それはいいですね」

すでに3人の若手で構成された担当の放射線チームとは顔馴染みになっている。こちらの状態を把握していることが、会話の端々からも読み取れるので、安心感がある。チームの連携もスムースで不安を感じさせない。これが、数をこなしてきた病院の強みだろう。

治療を終えると、コンビニで名物のピロシキとアイスティー、かき氷を買って、中庭のテラス席に向かう。8月の灼熱の太陽が照りつける中庭に出た。木陰に看護師が立っている。太陽が照りつけるテラス席には、人影がほとんどない。そんな中で、1人だけ、点滴をしながらテーブルに座っている患者がいた。

その隣のテーブルに座って、かき氷を食べ始める。硬くて、スプーンがささらない。そうしていると、後ろから看護師の声が聞こえてきた。

「Oさん、もう勘弁してもらえませんか。そろそろ、部屋に戻りましょうよ」

後ろを振り返ると、Oさんが汗を流しながら座っている。中庭に来た時は後ろ姿しか見ていなかったので、Oさんだと気がつかなかった。

「Oさん、どうも」

私がそう声をかけたが、Oさんは表情を変えず、返答もしない。後ろの木陰にいた看護師が私に気づいて、ぺこりと頭を下げる。私も看護師に会釈を返した。どうにもならない、そんな看護師の困り果てた表情が印象に残った。私は向き直って、黙ってかき氷にスプーンをさした。熱気で溶けたのか、スプーンの勢いでかき氷がざっくりと崩れた。

Oさんは、これからどういう医療を受けるのだろうか。胃を全摘した後、転移が広がっている状態をどう治療するのか、かなり深刻な話し合いが医師と家族も含めて続いていた。もはや、病室で話すような内容ではなくなっていた。だから、私もその行方はまったく分からない。恐らく、Oさんも先が見えない暗闇を彷徨(さまよ)うような不安を感じているのではないか。真っ暗な空間を歩き続けて、果たしてどこに辿り着くのか。そこに光はあるのか。

ふと気づくと、中庭には誰もいなくなっていた。

帰りのバスの中で、まだ入院しているかもしれないTさんに携帯メールを送った。

「今、中庭でOさんと会いました」

すぐにTさんから返信があった。

「あれー。見られましたか。（抗がん剤の）2クール目が終わりましたので、12日、一時退院します。治療方針はこれからです」

「明日退院ですか。おめでとうございます。来週、検査ですか？ 小さくなっているといいですね」

「来週、検査です。金田説によれば、そのような希望を持てるのですが」

Tさんは70代だが、私のことを「先輩」と呼ぶ。私が抗がん剤治療を4クールもやっていて、しかも治療や薬にやたら詳しいからだという。医師や看護師と専門用語でやりとりするので、いつからか「先輩」となってしまった。

明日、Tさんが退院するのなら、10時頃に5階のエレベータホールのソファで会計を待っているはずだ。少し早く行けば、挨拶できるかもしれない。

8月12日（水）

いつもより早いバスに乗って、10時前に病院に到着する。急いでエレベータで5階に上がるが、ソファにTさんの姿がない。

――遅かったか。

いつもは会計が遅れるから、退院する患者たちは10時すぎまでソファで座って待っている。こういう時だけ、時間通りに会計が終わるとは……。

仕方なく1階に降りると、エントランスホールのソファに座っているTさんを見つけた。近寄って声をかける。Tさんは、私が誰だか分からないようで、きょとんとしている。

「金田です。病棟で一緒だった」

「ああ、金田さん。いやあ、すっかり雰囲気が変わっちゃって、分からなかった」

それはそうだ。病室ではスキンヘッドで点滴スタンドを引きずってゆっくり歩き回っていた。今はニット帽を被って、マスクも着けている。目の周りだけでは、誰だか分かるはずもない。病室の時のように大声で話していると、周囲からの視線を感じた。そんなことを患者同士でやっている者は、がんセンターにはいない。

「じゃあ、また連絡します」

そう言って、Tさんと別れて、放射線科の治療室に向かった。

この日から、帰り道はバスに乗らず、歩いてホテルまで戻ることにした。すでに4カ月も運動をしないまま時間が過ぎていた。街角のショーウィンドーに映る自分の歩く姿を見て、筋力が衰えていることに驚かされる。

――まるで、病気を抱えた老人が歩いているようだ。

そう思って落ち込んだ。だが、考えてみれば、進行がんを抱えた50代の男性だから、まさに「病気を抱えた老人」なのだ。どうも、現実を客観視できていない。

それで、リハビリを兼ねてホテルまでの30分程度の距離を歩くことにした。

灼熱の太陽の下、がんセンターの裏手に回り、病院宿舎を抜けてバス通りに出る。そこから東大と千葉大のキャンパスを横切って、大学正門を出ると、ちょうどショッピングセンターの一角に辿り着く。

ホテルに戻ると、書籍や資料を何点かカバンに詰め込んで部屋を出る。そして、駅前のタリーズで資料を読みながら、思いついたことを付箋に書き込んでいく。放射線が始まって、さらに体がきつくなった。今、無理をして文章を書こうとすれば、治療に耐えられなくなるかもしれない。

――今は焦らず、小さな構想を積み上げていく。

そう、自分に言い聞かせる。いいチャンスをもらったわけだ、と。これまで読もうと思いながら手がつけられなかった書籍と資料が読めるのだから。

そして夜まで古典を読み続ける。ひとりホテルの部屋で文字を追っていると、はるか昔の作者と対話しているような感覚にとらわれる。何か、自分の生が長い歴史の中に溶け込んでいくように感じられた。

8月13日（木）

順調に始まったように思えた化学放射線治療だが、思わぬ問題が浮上してきた。

朝、放射線治療の前に、血液検査を行った。

小島先生の診察室に入ると、彼がじっと画面の結果を見つめている。

「免疫が落ちてますね」

——いつものことか。まあ、抗がん剤を4クールもやって、しかも放射線まで浴びていればそうなるだろう。

当初は、そう高をくくっていた。だが、小島先生の表情はいつになく深刻そうだ。

「この数値だと、次の抗がん剤治療はできません」

小島先生はそう言うと、検査結果をプリントして差し出した。

白血球の中の好中球が1350と、低い値を示している。

「少なくとも、1500は欲しいですね。それと、血小板も今の3倍は必要です」

血小板は6・4で、下限値（15・8）の3分の1程度だ。貧血状態で、下手をすると出血が止まらない危険がある。

「1週間後に、また血液検査をやりましょう」

そう言われて、手元の手帳を見る。来週20日木曜日に再度、血液検査をすることになる。次回の抗がん剤治療は、27日木曜日に入院して実施される予定になっている。もし、抗がん剤が打てないとなれば、化学放射線治療の効果は大きく減退する。

事実上のドクターストップ……。

そんな言葉が頭をかすめた。

――まだ時間はある。栄養をつければ回復するはずだ。考えてみれば、ホテル住まいになってから、パスタやおにぎりなど、炭水化物ばかり食べていた。肉や魚を中心の食事に替えて、タンパク質を摂取した方がいい。

その週末16日の日曜日、ホテルを訪ねてきた大串さんと、1階のイタリア料理店でフォアグラ付きステーキを注文した。

「なんだ、金田さん、ステーキを食えるじゃん。検査で引っかかったって言うから心配したけど、思ったより元気そうでよかった。これだけ食えれば、次の検査は大丈夫だよ」

そういえば、放射線治療は3分の1を経過したが、食道炎の影響は今のところ感じない。食事も普通に喉を通る。これは幸運と言うほかない。次の検査まであと数日、とにかく食べ続けるしかない。

8月18日（火）

午前の放射線を終えてホテルに戻り、一休みして、資料を持ってスタバに向かう時のことだった。

午後3時すぎ、ホテル前で自転車と衝突した。中学生ぐらいの男子が運転する自転車が猛スピードで近づいてきて、ハンドルが左手の肘下に当たる。痛みにうずくまって後ろを振り返ると、自転車は駅に向かって走り去っていった。少し血が流れていたが、そのままスタバに行って、消毒液で傷口を拭いた。刺激痛が走る。血小板が少ないので、血が止まらないことを恐れていたが、流血は止まっていた。

それでも、殴打した場所が腫れるかもしれないな。免疫力が低いことが、何か影響するだろうか？　いろいろと考えてみるが、血が止まっていれば、消毒もしたことだし、大きな問題はないと思った。

ところが、夜、ホテルに戻ると、左手に内出血が広がっていることが分かった。抗がん剤で血管が脆（もろ）くなっている影響かもしれない。ホテルの製氷機でアイスペールいっぱいに氷を入れて部屋に持ち帰り、患部を冷やした。

翌19日の水曜日、放射線科のI先生の診察があった。

「放射線は順調に進んでいますね。食事の方は大丈夫ですか？」

「はい。今のところ、何でも食べられます。いつ頃から、厳しくなりますかね」

「まあ、後半でしょうが、症状が出ない人もいますから。何かあったら、薬を処方するので言ってください」

以前は、食道炎で食べられなくなるということを強調していたが、今では、すっかり落ち着いた対応に変わっている。

そこで、昨日のことを切り出した。

「あの、左手に内出血が広がっていまして」

そう言って、患部を見せる。

「昨日、自転車と衝突したんですが、もしかしたら、その影響かもしれません。ただ、ぶつかった場所とは違うんですが……。抗がん剤で血管が弱くなっている影響でしょうか」

Ｉ先生はしばらく眺めると、首をかしげた。

「抗がん剤ですかね」

私は黙ってしまった。自分でも、何が原因だか分からない。Ｉ先生は、こう続けた。

「まあ、放射線治療は順調なので、このまま続けていきます」

私は一礼すると、診療室を後にした。

ホテルに戻ると、再びアイシングをする。内出血の広がりは止まったようだ。そもそも、抗がん剤の治療が重なるにつれて、注射をした後に内出血を起こすケースが増えてきた。

――まあ、時間をかければ治るはずだ。

治療の副作用は日増しに積み上がっている。あとは、体の回復力を信じるしかない。

8月20日(木)

朝、がんセンターに着くと、まず血液検査を受けてから、放射線治療室に向かった。

放射線技師にそう告げられる。

「今日で14回目、ちょうど半分を終えました」

食事ができているのだと、ありがたい気持ちになる。こうして回数を聞くたびに、よくここまで何の症状もなく、食事ができていると、ありがたい気持ちになる。あと少しだから、もし食道炎の症状が出てきても、なんとか口から食事をとり続けられるかもしれない。あとは、肺と心臓に当たっている放射線の影響が気になるところだ。いきなり心肺停止にはならないと思っているが、どれだけヤケドが心臓や肺の機能を損なうのか、目に見えないだけに不気味ではある。

それでも、放射線治療は折り返し点まで辿り着いた。想定していた以上に、スムースだと言える。

そして、11時すぎから小島先生の診察となった。呼び出し端末が鳴って、診察室に入ると、すぐに結論が告げられた。

「血液検査の結果が良くないので、抗がん剤は延期しましょう」

ついに、体の回復が間に合わなかった。だが、これはかりはどうしようもない。できる限りの栄養はとったつもりだ。それに、「延期」ということは、抗がん剤治療を断念したわけではなさそうだ。

渡された検査結果表を見ると、血小板は少し上がって9・1となったが、下限値の15・8には達していない。さらに問題は、好中球が510と最低ラインの3分の1に激減している。この数値の変動はショックが大きい。

「延期って、いつできるんでしょうか」

「血液検査の結果次第ですが、放射線が終わるまでに抗がん剤が終わればいいでしょう」

放射線治療が終了するのは9月9日だ。すると、2週間ほど延期して9月3日に抗がん剤をスタートしてもギリギリで間に合う計算になる。

「1週間後、また血液検査をしてください」

もう1週間、とにかく食べまくるしかない。

ホテルの宿泊を1週間延長して、ベッドに横になる。この夜、また脱毛が始まった。抗がん剤第4クールの影響で、わずか数センチ生えてきた頭髪がまた枕にびっしりと抜け毛としてこびりついている。

――こんなに何度も脱毛を繰り返したら、治療後にはもう髪の毛は生えないかもしれないな。さらにもう1回、抗がん剤治療が控えている。これだけ体に負担が重いと、もう抗がん剤の予定は消えた方がいいのではないか……。

夜が更けると、またパソコンで治療について検索し、思考が堂々巡りを繰り返す。その夜、いつもは遮光ブラインドを下ろして眠るが、開けっぱなしのままベッドにもぐった。こうしておけば、明日、夜が明けるとともに日の光が差し込む。少しでも早く闇から解放されたい。いつまで続くか分からない闇から。

８月27日（木）

１週間ぶりの血液検査を受ける。だが、結果は変わらなかった。

「まだ、免疫が上がっていませんね」

そう言うと、小島先生はいつものように検査結果表をプリントした。

好中球７５０……。必要な数の半分しかない。無力感に苛まれた。

「来週火曜に、また血液検査をやりましょう」

手帳に目を落とす。来週火曜とは９月１日のことだ。９月３日の入院に間に合わせるために、１週間をおかずして再検査するのだろう。

ここで結果が出なければ、ついに抗がん剤を断念する事態となるのだろうか……。

「先生、次に結果が悪いと、もう抗がん剤ができないんですよね」

小島先生が目を丸くする。

「なんで？」

「いや、放射線治療が終わるまでに、抗がん剤を終えないといけないんですよね」

「いや、化学放射線治療で最初から治療している人は、放射線が終わってからも抗がん剤治療をやっていますから」

その時に気づいた。手術を前提とした3回の抗がん剤と、化学放射線治療で実施する術中術後の放射線治療をミックスした形になっているから、放射線治療の最中でも終了後でも、どちらも「有効」と言えるわけだ。

自分で治療法を調べて、放射線治療の後に抗がん剤を打つ必要性を感じていた。放射線の効果は、治療が終わった後に、数カ月かかって出てくるといわれている。ならば、放射線治療の終了後に抗がん剤を打てば、がん細胞にダメージを与えられるのではないか。

ただし、すでに抗がん剤治療を4クールも受けており、体への負担は積み重なっている。あと1回が体力的に限界だと考えると、そのタイミングは放射線終了後でもいい。そもそも、体が回復していないのだから、無理に放射線治療と同時に第5クールを受けることはない。

——体調を万全にしてから、抗がん剤はやればいい。

少し考えが整理されて、気が楽になった。

病院からの帰り道、病室から見えていた柏の葉公園に寄ってみた。野球場や室内競技場を備えた広大な公園で、緑に囲まれた大きな池もある。そのほとりにレストハウスを見つけた。売店でアイスコーヒーを注文し、窓際の席に座った。すべての窓が開け放たれている。池のほとりでは、バーベキューをしている若者グループがいた。その煙が風に乗って漂ってくる。その香りが、どこか夏の湖畔にいるような記憶につながり、穏やかな気分に浸ることができた。

失われた夏を、ほんのわずかだが取り戻したような気がした。

明日から、ここに寄って休憩するのもいいかもしれない。

9月1日(火)

今日の血液検査でも、やはり免疫力は戻っていなかった。好中球は7・2で、むしろ下がっている。抗がん剤治療のさらなる延期が決まった。

「1週間後にまた採血してください」

小島先生がそう言って診察が終わる。いったい、どれだけこの言葉を聞いたことか。

放射線治療の最終回は9日だ。そのため、抗がん剤がスタートするのは、その後になることが決定的となった。放射線が終わってしまえば、毎日通院する必要がなくなるので、いったんホテルから自宅に戻って、免疫力が回復するのを待つことになる。

その放射線も、終盤の山場を迎えようとしていた。翌2日、放射線科の診察で、I先生の診察室に入る。

「これから、放射線の当て方が変わりますので」

そう説明を受ける。残り5回は、がんがある場所に集中的に放射線を照射する。ここまで、食道炎による副作用は起きていないが、油断はできない。ここからのラスト5回がきつい治療となる。

Ｉ先生の診察が終わると、続いて放射線の看護師との面談となった。生活面での問題などを聞かれるが、特に困っていることはない。ただ、放射線を当てている場所は、ひどいヤケドをしたような痕ができている。特に、首から喉のあたりは一部、皮もめくれている。

「日光に当たらないように、首にスカーフを巻いてください」

うなずいたものの、40度近い気温の中で、スカーフなど巻けるはずがない。だが、ヤケドがひどいことは間違いないので、何らかの対策が必要ではある。この日から、病院から駅までの2キロほどの帰路は、できる限り木陰を歩くようにした。柏の葉公園で休憩してから、また駅に向かって歩き出す。

翌週月曜日、いつものように柏の葉公園のレストハウスでアイスコーヒーを飲んでいると、友人から電話がかかってきた。そして、思いがけない話を聞くことになった。

「宮内さんが仕事をしすぎて、体調が悪くなっている」

もともと、宮内さんを紹介してくれたのはこの友人だった。彼はこう続けた。

「金の延べ棒療法に週3回通っているみたいですよ」

そこにまた戻ってしまったのか……。しかも、体調を崩しているとなると、事態は深刻かもしれない。

「それで、Ｋ病院にも通っているんですよね」

「いや、放射線もやめたみたいですね。K病院には行っていないと思います」

思わず、レストハウスのイスから立ち上がった。携帯を耳に当てたまま、池のほとりとテーブルの間を行ったり来たりした。とても、座って話す気にはなれなかった。

そういえば、ここのところ、宮内さんにメールを送っても返信がない。私に連絡をとれば、放射線治療をやめたことを伝えなければならない。それが言い出しにくいのだろう。そのことしか、急に返信がなくなった理由は思い当たらない。

病状が悪化したからK病院から離れたのか、K病院を離れたから病状が悪化したのか……いずれにしても、深刻な事態に陥っている。

急にあたりが暗くなってきた。席に戻ってパソコンで天気情報を確認すると、柏に雨雲が接近している。

急いでパソコンをバッグに突っ込み、電話をしたまま駅に向かって歩き出した。途中、大きな雨粒が落ちてくる。思えば、この1カ月で雨に降られたことはなかった。すっかり、傘を持ち歩くことを忘れていた。携帯を握る手にも雨が強く降りつける。会話を終わらせて電話を切る。早足で大学キャンパスの裏門を入る。

雨脚がさらに強まる。大学の広大なキャンパスの真ん中で、上から叩きつけるような雨と、地面から跳ね返ってくる雨を浴びた。久しぶりにずぶ濡れになった。周囲に逃れる場所はどこにもない。俯(うつむ)き、目の前に叩きつける雨粒をにらみつけながら、ゆっくりと歩き続けた。

頭の中は、宮内さんが治療を放棄したことだけが、答えのない問いとして巡っていた。

なぜ、すべてを投げ出したのか。なぜ……。

正門を出ると、赤信号だった。立ち止まって空を見上げた。雨粒のシャワーを浴びて、何も見えないぐらいに世界が歪んだ。

9月8日（火）

血液検査の結果が、またしても芳しくない。

小島先生はデータを見ながら、こう聞いてきた。

「金田さん、体調は大丈夫なんですよね」

「はい。特に問題はありません」

私の言葉を聞いて、小島先生はこう続けた。

「では、抗がん剤を来週からやりますか」

早ければ14日の月曜日に入院して、第5クールを開始するという。

「（抗がん剤の）量は若干、減らすかもしれません」

まあ、それは仕方がない。そもそも、免疫が戻らなければ、抗がん剤治療を延期し続けることもありえるわけだ。少し量を減らしてでも、このタイミングで抗がん剤を投与した方がいいのだろう。

自分自身でも、抗がん剤の量は減らしてもらいたいと思っていた。これだけ血液検査の結果が低迷している状況を考えると、体への負担を減らしてもらうべきだ。

帰宅する前に、最後の抗がん剤治療の日程が決まって、ほっと一息ついた。

がんセンターを出て、今日も柏の葉公園のレストハウスに向かった。アイスコーヒーを手に、いつもの窓側の席に着くと、宮内さんを紹介してくれた友人と携帯で話した。友人は宮内さんの生活が問題だと指摘する。

「宮内さん、仕事のしすぎで体調が良くないんですよね。出張したりするから、休まないとダメでしょ」

友人が言うことはもっともではある。だが、宮内さんがアドバイスを聞き入れることはないだろう。なぜなら、宮内さんはすでに余命を考えて、逆算して残り時間を生きているに違いないからだ。

進行したがんを患うと、大きく人生観が変わることがある。特に、現代においては、「人生100年時代」と言われる。大病を抱えていなければ、どこまで生きるのか、予想がつかないほどの長寿時代に突入した。

だが、長寿には負の側面がある。残りの時間が長いと考えられるため、「やらなければならない」と思っていることがあっても、後回しにしてしまう。そうして、ずるずると時間が流れていく。

だが、進行がんという現実に直面すると、統計数字を調べれば、自身の「余命」について客観的な数字が見えてくる。

私にも宮内さんにも見えている。あと、活動できる年月はどのくらいなのか、が。

そうなれば、やるべきことを、残された期間にやり切るしかない――。そう考え始めた人を、誰も止めることはできない。

9月9日（水）

放射線治療が最終日を迎えた。

照射が終わって、真っ暗だった治療室に電気が灯る。若手の放射線技師たちが入ってきてマスクを外してもらうと、診療台から下りた。

全28回、最後まで安定した治療を続けてくれた技師たちに礼を言って別れを告げ、隣接する放射線診察室に入ってI先生と会う。

「治療が終わりましたが、調子はどうですか？」

「はい、食事は普通にとれています」

「そうですか。まあ、これから2週間、まだ（食道炎が）悪くなることもあるので、気をつけてください」

そうか、放射線治療は当てた後に、じわじわと効果が出てくるといわれる。それに伴って、副作用も遅れて出てくるのだろう。まだ、当面は気が抜けない。

診察が終わって立ち上がろうとした時、ふと、この診察室で茫然自失になっていた時のことを思い出した。

「先生、一つ聞いていいですか」

「なんですか」

「予定していた治療は、すべてできたと思っていていいんですよね？」

I先生は、迷いなく答えた。

「そうですね」

——そうか、困難と言われた食道がんの放射線治療をやり切ったのか。

思い返せば、ちょうど2カ月前、この部屋で「副作用が甚大だ」と聞いて、頭の中が真っ白になった。そのまま、いったんは手術の道に戻ったが、わずかな期間で専門医の話を聞いて「放射線でいける」と確信し、がんセンターに「宣言」するという強硬手段で、放射線治療に切り替えた。

廊下に出る。あの日、呆然と立ち尽くしていた記憶が鮮明に蘇ってくる。

本当に、わずかな可能性の糸をたぐって、再びこの放射線科の廊下に立っている。不可能に思えた治療を終えて。

長かったホテル滞在の最後の夜、大串さんが2回目の見舞いに来てくれた。考えてみれば、入院中、見舞いに来てくれたのは彼だけだった。

駅前のイタリア料理店で夕食をとる。この店は、ちょうどホテルの部屋から眼下に見えた。夜になるとテラス席がライトアップされていたが、まさか、自分がその店に入るとは思わなかった。

ノンアルコールビールで乾杯する。

「で、金田さん、なんで物書きになったの？」

大串さんがそう聞いてきた。もう10年来の付き合いだが、そんな話はしたことがなかった。

「いや、中2の時に決めて、それから、もうほかの仕事は考えたことがないんですよね」

「そうなんだ。中2でどうやって決めたの」

「いや、それまでも文章を書くことは、なんとなく好きだったんだけど、ある瞬間に決まっちゃったんですよね。自分の心の中で」

中2の夏休みのこと。たまたま、地元の小さな塾に顔を出すと、顔見知りの仲間が多く、その場に馴染んで通うことになってしまった。

塾では各科目を現役東大生が教えていて、国語の授業は文学部の長髪の男子学生が担当していた。彼は小説の一節をプリントすると、「感想文を書くように」とだけ言い残してどこかに消えていった。

真夏のうだるような暑さの中、小説を読み始めてしばらくして、その世界に引きずり込まれた。頭に雷が落ちてくるような衝撃を受けた。その文章の最後に、著者とタイトルが記されていた。

太宰治『思い出』

塾が終わった瞬間、自転車を飛ばして駅前の本屋に飛び込んだ。探し回るが、そのタイトルの本が見つからない。顔見知りの店員に聞くと、『晩年』という文庫の短編集に収録されていると教えてくれた。

その夜、すべての短編を一気に読み切ると、もう一度、『思い出』を読み直した。涙が止まらなかった。

自分も文章を書いていこう。

そう決めた。以降、一度も揺らいだことはない。揺らぐという可能性すら感じたことがない。

黙って聞いていた大串さんが、こう漏らした。

「そういう、やるべきものが見つからないんだよなあ」

テーブルに頬杖をつく。

「残りの人生で何をやるべきなのか、すごく悩むのよ」

それは、私から見れば、おかしなことに思える。経営者としての大串社長は、すでに経産省や千葉県から表彰されるほどの評価を受けている。私自身、彼のストーリーを書こうと思って、10年ほど前、マスコミの取材をすべて断っていた大串さんを口説きに千葉を訪れた。最初は警戒していた大串さんだが、3時間ほど話し込んだところで、態度が一変した。

「金田さん、もう時間も遅いし、食事にでも行きましょう」

それから、月に数回ほど会う仲になった。彼の人物記や経営訓を何度も文章にまとめてきた。彼がやっていることは、物書きには不可能な、現実世界での物語の実践にほかならない。そんな彼が治療に最初から寄り添ってくれたから、ここまで治療を考え抜き、自分らしく医療を受けることができた。

あきらめかけた人生だったが、この後も延長戦があるかもしれない。まだ、書き続ける可能性が見えてきた。

この夜、霧雨が降る中、大串さんが見えなくなるまで見送ると、ホテルの部屋に戻って、彼にメールでこの言葉を送った。

「死んだときに忘れられたくないなら、
読まれるに足る物を書くか、
書かれるに足る事をせよ」（ベンジャミン・フランクリン）

第八章

最後の夜

9月10日(木)

朝、ホテルをチェックアウトする。1カ月ぶりに自宅に帰る。大きなスーツケースを転がし、エントランスのソファに腰掛け、スマホでタクシーアプリを立ち上げた。ホテル前までタクシーを呼んで、到着時間ぴったりにホテルを出た。

時間通り、タクシーが着く。トランクにスーツケースを積み込んでもらい、ギターケースを抱えてシートに乗り込んだ。

外環道に乗って、三郷から川口、戸田を抜けて都内に入る。治療を終えて、疲れ切った体でシートにもたれ、窓の外をぼんやりと眺める——この外環道から見える景色も見慣れたものになった。

——あと1クールの抗がん剤治療を受ければ、一連の治療が終了する。早ければ来週月曜日にも入院になる。これから帰宅しても、自宅で過ごせるのはわずか3日間だ。今回ばかりは、少し入院が遅れてもいいかもしれない。そう思っていた。

だが、事は思うようには運ばない。

翌11日の金曜日、久々に自宅のベッドで寝ていたが、疲れ切っていて起き上がれない。すでに時計の針は昼12時を回っていた。午後1時前になってようやく起き上がり、隣の母の家に行って、大串さんからもらったブドウを食べていると携帯が鳴った。画面には「がんセンター東病院」と表示されている。

「来週月曜日から入院できますか？」

こういう時だけ、予定通りにベッドがあく。断ることなど、できるはずがない。了解すると、看護師からこう告げられた。

「ちょっと、今回は5B病棟になると思います」

5B病棟？　聞いたことがない。5A病棟は内科の管轄だから、恐らく5B病棟も5階にある内科の病棟なのだろう。どういう違いがあるのか分からないが、特に質問をするほどのことでもない。

「分かりました」

手続きはもう分かっているが、一通り、儀式のように説明を受ける。

電話を切って、母に「というわけで、週明けからまた行ってくるわ」と言う。

「まあ、大変ね」

大変……。返答に困り、苦笑した。

その時、自宅のインターホンが鳴った。

「Fです」

Fさん？　玄関に出ると、見知らぬ女性が立っている。

「交差点の角のマンションに住んでいるFと言います。吉祥寺の本を書かれたんですよね。読ませていただきました。このチョコレート、よかったら食べてください」

病院で仕上げたのは、地元・吉祥寺の小さな店の物語を綴った書籍だった。それから、地元の人たちが少しずつだが、声をかけ、支えてくれるようになった。Fさんから渡された包みには有名ホテルのロゴがある。箱を開けて、その小さなチョコレートを一つだけつまんで、口に入れた。ほろ苦い甘さが、体に浸みていった。

9月14日（月）

タクシーで病院に乗り付け、入院の受け付けを済ます。今回は、やはり電話で言われていたように5B病棟となるようだ。5階に上がると、初めて2人部屋があてがわれた。4人部屋のような賑やかさはなく、静かに時間を過ごせそうだ。悪くない。

窓側のベッドに入ると、すぐに看護師がやってきてPCR検査が行われた。小さなコップに唾液を入れて渡す。これで、すぐに結果が出るという。

コロナの第2波はピークをすぎていたが、冬に向けて再び拡大することが見込まれ、検査体制が強化されていた。私自身、免疫力がかなり低下しているだけに、ウイルスに感染した場合には重症化するリスクがある。病院が厳しい検査体制になったことはありがたい。

この日の血液検査でも、好中球はまだ十分に回復してはいない。それでも、明日から量を抑えて抗がん剤の投与が始まる。

――入院したからには、もう治療してもらった方がいい。

夜7時、食事を終えてベッドに横になっていると、能楽師の宮内さんからメールが届く。

「金田さん　今日から抗がん剤治療ですね、最大限の効果が出ること、無事に終わることを祈っていますね。こちらは、お目にかかった時に詳しくお話ししますが、抗がん剤、放射線治療をやめました。自身の判断です。自然治療の類いで、金の延べ棒療法が意外や意外、身体に合うので、当分は様子見という感じです」

放射線治療をやめた……。

友人を介して聞いてはいたが、「もしかしたら、間違いではないか」というかすかな期待を持っていた。だが、本人からメールで打ち明けられ、現実として受け止めるしかなくなった。彼女からは、化学放射線治療をすれば余命2年、放射線治療だけで1年と聞いていただけに、両方とも放棄すれば、残された時間は1年を切ることになるのかもしれない。

宮内さんは、私がこの決断に反対することは分かっている。だから、私が止めに入らないように、入院するこのタイミングで連絡してきたのだろう。しかも、詳しいことは、会った時に話をすると釘をさしている。私がメールで反論を展開することをシャットアウトする姿勢が、行間から滲(にじ)んでくる。

彼女は、残りの人生と、その間の体調を考慮して、ギリギリの判断を下したに違いない。私が、食道がんの手術を回避したことと本質は変わらないかもしれない。私も生存率が落ちることを覚悟の上で、治療後の仕事を充実させることを考えて放射線治療を選択した。

宮内さんも、同じように、抗がん剤や放射線といった、体に負担の大きい治療を回避して、残りの少ない人生を、能の世界で駆け抜けようとしている。それを、他人が「合理性」を振りかざして批判することはできない。もはや、彼女の人生観の域に入っている。

それでも、私は進行がんへの対応を「金の延べ棒療法」などに頼り、現代医療を放棄した状態を続けることには反対せざるをえない。これは、一友人としての意見ではあるが、伝え続けないと、私が後悔することになる。

――本人に直接、会って話をするしかない。この第5クールを終えて、退院したら彼女に会いに行こう。こちらの考えを押しつけるわけではないが、本人の決意に至る過程などを聞いた上で、私の意見を淡々と語る。

それ以上、介入をするつもりはない。もはや、本人の意志によって人生を歩んでいくしかなくなっている。

9月15日（火）

早朝6時半から、点滴が始まった。この5日間連続点滴が終われば、予定されたすべての治療が完了することになる。

抗がん剤のパックのシールに、薬の詳細が記載されている。量を確認すると、これまでの8

割程度に抑えられている。

――少なすぎることもないし、絶妙の量だな。

安心して、ベッドに横になった。

これまで、がんセンター東病院の医師たちとやりとりを続けてきて、何か互いの思いが通じるようになってきていることを感じた。

だが、新しい5B病棟は、これまでとは少し調子が違った。退院日は病棟側と話し合って決めるのだが、通常は点滴針が抜けた翌日となる21日月曜日に退院できる。だが、21日と22日は祝日のため、病棟は休日に退院することを避けたいという。恐らく、ベッドがあいてしまうからだろう。だが、そんな病院の都合に付き合って23日水曜日に退院を延ばすと、入院代を払いながら2日間を過ごすことになる。

結局、間をとって22日の退院と決まる。私としては21日に退院したいところだったが、病棟側は「月曜日は入院患者が多いため忙しい」という事情を説明してきた。4連休の間に入院する患者が多いとは思えないが……。

回診に来たJ先生は、小声でこう言った。

「金田さん、退院が22日に決まったようですが、いいんですか？」

そうか、やはりJ先生もおかしいと思ったのだろう。

「まあ、しょうがないですよ。もちろん、できることなら21日の月曜に帰りたいんですけど、間をとって火曜で妥結しました」

私の言葉を聞いて、J先生は困惑した表情を浮かべた。

「うーん、そうですか。でも、まあ僕には決める権利がないんで……」

そう言って、小さく頭を下げて病室から去っていった。

どうやら、入院ベッドに関する権限は、病棟の師長（看護師のトップ）が握っているらしい。これまで、入院日が予定より遅れたりしたのも、師長が誰をいつ、どのベッドに入れるか決めているからだという。治療を大きく左右することだから、医師の判断が最優先されると思っていたが、どうやら、組織のルール上、師長が権限を持っているようだ。

抗がん剤の最終クールまで辿り着いたが、何か、この入院で起きるのではないか。そんな悪い予感は、少なからず的中することになる。

9月17日（木）

朝6時、シャワーを浴びる予約を入れる。病棟にあるシャワー室は、30分ごとに予約した患者が使用できる。当日朝に、ナースステーションの受付に置かれた予約表で、名前と部屋番号を書き込む。私は午後2時に予約を入れる。表を見ると、直前には同室のRさんが予約を入れていた。

朝食を終えてベッドで資料を読んでいると、看護師から部屋の変更が告げられる。

「この部屋は女性用になりますので、移動してもらいます。10時半までに支度をしておいてください」

患者に医療上の理由がないのに、いきなり移動させられるのか――。

しかも、10時半はちょうど点滴を交換する時間となる。点滴を止めるとなると、その間に血液が固まらないように薬剤を投与される。患者にとっては負担がかかる。

10時頃になると、フロアで玉突きのようにベッドの大移動が行われる。周囲が慌ただしくなってきて、看護師が混乱を来している。

隣のRさんは治療中のため、ベッドに横になったまま運ばれていった。私は荷物を抱えて歩いて移動するが、交換時間が過ぎている点滴スタンドを運ぶ手があいていない。必死に周囲に窮状を訴えて、ようやく看護師が移動を手伝ってくれた。

新しい4人部屋は、窓側に若いMさん、そして廊下側に同室から移動してきたRさんが入った。全員が、大移動の末に、病棟の一番奥の部屋に押し込められた形だ。

――久々に、若い人が同室になったな。おとなしそうな感じだし、雰囲気がいい部屋だな。

当初はそう思っていた。そうしているうちに、隣の若いMさんが37・5度の微熱があるという話が漏れ聞こえてきた。ここのところ、夜には38度まで上がっているという。何らかの感染症である可能性がある。

一方、私は免疫力が低いので、感染しやすく、重症化リスクもある。嫌な予感が、次第に高まってくる。

9月18日（金）

恐れていた事態が起きようとしていた。

朝の検温で、Mさんは38・1度の高熱を発した。咳がひどく、止まらない。これは、いつまでも近くにいると感染する危険がある。

回診にやってきたJ医師に、「月曜日に退院したい」と告げる。

「それは、師長が決めることなので、言っておきます」

そう言って、病室を後にする。その後、師長がベッドにやってきた。私は声を潜めて、こう頼み込んだ。

「すいませんが、隣の方が38度の高熱で、咳もひどいのですが、私は化学放射線治療で免疫力がずっと下がったままなので、感染の危険があると言われています。退院を月曜日に早めてもらいたいのと、あいているベッドがあれば、別の部屋に移りたいのですが」

師長は神妙な顔つきになった。

「まあ、そういう理由でしたら分かりました」

――どうやら、早めに危険な状態を回避できそうだ。すでに感染していなければいいが。

師長が再びベッドにやってくる。その神妙な顔つきから、よからぬ知らせであることは察することができた。

「今日はベッドがあいていなくて、変更できません。個室でもよければ探しますが」

——個室なら探す？

そもそも、個室は万円単位の差額が発生する。

「個室だと差額が発生するんですよね」

師長は躊躇なく返答する。

「そうなりますね」

そもそも、ベッドの移動がなければ発熱している患者と患者を隣り合わせにならずに済んだはずなのに……。しかも、同室のほかの2人の患者は高齢で、感染すれば重篤化したり、治療が遅れたりする危険があるだろう。

午後3時半、J先生が回診に来る。

「先生、ちょっと相談があるんですが」

そう言って、隣の患者に高熱と咳が出ていることなど、事情を説明する。

「それは、まずいですね。ちょっと小島（医師）に相談します」

そう言って、携帯電話をかけながら廊下に出ていって話をしたが、ベッドに戻ってくると、申し訳なさそうにこう言った。

「まあ、ベッドは師長の判断になるので、すいません」

夕方から、Mさんの咳がさらにひどくなっていく。今夜はマスクをして寝よう。

とにかく、感染する前に抗がん剤を終えたい。激しい咳が響く病室で不安な夜が過ぎていく。

9月19日(土)

Mさんは高熱と咳が続いている。氷枕が何度も交換される。そして、一度は中止されていたMさんへの抗生剤の点滴が再開された。

午前10時になるが、まだ部屋を移動できるのか決まっていない。

点滴スタンドを見上げると、残りの量はわずかになっている。残すところ1時間ほどだ。

——なんとか感染する前に、抗がん剤は打ち終わるかもしれないな。

だが、そんな楽観はすぐに打ち砕かれる。

午後2時の検温で、体温計が37・6度を表示した。ちょうどその時、看護師が来て、こう告げられた。

「今日、部屋が変わります。そのことを聞いていますか」

「はい。ようやく決まったわけですね。ただ、検温したら発熱があって……」

そう言って体温計を見せる。そこに、担当の看護師もやってくる。血圧を測ると140と、これまでになく高い。

違う看護師が氷枕を持ってやってきた。

「このまま横になっていてください。ベッドのまま移動します」

そう聞くと、私は机の上にあったパソコンや取材ノートなどをバッグに押し込んで、ベッドの中で抱えた。そのまま、看護師数人がベッドを動かして廊下に出る。私は目をつぶっていたが、新たな部屋に入っていくと、ほかの患者は静まり返っていた。恐らく、氷枕をして多くの看護師に囲まれた状態でベッドごと運ばれる者が、かなり状態が悪いことぐらいは、ほかの患者も察知している。

窓側の場所でベッドが止まり、ストッパーがパンという音を立てて固定された。その後も、机や家具などが運び込まれてきて、数十分の移動作業が完了すると、看護師たちが去っていき、病室は物音一つしない静寂が続いた。時折、私の軽い咳や、氷枕が揺れる小さな音だけが部屋に響いた。

恐らく、ほかの患者たちは、新たにやってきた「重病患者」の様子を耳を立てて聞いていることだろう。私もそうだった。新しい患者が部屋に入ってくると、今度はどんな患者が、どのような病を抱えてやってきたのか、しばらくは全神経が〝新入り〟患者に集中する。

しかも、私は咳をしながら運ばれてきた。この部屋は、高齢者が多い部屋だった。それだけに、自らに感染しないか、それも気になっているに違いない。

1時間ほどがたった頃、看護師がやってきた。

「金田さん、シャワーを予約してますが、どうします？」

そうだ、あさってに退院予定のため、午後にシャワーを浴びておこうと思っていた。だが、それどころではない。

「すいません、しばらく様子を見てから決めます」

そうは言ったものの、今日、シャワーを浴びるのは無理だろう。そもそも、このまま発熱と咳が続けば、退院が延期になるかもしれない。

「後でいいので、体温を測ってくださいね」

看護師の言葉に、黙ってうなずく。

それから、1時間ほど眠りに落ちていただろうか。再び看護師がやってきて、「体重を量る時間ですよ。ついでに体温もお願いします」と声をかけた。

私は机に手を伸ばして体温計を取り、脇の下に入れた。ピピッと鳴ると、恐る恐る表示を確認する。

37・2度。

少しほっとする。ウイルスが一気に増殖していく事態は避けられたようだ。看護師に「少し下がりました」と言って体温計を見せると、やはり安堵の表情に変わった。

「風邪の症状はないですか」

「少しだるいだけで、大丈夫です」

「シャワーはどうします?」

「すいません、やっぱり今日はやめておきます」

ここは無理をしない方がいい。看護師はパソコンに記録を打ち込むと、軽い足取りで去っていった。

その後、看護師が「明日、朝に血液検査をして、あさっての退院が正式に決まります」と念を押しにきた。

——そうか。まだ、血液検査で基準値をクリアしない限りは、退院できないわけか。確かに、感染が収まったかどうか分からない。これから、ぶり返してくる可能性もある。

だが、6時の夕食が終わって、夜の検温で37・3度と、微熱ではあるが落ち着いている状態が分かった。その頃から、急速に頭がすっきりして爽快な気分になってきた。回復に向かっている実感がある。

午後10時、消灯とともに睡眠導入剤を飲んで、眠りに落ちた。

夜、まだ暗い中で目が覚めた。枕元に置いているiPhoneを見ると、午前3時30分だった。6時間ほど眠ったからか、頭がすっきりしている。立ち上がって、トイレまで行く。暗い廊下には、この時間、誰も歩いていなかった。

ベッドに戻って、真っ暗な天井を見つめる。

——もしかしたら、助かったかもしれない。

もちろん、がんが残っている可能性はある。だが、自分が考える最善の方法で、一連の治療を乗り切った。

生き延びた——そう実感した。そして、ここに至る過程で、何度も心が折れそうになったが、その窮状を支えてくれた人々を思い出す。

大串さん、星氏、Mさん、Z氏……。それぞれがいなければ、多分、自分の納得する治療を受けられていなかっただろう。そうなって術後のベッドの上で麻酔から覚めたとき、今のように充実した自分がいただろうか。

9月20日(日)

いつもとは違う朝を迎えた。

歯ブラシと歯磨き粉を入れたコップを持って、共同の洗面場に行く。戻ってくると、すぐに採血があった。そうだ、この体調ならば、明日に退院する可能性が高い。シャワーの予約をするため、ナースステーションに行く。

病室に戻ってくると、隣の患者が看護師に何か文句を言っている。彼は長く入院しているのだろう、慣れた調子で、すっかり我が物顔で病棟を闊歩(かっぽ)している。そして窓のカーテンを一日中、閉じたままにしている。

私は、自分のベッドの横にある窓のカーテンを開けた。窓の外は曇り空が広がっていた。思い返せば、4月から入院を繰り返したが、外は毎日のように快晴の空が広がっていた。だが、今日は灰色の雲が覆い、雨が落ちている。

ベッドに寝ながら、横を向いて雨空をいつまでも見ていた。なぜか、涙が止まらなくなった。がんが見つかってから6カ月が過ぎて、ようやくここまで辿り着いた。

同じことをもう一回やれ、と言われても不可能だと思う。多くの偶然が重なって、今の地点にいる。だが、世の中には多くのがん患者が今も治療を巡って思い悩んでいる。それを思うと、複雑な心境になる。

ようやく5クールにわたる抗がん剤治療の点滴針が抜けた。恐らく、食道がんの治療で、短期間に5クールの抗がん剤を打った患者はほとんどいないだろう。よく、体がもったと思う。手に浮き上がる血管を眺めながら、しみじみと生きていることを実感する。

明日、退院できることが知らされる。そして、最後のシャワーを浴びるため、タオルと着替えを持って、薄暗いがん病棟の廊下を歩いてシャワー室に向かった。裸になってシャワー室に入ると、鏡には抗がん剤や保湿クリームで汚れた体が映る。そんな闘病の名残を、温水が洗い流してくれる。まだ、体の傷が癒えるには、長い時間がかかるだろう。

シャワーから戻り、ベッドで休んでいると、看護師が点滴針を抜く作業にやってきた。ついに半年を要した抗がん剤と放射線の治療が終わった。点滴針が抜けた体は、再び動く自由を与えられた。

あと、どれだけ生きていけるのか、それは分からない。

だが、誰もが自分の人生の残り時間を正確に把握できないのと何も変わりはしない。

誰にでも等しく死はやってくる。

それよりも、瞬間を生きる大切さを感じることができた。

街を歩くことのありがたさが身に浸みるようになった。これまで見ていたはずのものが、彩度が高まって目に飛び込んでくる。バスや自転車には乗らなくなった。ひたすら歩き、その速度で目に入る光景と風を感じる。

あの、不忍池を歩いていた人も、同じような思いで歩いていたのだろうか？

9月21日（月・祝）

退院の日の朝、まだ夜の闇に沈む病棟で目が覚めた。

5時15分。iPhoneで時間を確認し、ベッドを起き上がった。誰もいない暗い廊下を抜けて、5階のエレベータホールにあるソファに座る。窓の外は暗闇だが、時間がたつにつれて少しずつ薄い光が雲に映し出されていく。

6時が近づいてくる。遠くに見える柏の葉公園が日を浴びて浮かび上がり、そして右手前にある病棟の部屋に一つ、また一つ明かりがついていく。

最後の夜が終わった。

そして、巨大ながん病棟が目を覚まし、がん細胞と先端医療のせめぎ合いが始まる。

その主役は、全国から集まった重症のがん患者たちだ。

「死」の影が頭をかすめる中で、ある人は手術台に上がり、またある人は抗がん剤や放射線を投与され、自らの細胞を破滅させながらの治療に身を委ねる。

がん治療は人生を大きく左右する。

しかし、主役たちは治療と術後を理解しているだろうか。果たして医療界は、患者それぞれの人生と、彼らの生活を、ともに考え抜いているだろうか。

その答えは分からない。

それでも、今日もがん病棟の一日が動き始める。

あとがき

茨城・大洗の墓前に立ったとき、11月の重く冷たい曇天が、広大な墓地を覆っていた。静かに手を合わせる。冷たい雨が頬に降りつける。退院から2カ月、本来ならば今頃、都内の喫茶店で再会し、闘病について語り合っていたはずだった。

もう一度、合掌する。頭を下げて、合わせた両手に額をつける。そのまま、どれくらいの時間が流れただろうか。首筋に降りつけた雨粒が、肌を伝わって石畳の上に落ちていく。

◆　◆　◆

久々にメールが届いたのは、10月8日午前8時のことだった。

「金田さん、お電話を何度も留守にしてしまい、すみませんでした。腸閉塞をおこして、K病院に入院中です。その後、抗がん剤投与後の具合はいかがですか？　宮内美樹」

9月にがんセンターを退院してから、宮内さんの容体が気がかりで、何度か電話をかけたり、メールを送っていた。だが、1カ月近く、折り返しの電話もなければ、メールも戻ってこない。それだけに、メールボックスに宮内さんからの返信が入った時は、少しほっとした。だが、メールを開くと「腸閉塞」「入院」という文字が並んでいた。目をつむって天を仰ぐ。

返信を書こうとするが、少し文字を打っては削除する。「腸閉塞」の状態を聞きたいあまりに、質問責めのような言葉ばかりが出てくる。

いったん、全消去する。心を落ち着かせ、自分の状況報告から始める。

「宮内さん、おはようございます。私の方は、抗がん剤治療を終えて一時退院していて、来週、CTと内視鏡、血液のフル検査です。その検査の結果次第で、追加治療（抗がん剤か救済手術）をやるかもしれません。

体調は回復している気がしますが、免疫力は極度に下がっておりますので、公共交通機関には乗らないようにしております。

宮内さん、腸閉塞は手術の影響ですかね。何か治療の予定はありますか。体調はいかがでしょうか。なにかございましたら、私でよろしければお申し付けください。自宅におりますので、24時間いつでも電話対応できます。必要なものを送ったり、調べたり（得意技です）できます（歩いて三鷹に行けるので、一通りの物品は揃います）。

また近く会える日を楽しみにしています」

何度か読み直してから送信する。すぐに、返信が戻ってきた。

「まだ追加治療の可能性があるのですね。

お気遣いありがとうございます。はい、腸閉塞は手術の影響だそうです。今のところ投薬で様子を見て、改善がなければイレウス管という、腸内の圧を下げる管を鼻から入れるそうです。

ステージ4の割には、心配な症状は腸閉塞だけなので、ある意味ラッキーだと考えるようにして、残された時間で何をやり遂げるべきかを日々考えています。

退院し、その頃、金田さんの具合が大丈夫なら、お目にかかりたいです」

イレウス管……。急いで、パソコンを開いて治療法を調べる。腸が詰まって排便や排ガスができなくなると、鼻からチューブを入れて、腸まで伸ばして減圧する。かなり大がかりな治療で、挿入したまま数日を過ごすことになる。

治療を想像すると、胸が締め付けられる。それでも、返信の文章は前向きな言葉で綴る。

「原因が分かっていることは、とりあえずよかったです。早く良くなるといいっす。

私は15日に柏のがんセンターで検査なので、そこですぐに入院させられない限り、少し動く時間ができると思います。その頃には免疫もそこそこに回復しているはずなので（何の根拠もありませんが）、すいている電車なら乗れるぐらいになると思います。なので、そちらの近くまで行きますよ。うまく、宮内さんの退院とタイミングが合うといいなあ。お互いの状態にもよりますが、お会いできるとうれしいっす」

年内には、会って話ができると信じ切っていた。K病院と宮内さんの自宅は歩いて10分ほどの距離にある。近くまで私が行って、彼女の半生記の取材の続きを聞きながら、互いの病状や治療を話したいと思っていた。

なぜ、抗がん剤ばかりか、放射線治療まで拒否してしまったのか。もちろん、問い詰めるつもりは毛頭ない。治療方法を決めるのは、あくまでも本人であるべきだ。ただ、どこまで病気や医療に対する情報を持って、治療を選択しているのか気になっていた。

だが、それから2週間近く、彼女はメールに反応しなくなった。次のメールは10月21日の夕方4時すぎに入ってきた。

「金田さん　イレウス管を入れたのですが、あまり効果がなかったです。腹膜播種（ふくまくはしゅ）由来の腸閉塞だからもうこれ以上治せない、と診断されたので、昨日でいったん退院し、恐らく今年いっぱい、

月曜～火曜　K病院で通院治療

水曜～日曜　静岡県裾野市のホスピスに滞在して集中温熱治療

というスケジュールになりました。

金田さんは29日に結果が出るのですね。ホッとできる結果が出るよう、祈っていますね」

——この段階になって、静岡のホスピスに通っているのか。

その治療は、いったい、どのような効果があるのか、調べても詳しいことが分からない。だが、その点をメールでしつこく聞きただすと、年末に会うこと自体を拒絶されてしまうかもしれない。ここは、会って話すしかない。それも、できるだけ早く会う必要がありそうだ。

「宮内さん、そうですか。退院されたんですね。静岡と都心を往復されるって、新しい生活でいいですね。

私も放射線治療で、柏での1カ月のホテル住まい、新鮮で楽しかったです。もし、月曜に都心で時間があれば、少しでもお会いできればうれしいっす。11月上旬とかどうでしょうかね？

急に寒くなってきたので、体にお気をつけて。寒さに弱い私は、これからが正念場っす。では、また近く」

だが、会う日程が示されないまま時が過ぎていった。

1週間後の10月29日、私はがんセンター東病院で小島先生の診察を受けていた。組織検査は問題なかったが、CTの画像を見ると、リンパに2つの残存がんのように見える影が残っている。がんが生きているのか、死滅した瘢痕（はんこん）なのかはっきりしない。大きくなるようだったら、手術か抗がん剤で治療することになる。だが、小島先生からは、「経過はいい。普通の日常生活を送って大丈夫だし、仕事も再開して問題ない」と告げられる。その直後、11時50分に宮内さんからメールが入る。

「検査はいかがでしたか。心配しています」

私の診断日を覚えていたのか。絶妙なタイミングでメールを送ってきた。

「ご心配いただき、ありがとうございます。とりあえず、生検は問題ありませんでした。ただリンパ節に2つの残存がんの疑いがある影があるため、経過観察をしていくことになりました。とりあえず安定はしているようです。
宮内さんは体調いかがですか？　私はいつでも都心に行くことができます。もし宮内さんの体調とご都合が許せば、よろしくお願い致します」

翌日、返信が届いた。

「要経過観察とはいえ、まずは生検問題なし、おめでとうございます。
こちらは、腸閉塞による流動食生活で体重激減、腹部膨満で終日横になっていることが多く、体力が落ち日常生活に支障をきたしている状態です。せめて2時間でも起きていられるようになれたら、ぜひお会いしたいです」

だが、10月30日のこのメールが、彼女からの最後の便りとなった。そして、突然の訃報を受ける。

11月20日午後1時、K病院で息を引き取る。

それを聞いた夜、家を出てあてもなく歩いた。後悔の念が消えない。彼女に会って、K病院が提示した治療について聞き出して、その効果を調べて、治療を促すことはできなかったのだろうか。強引に押しかけてもよかったのではないか……。

だが、すべては虚しい思考の反復にすぎない。

もはや、この世界に彼女はいない。その現実がにわかに受け止められなかった。こうして、どこまで歩いてみたところで、宮内さんに出くわすことはない。現実の世界で起きたことが覆るはずもない。それは分かっている。

坂を下る道すがら、目の前に星空が広がっている。だが、そこに彼女の存在を感じると、思わず俯(うつむ)いてしまった。

生きていることが恥だと、この時、初めて思った。

ほどなくして、宮内さんと近しかった知人や弟子など10人ほどが、墓参りに行くことを知り、そこに参加させてもらうことになった。

——宮内さんと話すことができるかもしれない。

もちろん、彼女はすでに亡くなっている。だが、彼女の近くにいた人々や親族に会うことで、何かを感じ、そして伝えることができるかもしれない。何より、彼女がかつて私に語っていた故郷、大洗海岸の景色や街並みを見ることができる。

11月の大洗は思いのほか、寒かった。生前の写真が飾られた墓石の前で、一人ずつ手を合わせる。広大な墓地に、ほかに人影は少なく、その冷たく静まり返った中に、弟子が歌う能の謡が低く流れた。

一連の儀式が終わると、弟さんがポツリポツリと最期の出来事を語り始めた。宮内さんは生前、家族との関係が断絶していると語っていた。その通り、亡くなる直前まで、大洗の両親や弟には、病気のことは一切、知らせていなかったという。

亡くなる前日の11月19日午後10時、弟の携帯が鳴り、K病院から「緊急を要する手術をしたいのだが、本人が頑として拒否している」と聞かされる。この時、初めて家族が彼女の病を知ることになる。弟が両親を連れてクルマで病院に駆けつけたのが、翌20日午前1時のことだった。だが、手術するように説得しても首を縦に振らない。

「すぐに大洗に帰る」。そう言って聞かなかった。「大洗で太ってから、東京の病院で手術を受けるんだ」。そう繰り返していたという。

午前4時、家族は説得をあきらめ、母だけを病院に残して、弟と父はいったん大洗に戻る。その道すがら、弟は「もう姉を大洗に戻そう」と父に話した。

午前11時、病院の母から電話を受ける。

「とにかく手術はしない、と言って聞かない。今日の午後に、退院届を出すと言っている」

この時、弟はこう母に告げている。

「父とも話し合ったが、姉を大洗に戻そう。明日、迎えに行くと伝えてくれ」

そう言って電話を切った。仕事に戻ると、昼の12時30分に携帯が鳴る。母からの電話だった。

「容体が急変した。早く来て」

それから30分後、彼女は息を引き取る。

弟は遺体を引き取りに行った際に、医師や看護師長から、半年間の治療の経緯を聞いた。

「とにかく治療に後ろ向きで、抗がん剤も拒否していました。舞台ができなくなると」「能の舞台の上で死にたい、そう言っていました」

そうしたK病院の医療スタッフの証言を聞いて、弟はこう思ったという。

「姉らしいな、と。昔から、太く短く生きるんだと言っていましたから」

私はこの最期のK病院での出来事を聞きながら、宮内さんらしいと思う一方で、彼女が繰り返していた言葉が気にかかっていた。

「大洗で太ってから、東京の病院で手術を受けるんだ」

弟さんが何度となく聞いたというこのフレーズで、「東京の病院」はK病院でないことは間違いない。K病院で手術を受けるつもりなら、「ここで手術を受ける」と表現するはずだし、そもそも、提示されている緊急手術を受けていただろう。

私は宮内さんとの半年間にわたるメールと電話のやりとりを通して、彼女の考えとK病院が提示する治療の間に乖離があることを感じていた。だが、なぜ、そこまで頑なにK病院に反発したのだろうか。

一つ確かなことは、彼女が能舞台での高いパフォーマンスを保ちながら、治療を続けたいと願っていたことだ。舞台が損なわれるような治療は受けない、と決めていたに違いない。彼女が生きる意味を失うからだ。

そこに、K病院が提示する医療が、うまく合致しなかった。少なくとも、彼女はそう感じていたのだろう。

現代の患者は「送りたい人生」「治療後の生活」を、医師に寄り添ってもらい、ともに医療を考えていきたいと思っている。

だが、そのために埋めなければならない医師と患者の間の認識のギャップは、広くて深い。それは、自らの体験でも痛感したことだ。

幸いにも私は今、自分の受けた治療に満足している。それは、周囲の医療関係者に運良く恵まれ、自分で考え、選択できたからだ。たとえ、今後の経緯が悪く、がんが再発することになったとしても、後悔することはないだろう。少なくとも、治療終了直後から、今もこうして原稿を綴り続けることができている。それは、放射線治療を選択したことで得られたことだと考えている。多くの偶然と幸運があって、自分の生き方に適した治療を受けることができた。

そして思う。

今日も全国の病院で、がんなどの大病が告知されている。そうした人々は、果たして自分に合った医療を選択できるだろうか――。

自分が治療を受けていた間に、多くのがん患者と出会い、情報交換をすることができた。そのうちの少なからぬ人が、治療に納得できず、苛立ち、後悔と失意を抱えたまま「病後」を送っている。

だが、私は「自分と同じように、調べ抜いて選択できるはずだ」と呼びかけることにためらいを感じる。それは繰り返しになるが、自分自身が同じことを二度やり切る自信がないからだ。何度も心が折れそうになり、あきらめかけた。そんな時に、絶妙なタイミングで支えてくれるひとことがあり、奇跡のような出会いがあって、首の皮一枚でつながって今の状態に辿り着いた。

だから、今の医療界において、再現することは極めて難しいと思っている。

ただ、一つだけ教訓はある。それは、医師と病院に任せきりにしないということだ。自分の病気と治療法を理解し、運命は自分で決めていく――その思いは最初から最後まで持ち続けた方がいい。そう痛感させられた。

そして願うのは、患者と医療界との関係性の変化だ。医療側が、患者に情報を分かりやすく提供し、寄り添って考えるようになれば、状況は劇的に変わる。

日本の医療は、個々の医師や技術、医療スタッフを見れば、極めて高い水準にあるのだろう。だが、連携がスムースとは言えない。それは医師と看護師、医療スタッフという職種別の分断だけでなく、外科や内科、さらには病院間の壁も厚いまま立ちはだかっている。

何より、患者との距離も遠い。患者の生活や、考え方を知って、それに合った医療を提供しようという発想は、頭では分かっていたとしても、実際にはうまく機能していない。だから、信頼関係を築くことは容易ではない。

あと一歩なのだと思う。

理想の医療サービスに到達するまでの、わずかな一歩を踏み出せないものか。「患者中心」という言葉を真の意味で実現するための少しばかりの変革が、大きなブレークスルーを生み出すように思える。

もちろん、その一歩がどれほど難しいかということも肌で感じている。

コロナ禍もあって、医療の現場は常に逼迫している。十分といえる予算や人員体制が整っていないという現実もある。

患者中心の連携が、時間的・精神的に、そして物理的・金銭的にも困難であることは分かる。だが、あと一歩なのだ。それによって、新たな医療のステージを切り拓くことができる。

その一歩が、少しでも早く実現できることを願っている。

今日も、150万人の国民ががん治療を続けている。その小さな一助にでもなれないか……。そう念じながら、これからもがんと医療について、一患者の目線で書き続けていきたいと思う。

もし、患者中心のがん治療が実現できていれば、がんで命を失った人々に、違った治療を提示できていたのではないか。何か、彼らの人生を変えることができたのではないか。

◆ ◆ ◆

墓参りが終わった。

参列した10数人は、タクシーに乗って大洗駅に向かう。それを見送ると、私はひとり墓前に戻り、静かな時を過ごすことにした。墓前でもう一度、手を合わせる。霧雨が降り続く。

どれくらいの時間がたっただろうか。墓石に別れを告げ、そのまま海岸に向かった。夕刻に差しかかる頃、砂浜が見えてきた。黒くうねる波に、日が落ちていく。その光が波を照らして、漆黒に変わる海とのコントラストを強めていく。まるで能の世界のように。

宮内さんは『能楽師の娘』の「解説」で、次のように綴っていた。

「主人公（シテ）は、無念のうちにその生を終え、死後、人生でもっとも煌めいていた頃、すなわち最も戻りたい頃に当時の姿で、最も思いが残る場所に亡霊として現世に還り、生前の無念を吐露し、それを汲んだ僧侶の弔いを受け成仏する」

彼女が戻ってくるのは、この海岸に違いない。取材の最中、彼女が語る能の世界は過酷を極めていたが、人生で唯一、幼少期だけが懐かしい時間と風景だと振り返っていた。

その激動の半生を綴ろうと考えていたが、今では「生涯」を綴ることとなる。きっと今でも、その完成を彼女は心待ちにしてくれているだろう。

「金田さんが書いている『無念を綴る』と題した人物記は、能で言うワキだと思うんです。無念を抱いてこの世に舞い戻った主人公を、その横で語る。能の世界観を感じます」

本人も「宮内美樹」がどう綴られるのか、興味があったに違いない。だからこそ、多忙を極める中で、多くの時間を割いて取材に応じてくれたのだろう。

だが、医療界との溝が、彼女の人生を思いがけない形で終わらせてしまった。

結局、彼女にその文章を見せることはできなかった。それは、私の無念でもある。だが、必ず、その記録を綴って、原稿を手にこの大洗の墓前に戻ってくる。

海岸をいつまでも歩き続けた。夕刻まで遊んでいた人々が一人、また一人と家路につく。

いつしか光は月に変わり
悠久の凪がながれ、波がゆるやかに揺れる
子供たちの姿は消え、釣り人の影もなくなって
そして月夜だけがいつまでも残っている
この夜は永遠に止まるだろう

彼女が還ってくるべき海——。

この浜辺で待ち続けようと思う。いまだ消えることのない無念を書き綴るために。

そして私は、現代医療の記録をこれからも追い続けていく。あとわずかな破壊と創造、そのための勇気と実践が、医療と患者の関係を大きく変える。それが、病に倒れ、命を落としていった人たちへの弔いになると信じている。

二〇二〇年十一月　大洗海岸・小林楼にて

金田信一郎

続きは著者のウェブサイト「Voice of Souls」に掲載しています。
https://shinichiro-kaneda.com

インタビュー

東京大学医学部附属病院 病院長

瀬戸泰之氏

国立がん研究センター東病院 病院長

大津 敦氏

聞き手

金田信一郎

インタビュー

東京大学医学部附属病院 病院長
瀬戸泰之氏

――こちらに入院して、がん医療について勉強するきっかけをいただきました。結局、私はセカンドオピニオンで、がんセンター東病院に転院しましたが、東大病院にいる間に、瀬戸先生が日本ではロボット支援手術の第一人者であることを知りました。多くの食道がん患者を見てきた瀬戸先生の医師としてのストーリーが、手術のダメージを少なくする低侵襲性手術に行き着いたのだと思います。地元である秋田の病院にいたところを、がん研（がん研究会）に呼ばれて戻ってこられたわけですね。

瀬戸 たまたま、がん研の武藤徹一郎先生が、東大第1外科時代の私の上司でしたが、がん研で食道がんを担当している人が辞められて、私に声をかけてくださったんです。

――秋田の病院と、がん研では違いましたか。

瀬戸 それは全然、違いました。秋田は地域の病院ですから、がんだけでなく、どんな病気も治療しなくてはなりません。がん研はがん専門ですから。

――でもがん研には、地方の病院で治療が難しいがん患者さんが来るわけですよね。

瀬戸 ほかで治療できない状況の患者さんを手術で救うことができれば、外科医冥利につきます。そういったことのできる病院でした。

――その頃から低侵襲性を考えていたのですか。

瀬戸 当時はまだ開胸でしたから、傷も大きく、肋骨を折って手術をしていました。

――低侵襲性手術を考え始めたきっかけは。

瀬戸 食道がんの手術は、最も大きな手術と考えられていました。術後、絶対に人工呼吸器をつける手術はほかにありませんから。膵臓がんや肝臓がん、肺がんの手術ではそんなことはありませんが、食道がんの手術では、首、胸、腹と広い範囲を切り、傷も大きく、肋骨を折ったりもします。合併症率も非常に高く、何らかの合併症が起きるリスクが4割ぐらいあります。一番多いのは肺炎で、これは入院死亡にもつながってしまいます。

――患者のダメージが大きいのは、食道までメスを入れるのが難しいことにあるわけですよね。

瀬戸　胸腔鏡手術でも開胸でも、肺が邪魔になってしまいます。だから片肺を潰して、もう片方の肺だけでしばらく生命を維持するという負担がかかるのです。

それが、テクノロジーの進歩によって、ダヴィンチという手術支援ロボットが出てきました。人間の手が入らない狭いところでも、ダヴィンチは（細い指のようなアームが）入っていきます。アームの先端は関節のように曲がり、様々な操作ができます。

こうした技術が出てきた以上、挑戦をすべきでしょう。それが、非開胸という手術につながりました。肺を潰さず、お腹からダヴィンチのアームを入れて、食道がんの根治手術をしようとしました。

――瀬戸先生がダヴィンチで食道がん手術を考えた頃、アメリカなどの他国は同じような方法をやっていたんですか。

瀬戸　いいえ。最初は今までと同じ（胸を経由する）方法でダヴィンチを使っていました。食道がんにダヴィンチを最初に使った報告は、2001年から2002年ぐらいでしたが、やはり胸を経由していました。それではせっかくの技術がもったいない。そこで、お腹から（アームを）入れる方法を取りました。すると、肺を潰さずに手術ができます。世界で初の試みでした。

――最初の手術では、誰がダヴィンチを動かしたんですか。

瀬戸　私です。

――最初の手術は、かなり時間がかかりましたか。

瀬戸　そうでもありませんが、操作に慣れるまでには1年ぐらいかかりました。輸入業者がデモ機を

（文京区）西片に置いていたので、日曜日に練習させてもらっていました。

また最初の2例はダヴィンチの手術後、念のために開胸させてもらいました。もちろん、患者さんの同意は得ています。最初にダヴィンチで胸を開けずに実施したのは2012年1月12日のことでした。手術時間は6時間15分かかり、患者さんは術後16日目に退院しています。

――手術時間も標準的ですし、退院までの期間も短いですね。その患者さんはどのような病状だったのでしょうか。

瀬戸　食道がんのステージ2ぐらいでした。今もお元気にされています。

――70代ぐらいでしょうか。

瀬戸　そうですね。この患者さんは当時、自由診療でした。ダヴィンチが保険適用になったのは2018年のことですから。しかし、当時は患者さんから費用はいただきませんでした。

――費用は病院が負担したわけですか。

瀬戸　最初の5例は、薬代も含めて病院が負担しました。

――その後は、患者さんが費用負担していた。

瀬戸　入院費込みで343万円だったはずです。

――開胸しない世界初の食道がん手術だったわけですね。そして、ほかの病院も追随してきた。

瀬戸　いいえ。現在も私たちのような使い方をしている病院はあまりありません。

――ダヴィンチで食道がんの手術をしていると謳う病院は多くあります。

瀬戸　それは胸腔鏡手術で使っているんです。私たちのような手術は、慣れないと難しいものですから。

――先生のところに、「やり方を教えてほしい」という医師は来ないんですか。

瀬戸　たくさん、見学に来られています。

――それでも、難しいんですか。

瀬戸　なかなか踏み切れないようですね。

――東大病院には胃・食道外科の医師が数多くいますが、何人ぐらいがダヴィンチで非開胸の手術ができるんですか。

瀬戸　私以外だと5人ぐらいです。今、東大病院で実際に手術をしているのは、私も含めて3人しかいません。

――瀬戸先生はウェブサイトで、「放射線治療の進歩や、分子標的薬の導入などにより、手術の役割が相対的に小さくなっていると考える方々が昨今多いかもしれない。手術だけで治すことが難しい方もいるし、様々な手法を組み合わせた集合的治療が必要な方もいる。だから、それらの治療を否定するわけではなく、いかにうまく組み合わせて行うかだ」という内容のことをおっしゃっています。ステージ3ぐらいまでは手術が標準治療になっています。これからも、標準治療は手術でやっていくのでしょうか。

瀬戸　そうだと思います。化学療法や放射線治療の専門家も、「手術がなくなることはない」と思っています。それぞれの役割や特性がありますから。患者のみなさんは、「放射線はどうですか」「抗がん剤はどうですか」と聞きますし、私たちも放射線や抗がん剤も実施しています。ただ、それらと手術は役割が異なります。患者のみなさんはつい、これらを混同していしまいがちで、誤解されることも多いように感じます。

抗がん剤をなぜ実施するかというと、それは全身に（薬の効果が）行き渡るからです。目に見えないところまで薬を届けることができます。手術と放射線だけでは、全身に薬を届けることは絶対にできませんよね。

――局所、局部に効果がある治療ですね。

瀬戸　では、手術と放射線では何が違うかというと、放射線は患部を取り出すことができませんから、（組織の）顕微鏡検査はできません。ですから放射線は、基本的にがんのあるところに向かって当てます。それによってがんが小さくなったら、「効果がある」と判定するわけです。ただ放射線は、広範囲には当てられませんから、ポイントに当てるには有力な治療と言えるでしょう。

一方で、手術ではがんの周囲にあるリンパ節も一緒に取り出して、「転移がありました」「ありませんでした」という話ができます。これは放射線ではできません。これらを一緒に考えるから、どうしても誤解が生じてしまうのです。

――それぞれの治療の特性と、患者の状態によって、「これをやるべきだ」というのは変わってくるということですよね。

瀬戸　その通りです。

――私の場合、東大病院で、「抗がん剤3クールやって手術」ということで、1クールを終えたところでセカンドオピニオンによって、がんセンター東病院に移りました。そこで抗がん剤2クール目から再開して手術の直前までいったんですけど、放射線に切り替えて治療を終えました。思い返すと、最初から放射線でやるという選択肢はなかったんですか。

瀬戸　その可能性もあります。患者さんが希望すれば、そういった選択肢もあるでしょう。ただし、放射線治療は患者のみなさんが思うほど、患者さんに優しい治療ではありません。体の中にヤケドを起こすわけですから。

また、手術との最大の違いは、（がんを）取り除くわけではないので、がんがきれいに消えたように見えたとしても、また出てくる可能性があります。たとえコンプリート・レスポンス（完全奏効）で消えたように見えても、私たちが全国調査した結果では、4割程度はまた（がんが）出てきました。患者さんは、「再発したら手術をすればいい」とおっしゃいますが、放射線を当てた後の患部は組織が硬くなっているので、手術が難しくなります。

――リンパ節も剥がしにくいといいますね。

瀬戸　食道は肺に囲まれていますから、手術そのものは大事になってしまいます。ただ放射線治療では肺にも放射線が当たってしまうデメリットがあります。また放射線治療だと「晩期毒性」といって4～5年たってから後遺症が出ることもあります。放射線を被ばくしているわけですから。つまり放射線と手術では、やはりそれぞれの特徴と役割があるのだと思います。

――そうすると、患者が、最初の段階で「放射線治療をやりたい」と言わないといけない、ということですか。

瀬戸　そうおっしゃる患者さんもいらっしゃいます。ただ我々は、「この段階ではまず、抗がん剤を受けていただいて、手術することをお勧めします」と説明しています。それでも患者さんが「私は放射線治療を受けたい」とおっしゃれば、その思いを尊重して、放射線科を紹介しています。それでも、我々の方針は方針としてきちんとお伝えしています。

――いずれにしても、患者が医療について分かっていないと、できないことになるわけですね。

瀬戸　そこが難しいポイントです。我々が患者さんに「どうしますか」と聞いたら、きっと患者さんは困るはずです。

――最初の段階で、医師が「放射線もあります」と言うと、かえって混乱するという意味ですか。

瀬戸　私たちは、我々の方針を説明しています。金田さんが東大病院に入院して、がんセンター東病院に転院して、最終的に放射線治療を選んだのは、まず抗がん剤治療を受けて、しっかりと考える時間があったからではないでしょうか。

――その通りです。

瀬戸　患者さん一人ひとりに考える時間がないと、難しいですよね。

――そうなんです。考える時間がないと分からないんです。1カ月ぐらいだったら、恐らく手術前に仕事を片付けることに必死になっていて、何も考える時間がなく手術を受けていただろうな、と。抗がん剤が3クール9週間あったので、なんとかギリギリ、その間に考えることができた。そもそも自分の病気の状態すら分からなかったんで。その経験から、ほかの患者さんは大丈夫かな、と思ってしまいます。

瀬戸　ただ、患者さんにもいろいろなタイプの人がいらっしゃいます。金田さんのように自分でしっかりと調べて考える患者さんもいれば、「先生に全部任せますよ」という患者さんもいらっしゃいます。そして、実際には相当数の患者さんが「先生にお任せします」とおっしゃるのです。

もちろん、中にはいろいろと勉強をなさって、「放射線という可能性はありませんか」「自由診療でもいいから、もっといい治療はありませんか」と質問する患者さんもいらっしゃいます。そう聞かれると、私たちはそれぞれ対応しています。

——私は地元のクリニックから瀬戸先生を紹介していただいて、母も瀬戸先生に胃がんを担当していただいたんで、「本当に、ありがたい」と思って行ったんですけども。最初の段階で、胃・食道外科の紹介状をもらって来ました。そうすると、瀬戸先生は病院長だし、周りの患者さんも「東大病院だから、安心だ」ともう絶大な信頼を寄せている。最初に放射線科に行く患者さんは、普通、いないですよね。

瀬戸　そんなこともありません。最初から「実は放射線治療を考えています」という患者さんもいらっしゃいます。

——そうすると、自分で日頃から、医療にどういうものがあるのかを勉強していないといけないわけですね、患者は。

瀬戸　実際にはいろんな患者さんがいて、自分で勉強してくる患者さんもいれば、そうではない患者さんもいらっしゃいます。そういう環境にいない人もたくさんいます。

私たちは、いろんな患者さんに対応しなければなりません。最初から放射線を希望する人もいれば、家族に「手術を受けてほしい」と言われて迷う人もいます。

——医療のことを分かっている患者は、少なくないんですか。

瀬戸　最近はみなさん、ネットで調べていますよね。東大病院を紹介された段階で、高齢者の患者さんも東大病院のホームページなどを見ています。外来で調査したら、お年寄りの8割はスマホを使っているらしいのです。確かに入院している人を見ていても、みなさん、スマホを使っています。

――私の周りのお年寄りはやっていたようには見えませんでしたけど。

瀬戸　恐らく、時代が変わってきているのだと思います。

――そうすると、来院するまでにそれぞれ、患者は考えていると。

瀬戸　そう思います。

――なんでそういうことを聞くかというと、病院側がもう少し、患者さんに「こういう治療法がある」「あなたの病気の状態はこうで、選択肢はこういうものがある」という説明があってもいいと思ったんです。

瀬戸　それは、あった方がいいと私も思っています。しかし日本の医療制度には、それを支えるものがありません。患者さんが治療法を相談できるような窓口をつくったとしても、その人件費を負担するところが不明瞭のままです。こうした相談には、保険点数は付きませんから。

――通常の外来診療で行った時のような保険点数が、集まった先生につくなんてことはないわけですね。

瀬戸　現状ではありません。日本の保険制度がそうなってはいないのです。

――まだ、制度的にできてない。

瀬戸　できていないと思います。東大病院では、現在でも相談窓口を設けています。ただ、ここで対応しているのは事務の人たちが中心になりますから、治療についての説明はできません。

――結局、医師に相談が回ってしまいますね。これは医療制度を抜本的に見直さなければできないということですね。

瀬戸　保険点数には、診断や治療分は入っていますが、相談についての費用は考慮されていません。それでも医師は休日に、インフォームドコンセントなどで、1時間をかけて患者さんに説明したりしています。それは現状では無料でやっているわけです。

――じゃあ、医師はやりたくないですね。

瀬戸　問題は、実際の現場ではそれを実施しているけれど、インフォームドコンセントにかけている時間の対価が支払われる仕組みがないということです。

——病院経営的にはつらいですね。

瀬戸　それでも、私たちは今もそれをやっています。金田さんの主張も理解できますし、理想的には患者さん一人ひとりがしっかりと説明を受けて、自分で治療法を選べる方がいいと思います。そもそも患者さんは、自分が何科に行っていいのか分からない状況です。どんな治療がベストなのかが分かるような相談窓口があるといいとは、私も思いますよ。

しかし、それを支えるような制度が現在の日本にはないのです。それがあれば、しかるべきところ（医療機関）は相談窓口をつくるようになると思います。ただ制度がないと、そこに医師や看護師が時間を費やしても、何も対価が生まれないのです。

——病院長としてはきついですよね。あと、医療の次代を考えると、ゲノム解析とか分子標的薬などが出てきて、オーダーメイド医療の流れがあります。がん治療を変える可能性はありますか。

瀬戸　あると思います。これまでは、胃がんで適応される薬と、大腸がんで適応される薬が違ったりしていた。しかし同じ遺伝子異常が原因であるケースもあります。しかし、これから先は、「この遺伝子異常が原因となるがんなら、この薬にしましょう」といった治療ができる時代になるのかもしれません。実際に、もう認可されている薬も出始めています。

ただ問題は、すでに多くの方が診断を受けていますが、遺伝子変異が分かっても、それに合う薬が見つかる人は10％程度しかいないというところにあります。しかも、仮に合う薬が運良く見つかったとしても、胃がんにしか保険適用されてない薬だと、大腸がんの人は自由診療となります。ここにも制度の壁があるのです。

——治験が進んでないからですか。

瀬戸　治験には長い時間がかかります。これも制度上の課題でしょう。

——でも、病気の原因に向けての薬が出始めている。

瀬戸　その通りです。これは明らかな進歩ですね。

食道がんのロボット手術も、２０１２年に始めた時には、こんなに安全でいい手術だとは分かりませんでした。だから、患者さんに「まだ研究段階の手術ですが、受けてもらえますか」と承諾を得ていました。けれど今は、自信を持って「術後の痛みが少ないです」「肺炎が少ないです」とお伝えしています。

同じように、ゲノム診療も日々、進歩しています。原因別にがんの治療が始まっていくはずです。

薬と手術の違いもあります。手術はがんを取り除きますから、絶対に効果がある。がんというのは一つのかたまりです。そして、これまでなぜ手術の（治療範囲が）大きくなっていたかというと、転移があるかどうか分からないリンパ節まで取り除いていたからです。転移があるかどうかを正確に診断しようというのが、現在の手術の考え方です。それが低侵襲化の方向に進んでいるのです。

薬物療法では、遺伝子原因別の薬が進んでいくでしょう。一方で、転移がどこにあるのかがより明確に分かれば、手術の範囲はさらに小さくなっていくはずです。そして、がんがあることが間違いないところだけを取り除くようになれば、放射線よりも手術の方を選ぶ患者さんが増えて、回復するはずです。

――食道がんのステージ１ぐらいの小さいがんが１個あっても、ステージ３のがんと同じように、食道を全摘して、胃も切って喉まで引っ張り上げる。だから、食道がんはがんのあるところだけ切ってくれないのか、と考える人は多いと思います。

瀬戸　まさに、それができることを目指しています。

――現時点では、がんの部分だけを取ることは、技術的に難しいんですか。

瀬戸　技術的にはできます。ただ、がんの手術としては、まだやってはいけないのです。がんでは大きく取ることが標準の手術とされていますから。

――やってはいけないんですか。

瀬戸　普通はやらないと思います。臨床研究ではあるかもしれませんが、標準治療ではありませんから。

――なるほど。胃がんは部分的に切除しますね。ところが食道がんはほぼ、全摘になる。

瀬戸　それは、食道の一部を切り取ると、食道がぴーんと（切れて）しまうのです。これが、食道の特性です。

胃は、胃酸を出すなどの重要な機能があります。しかし食道にはその機能がなく、取っても大丈夫な臓器でもあります。胃は全部取り除くと貧血になったり、消化力が落ちたりするので、少しでも残した方がいいものです。一方で食道は、食べ物を通すだけの役割ですから。

――でも、食道を全摘すると、「食べたものが逆流してしまう」という、術後の患者の声はありますね。

瀬戸　そういう声もあります。

――そうすると、食道は一部を取ることが難しい特性なので、今後もがんの部分だけを切除することは難しいのでしょうか。

瀬戸　人工食道みたいなものが作れたらいいのでしょね。しかし、難しいのかもしれません。（研究を）している人はいるかもしれませんし、恐らく100年くらい前からその方法を考えている人はいるはずですが、それが世に出ていないということは、きっとできないのではないでしょうか。

――ところで、東大病院の病棟9階は全部、先生の患者さんですか。

瀬戸　私の科（胃・食道外科）のフロアです。ほかの科の患者さんも入っていますが。

――瀬戸先生は毎日、朝夕2回、回診している。

瀬戸　東京にいる時はそうしています。

――あのフロアだけでもすごい人数ですよね。

瀬戸　40人くらいいます。

――先生、患者のみなさんを把握されてらっしゃる？

瀬戸　だいたい分かります。

――先生が回診されている時、話しかけようと思っても、話しかけられないものですね。

瀬戸　確かにそうかもしれません。朝は忙しいので、申し訳ないのですが。ただ、それでも「患者さんが元気かな」と見て回っています。

――様子を見て回る、と。

瀬戸　だいたい、何かあれば、患者さんの顔つきで分かりますから。

――昔から、秋田の病院やがん研でもやっていたんですか。

瀬戸　そのスタイルは変わっていません。

――誰かに「回診は毎日すべき」と教えられたんですか。

瀬戸　私の父がそういう医者で、日曜日でも必ず病院に行っていました。ですから、それが私にとっては普通なんです。昔気質の外科医ですね。むしろ、患者さんを見てない方が不安になります。妻は「ビールをおいしく飲むためでしょ」と言います（笑）。ただ、帰宅する時に患者さんが何事もなく、元気でいれば、それだけで安心できますから。

――ビールがおいしい、と。

瀬戸　だから、自己満足とも言われます。

――久しぶりに東大病院に来ましたけど、2週間ほどの入院生活を思い出して、懐かしいですね。先生たちはもちろん、患者さんにも支えられました。みんな東大病院に絶対の信頼を寄せていました。まあ、逆に言うと、そこまで任せきりにして大丈夫か、とも思いましたけど。

瀬戸　治療を受ける姿勢は、患者さんごとに違っていいと私は思っています。（病院に）任せっきりの人もいますし、いろいろと勉強して自分なりの考えを持つ人もいます。私たちのスタンスは、患者さんの気持ちを優先すること。それを大事にしています。ただ、例えば88歳の高齢のおじいちゃんが来るとします。そんな時でも、私たちは、年齢などはいったん無視して、がんだけを見た時の我々の治療方針をお話ししています。それを受け入れるかどうかは別の要因があり、88歳のおじいちゃんと50歳の人では考え方は違うはずです。だからこそ、我々はまず病気だけを見て治療方針を考えています。がんだけを見れば、この方法がベストではないか、と。

次に、患者さんの88歳という年齢やご家族の考え方などを加味して、最終的には患者さんにも考えてもらわなければなりません。私たち医者が、患者さんの背景まで把握することはできませんから。家族のことやその人の価値観もそれぞれ違うはずです。

治療方針の話をするのは、初めて会う人や、検査が終わって2回目に合う人ですから。だから、CTや内視鏡の結果だけを見て、「我々はこういう治療をします」とお伝えします。ただ、それを受け入れるかどうかは、みなさんの考え方です、と。

そうすると、「私のような年齢でも手術を受けられますか」と質問する患者さんもいます。「肺活量もしっかりありますし、心電図も問題ありません」と言えば、「じゃあ、がんばります」と答えるかもしれません。

本人がそのつもりでも、家族が「おじいちゃんはもう88歳なんだから、手術はやめた方が楽なんじゃないのか」と言うかもしれません。家族で話し合って、「放射線はどうですか」と聞かれて、放射線科を紹介することもあります。

ただその時にも、「放射線治療も、みなさんが思うほどラクではありません」という話もしています。

つまり私たち医師はまず、社会背景や年齢などは無視して、治療方針を考えないといけないのです。それを提示した上で、そこから先は患者さんと相談して決めていくのです。

——それについて、意見を言ってくる患者は少なくないですか。

瀬戸 そんなにはいません。

——（治療を）提示されたら、基本的にそれでいく。

瀬戸 もちろん中には、「あの時は頭が真っ白になっていたので、もう1回話を聞きたい」とか「ちょっと1時間、考える時間をください」という人もいます。

——その場で1時間で決めるんですか。早いですね。

瀬戸 ただ、がんだと診断されたら、どちらかというとみなさん、早く治療を受けたがります。

――時間をかけたくないと。

瀬戸　「先生、来週手術してくれませんか」「いやいや、来週はもう埋まっていますから、早くても来月後半になりますよ」と答えるケースの方が多いのです。患者さんは、「そんなに時間をあけていいんですか」と驚かれますね。

――「考えたい」という人よりも、「早く手術をしてほしい」という人の方が多いのですね。

瀬戸　比率としてはそちらのほうが絶対に多いですね。「少しでも早く」という気持ちも理解できます。

――貴重なお話をありがとうございました。

（インタビューは２０２１年5月20日に実施）

インタビュー

国立がん研究センター東病院 病院長

大津 敦氏

――私は東大病院から転院してきて、がんセンター東病院で外科や内科、放射線科の医師のみなさんの治療を受け、多くの知見をいただきました。この病院は、日本の中では特異な存在だと感じていまして、経営トップにお話をうかがいたいと思っていました。大津先生は、この病院の歴史的証人ですね。

大津 はい、開院から勤務しています。

――多くの人は、がん研(がん研究会)とがんセンターを混同していると思います。がん研は戦前に生まれた組織ですが、がんセンターは比較的新しい組織ですね。

大津 1962年に開院しました。

――ジャーナリストの柳田邦男が『ガン回廊の朝』で、がんセンターの設立期を描きました。それまで外科中心だったがん治療を、各科の壁を取り払って患者中心の治療に変えていく、そんな医師たちの思いが描かれていました。

あれは築地にあるがんセンター中央病院の話でしたが、その「分院」となるこのがんセンター東病院は30年後の1992年に設立されています。この病院も30年が経ちましたが、『ガン回廊の朝』のような思いを引き継いでいるのでしょうか。

大津 私自身は1986年から3年間、築地のがんセンター中央病院でレジデント(研修医)をやっていまして、その後、東病院が開院してからは、ずっとここにいますので、両方の病院を知っています。

この病院ができた発端は、国立病院の統廃合でした。この地域には、国立の柏病院と松戸療養所がありました。松戸療養所は結核患者が中心でしたが、当時はがん患者に大きく変わってきていました。ですから、がんセンター出身の医師もかなり多かったんですよ。当時、(松戸療養所病院長だった故人の)阿部薫先生が、東病院の初代院長として「新しいがんセンターをつくる」ということで、厚生省（現厚生労働省）と調整したと聞いています。

――反対の声もあったんですか。

大津　「なぜ、もう一つがんセンターをつくるんだ」という議論はありました。そこで、「難治性のがんを対象にする」ということで、難治がん、特に肺がんや肝臓がんを主な対象にした「第2がんセンターをつくる」ということにしたのです。

――緩和ケア病棟や世界2番目の陽子線治療センターが話題となりました。病棟も最新の建築でした。

大津　がん患者が増えてきて、がんが国民病になるのは目に見えていました。それで、もう一つがんセンターをつくるという話が盛り上がってきたのだと思います。

――当時、築地にも肺がんや肝臓がんの診療科もあった。

大津　そうですね。

――では、議論が沸きますね。

大津　ここの3分の1は築地（がんセンター中央病院）出身で、あとの3分の1は松戸療養所、3分の1は柏病院の出身者でした。

私は田舎の病院に戻っていましたが、消化器がんの化学療法をやっていたから、「柏に第2のがんセンターができるから来い」と築地時代の元上司に言われて赴任しました。最初は役割分担として、「手術ができる患者さんは築地に紹介して、手術ができない進行したがん患者さんを柏で診る」と言われていました。

開院前の建築中の病院を見に来て、びっくりしました。30年前、この辺りは藪だらけです。当時、勤務していた（福島県）いわき市よりも田舎で、「こんなところに来るのか」と思いました。

――1992年から建物は変わってないわけですよね。

大津　そうですね。隣の東大も柏の葉公園も、まだできていませんでした。

ところが、東病院がオープンすると、患者が押し寄せてきたのです。築地にはなかった緩和ケア病棟がありましたし、陽子線治療も国内で最初に実施していました。この2つが目玉で、がん患者さんが押し寄せてきました。そうなると、肺がんと肝臓がんだけでなく、胃がんや大腸がんの患者さんも多いから、だんだんと東病院でも手術をするようになっていきました。でも、メーンは肺と消化器、頭頸部のがんなどでした。

その後、希少がんにも取り組んできましたが、いつも国からは、「がんセンターは2つ必要なのか」と問われました。

――すみ分けですね。

大津　開院して10年ぐらいしたところで、国から「機能分担を明確に」と言われて、当時の幹部の先生方の協議で、築地は「がん対策情報センター」を置いて、柏の方は「臨床開発センター」を置くことになったと聞いています。築地は政策医療、柏は新しい開発を中心に据える方向性になりました。

――新しいことを始めるのが得意だった。

大津　この病院は開院した当時、医師の平均年齢が33歳でした。ちょうど私もそのくらいの年齢でした。今から考えれば、レジデントクラスの年齢です。病院も小さく、診療科横断的な良い雰囲気はずっと続いてますね。

私は内科ですけど、外科であれ、放射線科であれ、簡単に話ができます。金田さんが受けられた放射線治療も、内科で説明をして、外科でも説明を聞いて、患者さんにどちらがいいか決めてもらう。それを最初の頃に始めたのが、この病院です。協力し合ってきました。

――私のケースでは、最初は外科手術をする予定だったのですが、内科の先生が間に入って「放射線もありですよ」という話になって、そのリスクも聞いて決めました。で、思ったんですけど、患者と内科、外科、放射線科が同じ場に一緒に集まって話すことはできないんですね。

大津　時間が合えばできると思いますが、単純に、医者たちが一緒に集まる時間をつくるのが大変だという課題があると思います。

——時間が合えば、そういうこともあるんですか。

大津　それはできると思いますよ。

——ほかの病院では、放射線治療とか外科手術とか、患者が選びにくいものなんですか。

大津　だいたい、行ったところ（治療科）で決まりますよね。患者さんが外科に行けば、その科で全部見ることになります。抗がん剤も含めて。昔は抗がん剤専門の内科医は少なく、外科の先生方が中心的だったので、そんな感じでした。

——東大病院がそうでした。医師チーム全員が外科医でしたし、抗がん剤も外科の先生たちにやってもらいました。東病院では、内科が抗がん剤治療を担当してくれました。外科が主導という感じではないですね。

大津　うちの外科医は、外科医らしくないのかもしれません（笑）。腕の良い外科医が揃っているけれど、伝統的に近寄り難い感じはありません。内視鏡治療などで、まれに消化管が穿孔したりすることがありますが、そうすると外科の先生方が嫌な顔もせずに手術をしてくれます。

ゲノム関係は内科がリードしてプロジェクトを進めていますが、周術期の薬物療法などは外科が中心となるようにバックアップしている。なかなかできないことです。それで、内科がいろいろな実績を上げることにもつながっている。ＥＳＤ（内視鏡切除）を最初に実践したのも、この病院です。

——ＥＳＤの最初の症例は胃でしたよね。

大津　そうです。私が担当したわけではないんですけど、立ち会いました。放射線と抗がん剤の併用治療も、日本では草分けでした。

——それはいつ頃のことですか。

大津　開院して間もない頃です。新しい薬の治験もたくさんやっていました。（抗がん剤の）Ｓ-１もそうです。「こんな経口剤で効くの？」と思っていましたけれど、本当に驚くほど効きました。

２０００年頃に分子標的治療薬が台頭してきます。がんは遺伝子の異常が積み重なって発生進展しますが、遺伝子解析技術が進歩して、その遺伝子異常に適した薬を開発するようになりました。残念ながら、「国際共同治験」という枠組みになった時に、日本は遅れをとってしまいました。

――なんで遅れてしまったんですか。

大津　治験が国際化していく中で、日本の施設が参加できず、新薬開発が何周遅れにもなってしまった。今のコロナワクチンの開発のような感じでした。新しく開発された薬剤を患者さんに届けることもできず、研究もすべて遅れるわけです。

２００５～２００６年頃に国際治験に参加し、私は海外で先端的な研究をする人たちと話をするようになって、考え方がかなり変わりました。それまでは承認された薬剤で治療するのが自分たちの研究（のやり方）でした。でも、国際的な治験に最初から入っていないと決定的に遅れます。最初に治験をするには、臨床だけではなく、基礎研究の視点が重要だと頭を切り替えられました。

日本は化合物の抗がん剤は強かったけど、分子標的薬の波が来て、さらに生物製剤的なものが開発の中心になった時、日本の研究は遅れてしまい、２００５年ぐらいにはどん底に陥りました。そこから国際治験に積極的に入り出して、ようやく追いついてきましたが、10年はかかりましたね。

――それでも追いついてきたんですか。

大津　私はレジデントの時に少し基礎研究をやりましたが、その素養がないと、今の抗がん剤の開発研究にはついていけません。そこで、隣接する先端医療開発センターに優秀な基礎研究の先生たちが集まっているので、レジデントの先生が来ると、半年ぐらいそこを回らせています。

その先端医療開発センターも、２００８年に私がセンター長になりました。それから、臨床検体や免疫を解析する基盤などをつくっていきました。大きく進んだのは、２０１１年に国の事業で、早期・探索的臨床試験拠点整備事業に選定されてからです。全国５施設の一つに選ばれて、事業費を国からもらえるようになって、本格的に基盤をつくり始めることができました。

それまで、この病院には本格的な臨床開発研究を実施する基盤がなかったのですが、今では企業との治験や共同研究を多数行っています。

単に企業から治験を受託するだけではなくて、医師が自ら考えて新薬の開発治験をする「医師主導治験」をできる体制をつくっています。臨床研究中核病院が大学病院を中心に14施設ありますが、臨床研究筆頭著者論文数は東病院がトップです。病院のサイズは一番小さいですが。

――大津先生が気づいて、遅れを取り戻した。

大津　例えば、今、日本はワクチンの開発が遅れてますよね。でも、ファイザーやモデルナ、アストラゼネカなどの外資ではコロナワクチンは、ベンチャー企業やハーバード大学、オックスフォード大学などの研究成果をもとにワクチンを作っているわけです。今の米国製薬企業の新薬の6～7割は自社以外のアカデミアやベンチャー企業のシーズ（薬の種）を取り込んで製造しています。

――東病院でいえば、隣で東大がゲノム研究をやっています。

大津　それは大きいですね。日本で承認されるがんの薬の多くは、この病院で治験をしています。今度、京都大学のｉＰＳ細胞を使ったがんの免疫細胞の治療を始めます。光免疫療法も実施していますが、これはＮＣＩ（米国立がん研究所）の小林（久隆）先生が開発した技術に、楽天の三木谷（浩史）さんが投資をしました。そこから光免疫療法が始まっている。日本での開発はこの病院で土井（俊彦）副院長と林（隆一）副院長が中心になってやりました。がんで発現している特定の分子に対して、抗体をくっつけて、近赤外線を当てて、がん細胞だけを消滅させる。

――頭頸部がんに使っている治療法ですね。

大津　はい。食道がんでも医師主導の治験を行っています。光免疫療法でも、別の抗体を開発している研究者もいます。

――２００５年の「どん底」から、10年ほどでかなり巻き返したわけですね。

大津　その２０１５年、スクラムジャパン（SCRUM-Japan：遺伝子スクリーニングプロジェクト産学連携全国がんゲノムスクリーニング）を始めました。遺伝子の診断パネルができても、問題は、多くのドライバー遺伝子異常の頻度が低くて、1～2％程度です。そこで、一括で測れる遺伝子診断パネルが開発され、1回で遺伝子の異常が何十個、何百個という単位で分かるようになりました。東病院の呼吸器内科長の後藤（功一）くんと、消化管内科長の吉野（孝之）くんの2人が中心になって、全国215の医療機関と製薬企業17社との共同研究として、スクラムジャパンを設立しています。

すでに、2万～3万人の患者さんの遺伝子解析をして、遺伝子異常に適合した新薬の治験に登録することで、より早く患者さんに有効な薬剤を届けています。2019年には遺伝子パネルも薬事承認されたので、一般の患者さんにも使ってもらえます。東病院は、全国の患者さんに治療が行き渡る3～5年前から治療をやっている。そんな感覚ですね。

――遺伝子パネルはちょっと前まで、30万～50万円かかる自由診療でしたね。

大津　今は保険適用されました。さらに、リキッドバイオプシーといって、採血で遺伝子の変化が分かるようになってきています。スクラムジャパンでもう1万人近くの患者さんで遺伝子解析し、つい先日、薬事承認されました。どうすれば患者さんに一番効果が出るかを検討しながら進めています。

我々が持っているデータは恐らく、世界でもトップクラスになっています。現在は、解析から臨床応用まで、さまざまな場面でゲノム医療をつくるグループになっています。

今では、DNAだけではなく、遺伝子の発現に重要なRNAやタンパク発現を見たりすることが、薬剤選択や次の創薬に重要になってきています。

私は定年に近いけれど、こんな時代が来るとは思いませんでした。がんの遺伝子の状態も分かるし、RNAの発現の状態も分かるとは。がんの周囲にはさまざまなリンパ球があり、そのリンパ球がどのように集まってがん細胞を攻撃しようとしているのか、または機能してないのか。隣の東大柏キャンパスに、遺伝子の解析で日本の第一人者がいますので、一緒に共同研究を進めています。

これからの課題は、研究の先の企業化です。これが日本は圧倒的に弱いですから。ベンチャー企業をつくっていかないと、海外と勝負できません。いくらすばらしい技術を持っていても、アメリカには勝てないのです。後藤くんや吉野くんたちはベンチャー企業を立ち上げて、アジア各国にスクリーニングシステムを広げ、海外からのデータも収集してきています。またRNAなどを含むマルチオミックス解析も始めています。たぶん、世界で最大規模の研究になってきています。

――ここで開発をやる。

大津　この病院で始めて、多数の企業との共同研究を進めています。日本企業もいいものを出すようになっています。第一三共は乳がんと胃がんで特殊なタンパク質を発現している人に効く新しい薬を開発してヒットさせました。その治験を世界で最初に東病院で行っています。2020年に承認されました。

――日本発のがんの薬が出てきたわけですね。

大津　スクラムジャパンに、臨床とゲノムの膨大なデータベースをつくってありますが、企業や医療機関、アカデミアと情報を共有しています。それぞれが有効活用して新しい薬を開発しています。それぞれ米NCIも同様の研究を進めていますが、成果は負けていないと思います。国内の主な企業はすべて参加しています。

――なんで、藪の中に忽然と現れた病院が、遅れていた日本医療の中心になって、突出したモノを作り出せるようになったんですか。

大津　それはパッションがある職員が多いんじゃないですか（笑）。

――パッションですか。

大津　パッションですよ。新しいモノを作るのはパッションが重要で、シリコンバレーのことを当事者の先生にうかがうと、アップルはじめ、多くの企業がなぜ成功しているか、という話と共通項があると思います。

「若者」「バカ者」「よそ者」が、天才的な科学の才能がある。

ただ、科学の天才がいてもダメで、周りに経営のサポーターが必要です。日本でも例えば、ソニーの井深大と盛田昭夫、ホンダの本田宗一郎と藤沢武夫のように、（技術と経営の）ペアが必要です。

——そういう若くて破天荒な人材がいるわけですね。

大津　ここは国立でありながら、開院以来自由度が高い。そういう文化を開院当初の幹部の先生方がつくられ、受け継がれてきています。自由度が高くて、新しい挑戦ができる。スクラムジャパンを立ち上げる時は「大丈夫か」と思ったけれど、突っ走っちゃう先生方が多くて、それがうまく回っている。

——みなさん、この病院から離れないですよね。大津先生も開院以来いらっしゃるし、私が診てもらった藤田武郎先生（食道外科長）も長いですよね。

大津　長いですね。レジデントから来たんで。彼ももう50歳ぐらいですね。たぶん、ずっとここですね。

——みなさん、長い。

大津　まあ、若い人は入れ替わっていますけどね。私はこの病院が好きですし、多くの職員がそうだと思います。

——ご出身は東北ですね。

大津　大学は東北大学ですが、初期研修で福島のいわき市に6年いました。出身は茨城で、いわき市の隣町でした。それで、がんセンターの築地でレジデントが終わって、いわき市にいったん戻ったのですが、元上司に「こっち（東病院）に来い」って言われて、来ました。

——『ガン回廊の朝』の頃から目指した各科を超えた自由を、この柏の地で引き継いでいらっしゃる。

大津　はるか上のＯＢの方たちに、「柏はがんセンターの文化を残している」と言われたりします。

——大津先生は内科医でがん専門病院のトップに就いている。がんの世界は外科が中心になることが多いと思うんですが。

大津　まあ、珍しいですね。恐らく、内科医でがんの主な専門病院の院長はほとんどいないんじゃないでしょうか。

――病院に入った瞬間に、光が差し込む広いエントランスが印象的です。

大津　もう建ってから30年たちますが、エントランスと外来に広いスペースをつくってくれたのは助かりました。

東病院では手術室や通院治療センターという抗がん剤のスペースを広くしました。以前は抗がん剤は入院でやっていたのですが、ほとんどが外来で行うようになり、今は1日200人ぐらい、通院で抗がん剤治療をしています。

――東病院の案内やウェブサイトにビジョンが書いてあります。「世界最高のがん医療の提供」と「世界レベルの新しいがん医療の創出」と。そして、基本方針として、「人間らしさを大切に、患者さん一人一人に最適かつ最新のがん医療を提供する」とあります。あれは、誰がつくったんですか。

大津　私です。2016年に院長になった時に、世界最高を目指すぞと言いました。その時、みんなは「ありえない」という雰囲気でしたけど、年々、それに近づいてきています。

――ほかの病院では、ここまでの宣言は見たことありません。

大津　まあ、半分はったりですよ（笑）。そういう方向を目指すんだという話です。あと、2010年に独法化した頃は、今の半分しかスタッフがいませんでした。独法化前は、年に1～2人しか職員を増やせなかったんですから。それが、収支に応じて増員できるようになり、わずか10年で1500人と2倍になりました。医師が常勤150人、レジデントを入れると250人になりました。看護師も500人います。

――そうなると、受け入れる患者数も増える。

大津　新患がちょうど1万人くらいになりました。今、病床稼働率は100％を超えていますからね。

理念を明確にするのは、大事なことだと思っています。達成できようが、できまいが、「そこを目指すんだ」とみんなに徹底していく。今は違和感がなくなったようですね。世界的なスクラムジャパンをはじめ、世界的な研究プロジェクトがいくつも進んでいますから。

——なるほど、この病院は裏側で、こういうことを目指してやってきたから、独特な雰囲気があると理解できました。ただ、一般的には知られていないですね。別に宣伝しなくていい、ということですか。

大津　そんなことはないんですけど、どうしても地味になっています。

——すでに、全国から患者さんがどんどん集まってきますからね。

大津　もっと増やそうと思ってますよ。2022年には、ホテルとラボ（研究所）がオープンします。両方とも三井（不動産グループ）がつくっているので、我々はそこを使う側ですが。企業も誘致を進めていて、全国から新薬や細胞療法などの開発・研究者がどんどん、ここに集まってきてくれることを期待しています。

——シリコンバレーの医療版のようですね。

大津　そうです。医療機器開発のグループも大腸外科科長の伊藤（雅昭）くんを中心に頑張っていて、「ここを日本のシリコンバレーにする」という発想でみんな取り組んでいるんです。

医療機器開発グループもAI（人工知能）やITのエンジニアなどの研究者がたくさん集まってきて、病院内医療機器開発センターで、企業やアカデミア施設の研究者と一緒に開発を進めています。最近ではここに外科医だけではなく、いろんな人材が集まっていて、幅広い診療科の医師や看護師、メディカルスタッフと混じり合って研究を進めています。異分野の人たちが、お茶を飲みながら意見交換している。だからおもしろいんです。

——病院内が交流の場になっているわけですね。また、隣に東大や千葉大のキャンパスがあって、研究者がいるのも大きいですか。

大津　それは、大きいです。隣に産総研（産業技術総合研究所）のAI拠点と、情報研（国立情報学研究所）もあります。

2021年からは、東大系のベンチャーキャピタル、UTEC（東京大学エッジキャピタルパートナーズ）が、我々と共同でベンチャー育成プログラムを開始しました。それに追随しようとするベンチャーキャピタルも出てきました。まだ規模が小さいですが、ようやく世界のトップの大学に似た取り組みを始められました。

――藪だらけだった場所が、そういう街になりつつある。

大津　日本の中ではユニークな街になると思います。次の世代の人が活躍する基盤をできるだけつくって、新しい医療をより早く患者さんに提供し、海外に負けない開発研究の拠点となることを夢みて進めています。

（インタビューは2021年5月18日に実施）

謝辞

専門ではない「医療」をテーマにした本書の出版にあたって、多くの支援をいただいた。そこで、本文には登場しなかった方々に、ここで謝意を表する。

まず、地元・武蔵野の方々に感謝したい。中でも、矢吹福氏に多大なる支援を受けた。また、第二の故郷である千葉の経営者たち、特に牧野嶋彩子、水埜公喜両氏に励まされた。

かつての記者時代の同僚たちにも感謝したい。とりわけ阿部重夫氏、平田育夫氏、篠原匡氏には、私が穴を空けた原稿のフォローも含めて多面的に支えていただいた。

そして、本書を企画段階から一貫して担当してくれた書籍編集の日野なおみ氏にも、改めて謝意を表したい。何度となく私の地元、三鷹まで足を運んでいただき、一緒に長時間にわたって企画を練り、文章を校正していった。この地道な作業なくして本書は生まれえなかった。

最後に、病棟で出会った医療スタッフ、そして患者の方々、また、がんに関する記録を残してきた人々にも感謝したい。日々の会話もさることながら、資料やデータを通して、がんと闘ってきた関係者の英知を学ぶことができた。

本書が、がん治療に関わる膨大な「知」のほんの一端にでも加わることができるなら幸甚である。それが、本書を支えてくれた皆様への、せめてもの恩返しになる——そう願っている。

［著者］
金田信一郎（かねだ・しんいちろう）
ジャーナリスト

1967年東京都生まれ。「日経ビジネス」記者・ニューヨーク特派員、日本経済新聞編集委員を経て2019年に独立、会員誌「Voice of Souls」を創刊。著書に『つなぐ時計　吉祥寺に生まれたメーカーKnotの軌跡』(新潮社)、『失敗の研究　巨大組織が崩れるとき』(日本経済新聞出版)、『テレビはなぜ、つまらなくなったのか』(日経BP)、『真説バブル』(日経BP、共著）がある。

ドキュメント がん治療選択
——崖っぷちから自分に合う医療を探し当てたジャーナリストの闘病記

2021年7月13日　第1刷発行

著　者——金田信一郎
発行所——ダイヤモンド社
〒150-8409　東京都渋谷区神宮前6-12-17
https://www.diamond.co.jp/
電話／03·5778·7233（編集）　03·5778·7240（販売）
装丁・本文デザイン——水戸部 功
DTP——河野真次（SCARECROW）
校正——聚珍社
製作進行——ダイヤモンド・グラフィック社
印刷——信毎書籍印刷（本文）・新藤慶昌堂（カバー）
製本——加藤製本
編集担当——日野なおみ

ISBN 978-4-478-11381-3